TRAITEMENT

HOMŒOPATHIQUE

DES MALADIES DE LA PEAU,

considérées sous le rapport
de leur Forme, des Sensations qu'elles produisent,
et des Parties qu'elles affectent ;

par le docteur RÜCKERT;

PRÉCÉDÉ

DE NOTIONS GÉNÉRALES

ET IMPORTANTES

SUR LA SYMPTOMATOLOGIE, LE RÉGIME HOMŒOPATHIQUE,
LA FORCE ET LA RÉPÉTITION DES DOSES, ETC.;

suivi

DU TRAITEMENT HOMŒOPATHIQUE

DES MALADIES VÉNÉRIENNES,

PAR LE D.r ATTOMYR.

Traduit de l'allemand par Sarrazin.

PARIS,

BAILLIÈRE, LIB., RUE DE L'ÉCOLE-DE-MÉDECINE, 13 *bis*;
LONDRES, MÊME MAISON, REGENT-STREET, 219;

DIJON,

DOUILLIER, IMPRIMEUR-LIBRAIRE, ÉDITEUR.

1838.

publiée par Douillier.

TRAITEMENT HOMOEOPATHIQUE

DES

MALADIES

DE LA PEAU

ET DES

MALADIES

VÉNÉRIENNES.

TRAITEMENT

HOMŒOPATHIQUE

DES MALADIES DE LA PEAU,

considérées sous le rapport
de leur Forme, des Sensations qu'elles produisent,
et des Parties qu'elles affectent,

PAR LE DOCTEUR RÜCKERT;

PRÉCÉDÉ

DE NOTIONS GÉNÉRALES

ET IMPORTANTES

SUR LA SYMPTOMATOLOGIE, LE RÉGIME HOMŒOPATHIQUE,
LA FORCE ET LA RÉPÉTITION DES DOSES, ETC.;

suivi

DU TRAITEMENT HOMOEOPATHIQUE

DES MALADIES VÉNÉRIENNES,

PAR LE D.ʳ ATTOMYR.

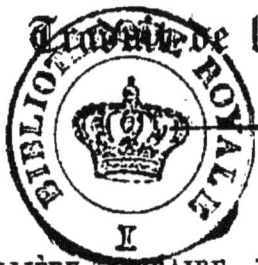

Traduit de l'allemand par Sarrazin.

❊

PARIS,

BAILLIÈRE, LIBRAIRE, RUE DE L'ÉCOLE-DE-MÉDECINE, 13 *bis*;

LONDRES, MÊME MAISON, REGENT-STREET, 219.

DIJON,

DOUILLIER, IMPRIMEUR-LIBRAIRE, ÉDITEUR.

1838.

PRÉFACE.

Un regard, même fugitif, sur le vaste domaine de la médecine et sur les nouvelles conquêtes qui en ont augmenté l'étendue, nous montre l'homœopathie se propageant chaque jour de plus en plus, et répandant partout son influence salutaire. Le philanthrope peut donc se livrer sans illusion à l'espérance que cette jeune plante deviendra un arbre majestueux dont la vigueur bravera toutes les tempêtes. Toutefois on ne peut se dissimuler que nous sommes encore loin de cet apogée de la nouvelle doctrine. Méconnue et persécutée par les médecins, délaissée ou opprimée par les hommes qui sembleraient appelés à la protéger, elle a encore de nombreux et de rudes combats à soutenir avant de s'élever triomphante sur les ruines de l'ancienne école.

Mais, que cette heureuse époque soit prochaine ou éloignée, chacun de nous doit contribuer selon son pouvoir à la préparer, et coopérer, ne fût-ce que d'un grain de sable, à la construction de ce colossal édifice.

Le seul désir de prendre quelque part à cette œuvre importante, et non l'ambition de passer pour écrivain, ni aucune autre vue personnelle, m'a porté à publier ce modeste opuscule. Après avoir quitté une route que son ancienneté et le nombre de ceux qui la suivent ne rendent pas plus sûre, pour m'engager sans guide dans une nouvelle carrière, j'ai long-temps et vivement senti combien il est difficile d'y marcher avec assurance. En effet, quelque multipliés, quelque solides que soient les appuis destinés à nous y soutenir, ils sont tellement dispersés, qu'il faut une grande persévérance pour n'être pas tenté de revenir à la voie plus commode dans laquelle on avait fait ses premiers pas.

Le commençant est obligé de fouiller dans un amas de livres pour trouver, ici ce qui concerne la *Symptomatologie*, là ce qui a rapport au *Régime* à prescrire, ailleurs les indications relatives à *la Fixation des Doses*; et souvent il rencontre des contradictions au moins apparentes qui le jettent dans un doute d'où il ne peut sortir qu'en lisant tous les ouvrages anciens et récens écrits sur le sujet qui l'occupe. Mais plusieurs reculent devant les frais qu'exigerait l'achat d'un si grand nombre de volumes, ou devant le temps nécessaire pour leur lecture. Cette considération m'a engagé à réunir, en ce qui tient à ces trois objets, les indications élémentaires éparses dans les œuvres de notre maître et de ses disciples, en employant souvent leurs propres expressions.

Le lecteur jugera jusqu'à quel point j'ai

approché du but. Mais qu'il n'aille pas se ré-
crier sur l'insipide énumération des symptômes, dont la connaissance lui est absolument indispensable, quelque peu disposé
qu'il soit à y donner une attention à laquelle
on ne l'a pas accoutumé dans l'ancienne école.
Il ne doit commencer à pratiquer la médecine qu'après les avoir gravés dans sa mémoire par une fréquente lecture.

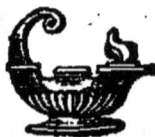

NOTIONS GÉNÉRALES.

CHAPITRE PREMIER

SYMPTOMATOLOGIE (1).

SECTION PREMIÈRE.

Observations générales.

Le premier soin du médecin appelé près d'un malade doit être sans contredit l'examen du cas à traiter. Les plus célèbres allopathes ont eux-mêmes reconnu la difficulté de cet examen, et ont cherché à le faciliter aux commençans. Mais il exige incomparablement plus de talens et de soins de la part du médecin homœopathe, qui doit entrer dans de plus grands détails, et prendre en considération des symptômes auxquels les partisans de l'ancienne doctrine n'attachent aucune importance. C'est ce

---

(1) Un assez grand nombre de termes employés dans ces *Notions générales* et dans les autres parties de cet ouvrage pouvant embarrasser quelques lecteurs étrangers à la médecine, on a cru, pour ce motif, devoir donner à la fin de ce volume un vocabulaire des mots techniques qui ne se trouvent pas dans les dictionnaires de la langue française.

dont ne tardent pas à s'apercevoir ceux qui s'occupent de l'homœopathie, dans laquelle, avec les meilleures dispositions et la meilleure volonté possibles, ils ne font pas des progrès aussi rapides qu'ils s'y étaient attendus.

Rien de plus sage que les préceptes de Hahnemann sur cette matière. Il recommande avant tout, non-seulement aux commençans, mais encore aux praticiens les plus exercés, de laisser parler le malade sans l'interrompre, et en ne l'aidant que lorsqu'il est embarrassé pour exprimer ce qu'il éprouve. C'est l'unique moyen de reconnaître le véritable aspect de la maladie, et c'est en même temps une occasion d'observer le sujet affecté.

A la première visite comme aux suivantes, le médecin doit prendre note de tout à l'instant même. Une heure de retard lui ferait souvent oublier quelque nuance caractéristique. Mais une mémoire même prodigieuse ne peut le dispenser d'écrire ses observations pour en profiter dans la suite.

Aucun trait ne doit manquer au tableau de la maladie; et il serait aussi difficile à un médecin de le tracer de mémoire sans omission, qu'à un dessinateur de représenter fidèlement une plante qu'il a vue une seule fois, et qu'il n'a plus sous les yeux.

Un danger pressant, l'existence d'une épidémie, le peu de gravité du cas, l'absence de nouveaux symptômes, peuvent seuls dispenser de prendre ces notes. La négligence de cette précaution expose à

confondre les expressions dont différens individus se
sont servis pour rendre les traits les moins saillans
de leurs maladies, erreur que de nouvelles questions
ne peuvent réparer complètement. Le choix immédiat du remède ne rend pas même ces notes inutiles,
le médecin ne pouvant faire de progrès dans son
art s'il ne se rappelle exactement à quelle affection il
a appliqué tel ou tel remède, afin de l'employer ou
de le rejeter, suivant le succès qu'il en a obtenu,
quand le même groupe de symptômes se représente
dans sa pratique. D'ailleurs la connaissance des précédens sert à guider le médecin dans la suite du traitement. Le cas où l'on se traite soi-même ne fait
pas exception. Et quelle mémoire pourrait suffire
dans les maladies chroniques, où il est nécessaire
de passer en revue toutes les phases qu'a présen-
tées l'affection pendant le cours de plusieurs années?

Il faut compléter les indications spontanées du
malade en l'interrogeant sur des circonstances auxquelles il ne pense pas ordinairement de lui-même :
telles que le siége précis et la nature des sensations; les modifications qu'y apportent le temps,
le mouvement, le repos, le sommeil; enfin toutes
les particularités dont nous parlerons dans le cha-
pitre suivant. Pour plus de commodité, il faut
avoir soin, en notant ce que dit d'abord le malade, de faire autant d'alinéas qu'il y a de symptômes, et de laisser après chacun quelques lignes

de blanc destinées à inscrire ses réponses aux questions qu'on doit lui faire. Cela est surtout nécessaire quand le malade n'observe pas un ordre régulier, et fait des lacunes, irrégularité et lacunes qui ne sont pas une raison de l'arrêter ou de le troubler dans l'exposition de son état.

Il est essentiel que le médecin se borne à de simples questions, sans rien suggérer au malade; et il l'avertira de porter une grande attention sur lui-même, afin d'acquérir la sagacité et l'habitude nécessaires pour donner un fidèle tableau de sa maladie.

Souvent les personnes atteintes d'affections chroniques parviennent graduellement sous ce rapport à un tel degré d'aptitude, que les efforts du médecin deviennent à leur égard beaucoup moins pénibles, et sont plus souvent couronnés du succès.

Après avoir obtenu des indications précises relativement aux symptômes d'abord énumérés par le malade, on l'interrogera sur les organes dont il n'a point encore parlé, en commençant par les plus importans d'après la nature du mal, mais sans négliger aucune des principales fonctions. Dans la plupart des cas, chez les femmes, il est inutile de s'occuper des fonctions sexuelles, mais les règles exigent toujours la plus grande attention. Chez les hommes la considération de l'appétit vénérien est toujours d'une grande importance. Si on l'a négligée dans le principe, il faut y revenir à la première occasion, et demander toujours une réponse circonstanciée.

Arrivé à la maison, il faut mettre en ordre les matériaux recueillis près de chaque malade. On fera cet arrangement par écrit jusqu'à ce que l'on soit assez exercé pour l'opérer mentalement en lisant ses premières notes, ce dont on ne devra jamais se contenter dans les cas qui présentent de la gravité, de la difficulté ou de l'intérêt. Et dans les affections chroniques la plus longue habitude ne peut dispenser de tracer par écrit un tableau clair et complet de l'état du malade chaque fois qu'il s'agira de choisir un nouveau médicament.

Lorsqu'un individu est atteint d'une maladie quelconque, toutes les parties de son corps sont affectées : et ces diverses altérations ne doivent point être considérées isolément; mais il faut placer en première ligne l'organe le plus gravement attaqué, et la fonction qui s'accomplit le plus irrégulièrement, ou qui a totalement cessé de s'accomplir; puis viendront les autres symptômes, suivant leur gravité; et l'on terminera par les plus généraux, les plus vagues et les moins importans.

En résumé, pour avoir un tableau fidèle et complet d'une maladie, le médecin homœpathe doit *écouter, écrire, interroger* et *coordonner.*

Classement des Symptômes d'après les parties du corps qu'ils affectent et les fonctions qu'ils altèrent.

Le médecin, dans les questions qu'il adresse au malade pour suppléer à ce que celui-ci n'a pas exposé de lui-même, suivra l'ordre et les indications suivantes.

1. Vertige.

Vertige tournoyant; vertige à tomber en avant, en arrière, par côté (à droite ou à gauche).

2. Obnubilation.

Enivrement; assourdissement; embrouillement; nébulosité; ivresse; perte de connaissance; chancèlement, embarras.

3. Défaut d'Intelligence.

Difficulté de conception; difficulté de réfléchir; lenteur des idées; distraction; irréflexion; erreurs en parlant; erreurs en écrivant; illusions des sens, du sentiment et de l'imagination; faiblesse des pensées; faiblesse d'esprit; impossibilité de réfléchir; absence de pensées; hébétude; idées fixes; manie; fureur.

4. Défaut de Mémoire.

Disposition à oublier; diminution de la mémoire; faiblesse de la mémoire; perte de la mémoire; défaut de mémoire.

5. Maux de Tête.

a. *Maux de Tête intérieurs.*

Douleur lancinante, tractive, térébrante ou fouillante; battement, pincement, fourmillement, rampement; tintement, bourdonnement, résonnement, bruissement; pression, compression, pression comme par un poids, pression de dedans en dehors; céphalalgie étourdissante, ou comme si l'on avait la tête serrée avec un bandeau; congestion; froid ou chaleur; douleur d'abcès; douleur de suppuration intérieure; sensation de plénitude ou de vide. Ces sensations peuvent affecter toute la tête, ou dominer dans le front, le sinciput, l'occiput, le vertex, les tempes, ou les côtés de la tête (à gauche ou à droite).

b. *Maux de Tête extérieurs.*

Ulcérations; diverses éruptions; exostoses; douleurs ostéocopes, différentes sortes de douleurs et de sensations douloureuses; chute des cheveux, douleur aux cheveux; chaleur, froid, disposition au refroidissement, sueur, tremblement; spasme ou contraction des tégumens de la tête.

6. Maux d'Yeux.

Douleurs et sensations douloureuses de différente nature aux paupières (supérieure ou inférieure), dans les orbites, aux angles (extérieur ou intérieur de l'œil droit ou de l'œil gauche), à la pupille.

Aux paupières : inflammation, tuméfaction, orgelet, suppuration, chassie, sècheresse, enflure qui les ferme, difficulté de les ouvrir, crampes, paralysie, rétrécissement, collement, convulsions, croûtes, dartres, efflorescences, nodosités.

Dilatation, resserrement, immobilité des pupilles.

Teinte jaune ou rouge du blanc de l'œil.

Taches ou obscurcissement de la cornée.

Larmes plus abondantes qu'à l'état normal.

Sous le rapport de la vue : éblouissement; nébulosité; obscurcissement; tremblement, vacillation devant les yeux; illusions d'optique; coloration des objets en bleu, en jaune, en rouge, en noir, en vert, etc.; diplopie; hémiopie; vue indistincte; vue d'objets qui n'existent pas devant les yeux, tels que plumes, feu, flocons, insectes, boules, roues, rayons; myopie ou presbyopie; photophobie; perte de la vue.

7. Oreilles, Ouïe.

a. Diverses douleurs et sensations douloureuses aux *oreilles;* éruptions ou autres altérations; écoulemens; nature ou suppression du cérumen.

b. Sensibilité de l'*ouïe* au bruit; illusions de

l'ouïe; bourdonnement; bruissement; claquement; résonnement; roulemens; vibrations; tintement; chant; sifflement; diminution de l'ouïe; dureté de l'ouïe; surdité.

8. Nez et Odorat.

a. Saignement du *nez;* expulsion de sang en respirant par le nez; écoulemens, éruptions et sensations de différente nature.

b. Sensibilité, diminution ou perte de l'*odorat;* illusions de l'odorat.

9. Face.

Teint pâle, jaune, terreux, sale, jaune-verdâtre; air maladif. Taches, couperose, éphélides, autres éruptions. Sensations diverses à la face même, ainsi qu'à la mâchoire inférieure et au menton.

10. Bouche.

a. *Lèvres* pâles, d'un rouge vif, douloureuses, couvertes d'exanthèmes, etc.

b. *Dents.* Douleurs de diverse nature (désigner exactement les dents affectées); écaillement; putréfaction; creusement; teinte jaune, noire; ébranlement; alongement, etc.

c. *Gencives* pâles, rouges, fermes, molles, spongieuses, saignant facilement, rétractées, etc.

d. *Cavité de la bouche et pharynx.* Douleurs et symptômes divers.

e. *Salive* visqueuse, glaireuse, fétide, sanguinolente, salée, aigre, augmentée ou diminuée.

f. *Langue* sèche, gercée, excoriée, chargée (blanche, jaune, etc.); aphtes à la langue; tremblement de la langue; difficulté à remuer la langue.

g. *Parole.* Enrouement, bégaiement, parole difficile, impossibilité de parler.

11. Appétit et Soif.

Augmentation ou diminution de l'appétit et de la soif; aversion ou appétence pour certains alimens et certaines boissons; boulimie; prompte satiété; mal-aise après avoir pris certains alimens et certaines boissons; affections diverses après avoir bu et mangé.

12. Goût.

Imperfection, diminution, absence du goût; goût aigre, amer, doux, salé, argileux, métallique, etc.

13. Rapports.

Rapports bruyans, rapports à vide, rapports empêchés, rapports amers, rapports bilieux, rapports du goût de ce que l'on a mangé, pyrosis, etc.

14. Hoquet.

Interroger sur les sensations et les douleurs qui l'accompagnent.

15. Nausées et Vomissement.

Nausée dans l'estomac, le bas-ventre, le cou, la bouche; dégoût; envie de vomir; vomituritions; vomissemens de matières de différent goût et de différente couleur.

16. Estomac et Creux de l'Estomac.

Désigner d'une manière claire et précise les sensations et le point qu'elles affectent.

17. Abdomen.

Indiquer exactement les sensations et les douleurs qui affectent:

a. L'épigastre,
b. La région ombilicale,
c. Les côtés du ventre,
d. Les hanches et la région lombaire,
e. L'hypogastre,
f. Tout le ventre.

18. Flatuosités.

Amas de flatuosités; sortie de flatuosités (désigner leur odeur, le bruit qu'elles produisent, et la douleur qu'elles causent dans le ventre).

19. Évacuations de Matière fécale.

a. *Nature des Matières évacuées.*

Diarrhée; constipation; diarrhée alternant avec constipation; selles dures, molles, sanguinolentes, noueuses, corrosives, aqueuses, muqueuses, blanches, jaunes, vertes, noires, exhalant une odeur, accompagnées de vers.

b. *Douleurs et Sensations.*

Douleurs diverses avant la selle,
pendant la selle,
après la selle.

20. Anus, Rectum et Périnée.

Décrire les diverses sensations; indiquer la nature des hémorrhoïdes si le malade en est attaqué, et les symptômes qui les accompagnent.

21. Évacuations d'Urine.

a. *Nature de l'Urine évacuée.*

Urine aqueuse, pâle, foncée, jaune, rouge, brûlante, mucilagineuse, fétide, etc.

b. *Nature du Sédiment.*

Sédiment floconneux, graveleux, ressemblant à du sable rouge, mêlé de mucosités, etc.

c. *Urinement.*

Urinement fréquent ou rare, involontaire; rétention d'urine; urinement plus ou moins abondant, accompagné de douleurs, etc.

d. *Sensations*

Avant d'avoir uriné,

En commençant d'uriner,

En urinant,

En finissant d'uriner,

Après avoir uriné.

22. Organes urinaires.

Sensations diverses à la vessie,

dans l'urèthre.

23. Parties génitales.

Sensations diverses aux parties sexuelles en général.

Sensations diverses au gland, au prépuce, à la verge, aux testicules, au scrotum, aux cordons spermatiques, aux parties sexuelles de la femme.

24. Appétit vénérien.

Excitation de l'appétit vénérien; éloignement pour les plaisirs vénériens; défaut d'appétit vénérien; impuissance; faiblesse de la puissance reproductrice; pollutions, etc. (Dans les questions relatives à cette matière le médecin ménagera la pudeur des dames, et n'exigera pas d'elles, à la première visite, des détails aussi étendus que ceux qu'il peut demander à un homme sans le moindre inconvénient.) On interrogera aussi le malade sur les diverses incommodités qu'il peut éprouver après le coït ou les pollutions.

25. Règles.

Règles trop hâtives, trop tardives, supprimées, trop faibles, trop fortes, cessant trop tôt ou trop tard, trop épaisses, trop claires, pâles, foncées, noires, fétides; écoulement de sang hors des règles; leucorrhée de différente nature, etc.

Douleurs diverses avant les règles,

au commencement des règles,

pendant les règles,

après les règles.

Incommodités diverses qui accompagnent la leucorrhée.

26. Rhume.

Rhume accompagné d'écoulement par le nez; enchifrènement; nature des mucosités nasales; éternuement; sécheresse du nez; obturation du nez sans rhume, etc.

27. Respiration.

Haleine fétide, putride; respiration haletante, sibilante, bruyante, gênée, profonde, courte; accès de suffocation; asthme; oppression, etc.

28. Toux.

a. *Toux* avec ou sans expectoration, sourde, profonde, creuse, spasmodique, haletante, titillante; toussottement sec, etc.

b. Expectoration facile ou difficile, de crachats plus ou moins abondans, muqueux, purulens, de la nature de la salive, sanguinolens (mêlés de sang frais ou noir, ou de sang pur), blancs, jaunes, verts, gris, d'un goût glaireux, salé, doux, amer ou putride.

c. On s'informera aussi de la nature et du siége de l'*irritation*, et des circonstances extérieures qui provoquent les accès de toux.

29. Larynx, Trachée-Artère, extérieur du Cou, Nuque et Dos.

Désigner exactement la nature des sensations, et indiquer si elles affectent la peau, les glandes, les muscles, les os, etc. Pour le dos on distinguera les os des omoplates, ceux du dos proprement dit, des reins ou du sacrum.

30. Membres supérieurs et inférieurs.

Il faut demander, non-seulement quelle est la nature des sensations, et si elles affectent l'épaule, la partie supérieure ou inférieure du bras, la main, les doigts, les articulations de l'épaule, du coude, de la main, des doigts, de la hanche, du genou, les cuisses, les jambes, etc., mais encore si elles se font principalement sentir dans les muscles ou dans les os.

31. Affections générales.

On rangera sous ce titre les symptômes qui trouveraient difficilement place ailleurs ; et l'on demandera si les douleurs en général sont térébrantes, brûlantes, pressives, déchirantes, lancinantes, fouillantes, tractives, tensives, incisives, etc. On prendra note aussi des autres symptômes morbides généraux, tels que l'amaigrissement, l'abattement, la faiblesse, les varices, le tremblement, le chancèlement, les lipothymies, les attaques d'épilepsie, de crampes, ou d'autres maladies, l'insensibilité, la paralysie ; les crampes d'estomac, l'asthme, l'agitation, la disposition à se refroidir, les convulsions, etc.; et l'on décrira le commencement, la marche et la terminaison de ces divers phénomènes.

32. Affections des Glandes.

Désigner la nature des sensations; et indiquer en même temps si les glandes sont tuméfiées, enflammées, suppurantes, durcies, etc.; si les glandes affectées sont situées au dessous de l'oreille, de la mâchoire, des épaules, au larynx, dans la région du bassin, etc.

33. Affections des Os.

Indiquer la nature des sensations, et si elles ont leur siége dans les os mêmes ou dans le périoste. Si toutes les affections des os sont comprises dans les symptômes précédemment notés, il suffira de renvoyer aux numéros qui en contiennent la description.

34. Maladies de la Peau.

A l'égard des maladies de la peau on doit considérer la forme de l'exanthème; puis la nature des sensations, surtout lorsqu'elles s'étendent sur plusieurs parties; et ensuite les autres circonstances.

a. *Forme.*

Nodosités, bosses, tumeurs, furoncles, engelures, cors, ganglions, pourpre, taches, efflorescences, ampoules, dartres, efflorescences dartreuses, écailles, croûtes, éphélides, ulcères.

b. *Sensations.*

Titillation, fourmillement, corrosion, mordication, brûlement, lancination.

c. *Circonstances diverses.*

Désigner la couleur, le nombre, la grandeur et la durée des exanthèmes. Indiquer si la circonférence ou le fond des ulcères est enflammé; s'il y croît de la chair baveuse; si leurs bords sont élevés; s'ils saignent; si le fond en est rouge, noir, lardacé; si le pus est abondant, clair, âcre, épais, sanguinolent, blanc, jaune, noir, fétide; quels changemens s'y remarquent suivant le temps et les circonstances extérieures. Il est surtout important de savoir l'effet que le toucher, le grattement ou le frottement opère dans les ulcères, les dartres et la démangeaison.

35. Sommeil et Rêves.

a. *Somnolence et Sommeil en général.*

Indiquer si le malade s'étend, bâille, s'endort tard, se réveille pendant la nuit; insomnie; somnolence à différens momens de la journée.

Affections diverses en s'endormant,
pendant le sommeil,
en s'éveillant,
qui empêchent de dormir.

b. *Rêves.*

Rêves fréquens, rares, anxieux, chagrinans, effrayans, dégoûtans, confus, voluptueux, etc.

36. Fièvre.

Froid extérieur, intérieur, sémilatéral, etc.

Frisson extérieur, intérieur; frisson qui fait trembler; frissonnement, etc.

Chaleur extérieure, intérieure, anxieuse, brûlante, sèche, etc.

Sueur froide, chaude, fréquente, peu abondante, exhalant une odeur, etc.

Symptômes accessoires qui accompagnent chacun des phénomènes précédens.

Dans les cas de *fièvres compliquées* on ne se bornera pas à indiquer la succession du frisson, de la chaleur et de la sueur, mais on désignera aussi l'heure de l'apparition des symptômes accessoires, leur durée, et les phénomènes qui précèdent ou qui suivent les accès.

37. Affections morales.

Sérénité, inconstance, maladie imaginaire, impatience, promptitude, indifférence, inquiétude, défiance, anthropophobie, anxiété, désespoir, timidité, mélancolie, tristesse, humeur pleureuse, dépit, entêtement, humeur querelleuse, emportement, manie, fureur, etc. Les indications les plus précises sur l'humeur de l'individu avant sa maladie, et sur les changemens qu'y a occasionés celle-ci, sont indispensables au médecin pour le guider dans l'application du remède.

38. Momens de la journée.

Demander au malade si les douleurs et les sensations qu'il éprouve ont lieu le matin, avant midi, à midi, après midi, le soir, avant minuit, à minuit, après minuit.

39. Situations et Circonstances qui diminuent ou aggravent les Symptômes.

On ne négligera pas d'indiquer l'influence exercée sur l'augmentation ou la diminution d'intensité

de chaque symptôme par le repos et le mouvement en général, et leurs modifications (repos :
étant couché, assis, debout, etc.; mouvement : en
marchant, en courant, à cheval, en voiture, etc.);
la chaleur ou le froid; le grand air; l'air de la
chambre; les différentes sortes d'alimens et de
boissons; le toucher; la nudité de la partie affectée; l'échauffement; le boire et le manger en général; l'émotion; l'humidité ou la sècheresse de la
température; l'orage; la lumière naturelle ou ar-
tificielle.

Après avoir obtenu des indications précises et
complètes sur tous les objets contenus dans les pa-
ragraphes précédens, il reste au médecin à considérer l'âge, le sexe, la constitution de la personne
à traiter, sa manière de vivre et ses occupations
en état de santé, les maladies antérieures (surtout
celles de la peau), leur marche, leur durée, leurs
suites, et autant que possible le traitement qu'on
y a opposé. On demandera aux femmes à quel
âge elles ont commencé à être réglées; si le retour des règles a toujours eu lieu régulièrement,
avec ou sans incommodité; si elles sont mariées;
si elles ont eu des enfans; les circonstances de la
grossesse, de l'enfantement, des couches et de l'al-
laitement.

Plus le tableau de la maladie est clair et complet, plus le choix du remède (1) est sûr et facile, et plus le médecin et le malade peuvent en attendre de succès.

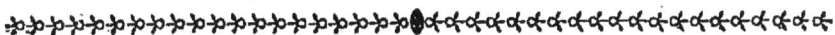

✻⟩⟩⟩⟩⟩⟩⟩⟩⟩⟩⟩⟩⟩⟩⟩⟩⟩⟩⟩◉⟨⟨⟨⟨⟨⟨⟨⟨⟨⟨⟨⟨⟨⟨⟨⟨⟨⟨⟨✻

CHAPITRE II.

——

RÉGIME HOMŒOPATHIQUE.

Après avoir acquis une connaissance suffisante de l'état du malade, le médecin doit, avant l'administration d'aucun médicament, lui prescrire le régime à suivre, et exiger de lui la promesse de ne pas s'en écarter. L'effet des remèdes dépend en grande partie de cette condition; et souvent même, lorsque l'affection est légère, un bon régime suffit pour rétablir l'équilibre dans l'organisme. La petitesse et la simplicité des doses homœopathiques ajoute encore à la nécessité d'un régime rigoureux. Cependant la sévérité n'en est pas aussi grande que l'ont prétendu les ennemis de la nouvelle doctrine : car elle consiste presque uniquement dans l'interdiction d'objets de mode et de luxe.

(1) Pour le choix du remède, consulter le *Manuel d'Homœopathie*, qui se trouve chez les mêmes libraires que le présent ouvrage.

Alimens.

On ne doit considérer comme alimens que des substances véritablement nutritives et rassasiantes, c'est-à-dire propres à réparer les pertes que le corps éprouve chaque jour en accomplissant ses diverses fonctions, et capables d'apaiser la faim et la soif.

L'expérience prouve qu'une nourriture composée en partie de substances animales et en partie de substances végétales est celle qui convient le mieux au malade comme à l'homme sain.

Toute action médicamenteuse secondaire contrariant celle du remède administré par le médecin, et les préparations qu'on fait subir aux alimens ayant pour effet d'augmenter ou de diminuer la puissance médicinale que plusieurs possèdent à un degré plus ou moins élevé, nous croyons devoir donner sur cet objet de courtes indications.

Le *séchage* détruit la vertu médicinale de plusieurs substances, telles que le raifort, la carotte et la betterave.

Le *pressurage* donne aux végétaux un goût plus agréable, en les rendant moins aqueux.

L'*échaudage* corrige l'âcreté des alimens, et leur enlève la substance médicamenteuse qu'ils contiennent. La meilleure manière de préparer la plupart des légumes verts consiste à verser de l'eau dessus, à les mettre sur le feu, à les y laisser jusqu'à ce que l'eau commence à bouillir, et à la jeter alors pour la remplacer par de l'eau bouillante pure ou par du bouillon.

On fait *cuire* certains alimens dans de l'eau afin de les rendre plus faciles à digérer. La petite quantité de sel nécessaire pour en améliorer le goût, doit y être ajoutée dès le principe, afin d'en faciliter la dissolution.

Les viandes cuites à l'*étuvée,* et le bouillon qu'on en obtient, ont plus de force, parce qu'ils n'ont perdu par l'évaporation aucune de leurs parties nutritives. Ce genre de préparation convient aussi pour la plupart des légumes : elle les rend beaucoup plus agréables à manger, sans leur communiquer ou leur conserver une action médicinale qui puisse entraver celle des doses homœopathiques.

Les mets préparés avec une trop grande quantité de *graisse* sont nuisibles aux malades.

Les alimens cuits avec de la *farine grillée* ou du *pain* ne font aucun mal, leur préparation n'exigeant ni graisse ni beurre.

En faisant *rôtir* ou *frire* les substances alimentaires, on détruit en partie leurs principes médicinaux, sans volatiliser autant les sucs nutritifs que par certaines autres préparations. Mais il ne faut y ajouter ni lard, ni graisse, ni beurre, ni aromates.

Les végétaux mis en *fermentation* ne doivent

être employés à la nourriture des malades qu'autant qu'on n'y a ajouté aucune substance aromatique.

La viande *salée* ne convient point aux malades. La viande *fumée* leur est moins nuisible, cette préparation opérant dans ses molécules un changement de combinaison qui la rend moins excitante et plus facile à digérer.

Les vases les plus convenables pour conserver les alimens et les boissons des malades sont ceux de *porcelaine* ou de *verre*; puis vient la vaisselle de grès ou de faïence; celle de terre peut être employée lorsqu'elle est en très-bon état; mais les vases de métal ne doivent servir ni pour la préparation ni pour la conservation d'aucune substance destinée aux personnes soumises à un traitement homœopathique.

§ I.er *Substances animales.*

La viande la plus nourrissante, la plus facile à digérer, et par conséquent la plus convenable aux malades, est celle des animaux herbivores. Et parmi ceux-ci on doit ordinairement préférer les femelles et les individus qui ont été privés de leurs parties génitales par la castration, comme fournissant une chair plus tendre et plus savoureuse, surtout quand ils sont adultes, qu'ils n'ont pas été engraissés, et ont passé leur vie à l'étable,

Nous allons indiquer les sortes de viandes qui, prises en petite quantité, sont permises aux malades, même dans les affections aiguës.

Le *cerf* exige beaucoup de force digestive, mais on peut l'attendrir en le battant. Il est meilleur rôti que préparé de toute autre manière. S'il est piqué, on aura soin de ne pas manger le lard.

Le *chevreuil* est préférable au cerf parce qu'il est plus tendre, plus succulent, et plus facile à digérer. La préparation est la même.

Le *lièvre*, quand il n'est pas trop vieux, approche beaucoup du chevreuil.

Le *lapin de garenne* est encore plus tendre, mais d'un goût moins agréable.

Le *sanglier*, et surtout le *marcassin*, étant exempts des propriétés qui rendent nuisible la chair du cochon domestique, peuvent être employés sans inconvénient à la nourriture du malade, pourvu qu'on exclue de leur préparation les assaisonnemens irritans et échauffans.

Parmi les viandes d'animaux domestiques celle des *bêtes à cornes* est la plus nourrissante. Mais le *bœuf* l'est incontestablement plus que la *vache*. Le *beefssteak* exige toute l'intégrité de la force digestive. Le *bœuf à l'étuvée*, sans aromates, est permis, ainsi que le *bœuf salé* sans salpêtre, pris en petite quantité, et le *bœuf fumé* froid coupé par tranches et mêlé avec des légumes.

La *langue de bœuf* fraîche ou fumée, chaude

ou froide, avec différentes sauces faites sans aromate ni citron, est un mets fort nourrissant.

On permettra aux personnes atteintes de maladies chroniques, et dont l'estomac et les viscères abdominaux ne sont point affectés, l'usage de la viande rôtie des *veaux* de trois à six mois.

La chair du *mouton* maigre et jeune est la plus nourrissante après celle du bœuf.

Le *bouillon* fait avec la viande des animaux domestiques dont nous venons de parler, ou avec des volailles, est un mets nourrissant et facile à digérer, qui convient aux convalescens.

Le *jambon* ne présente pas d'inconvénient quand il est maigre, médiocrement fumé, peu salé, et sans poivre.

La chair des *poules* (1) est facile à digérer quand elles ne sont pas trop vieilles. Celle des *chapons* est encore préférable. Les poulets trop jeunes doivent être exclus de l'alimentation.

Le *dindon* est peu inférieur au poulet; mais ses cuisses sont trop grasses pour les malades.

Les *pintades* ne valent pas les deux espèces précédentes.

Le *faisan* surpasse en saveur et en force nutritive les trois sortes de volailles que nous venons d'indiquer.

(1) La chair des oiseaux, moins substantielle, mais plus facile à digérer que celle des mammifères, convient dans les maladies aiguës, et surtout pour varier la nourriture.

Les *pigeonneaux* ne sont point nuisibles quand on ne les tue pas avant que toutes leurs plumes soient développées.

Le bon goût et la puissance nutritive de la *perdrix*, de la *gélinotte*, du *canard sauvage*, de la *cercelle*, de la *bécasse*, de la *grive*, et de l'*alouette*, permettraient d'en manger souvent si l'on n'employait pas pour les rôtir une trop grande quantité de graisse.

Les malades ne doivent manger du *poisson* que rarement et en petite quantité, ou même jamais s'ils sont atteints d'éruptions ou de maladies de l'abdomen (1).

Les meilleurs sont les poissons de mer et de rivière qui se nourrissent d'autres poissons.

La *dorade* et la *truite saumonée* ont fort bon goût, mais la première est la plus tendre. La *perche*, le *chabot* et le *labre* sont les poissons qui approchent le plus de ces deux espèces.

Il faut que le *brochet* soit jeune pour pouvoir être employé sans inconvénient à l'alimentation des malades.

La *carpe de rivière* est seule permise aux malades, celle d'étang leur est interdite.

---

(1) Les poissons préparés avec la sauce dite *polonaise* doivent être interdits à cause des assaisonnemens aromatiques qui entrent dans cette préparation. La sauce au beurre n'est pas aussi nuisible. Les poissons au bleu sont ceux qui présentent le moins d'inconvénient.

Le *hareng* ne doit se manger que lorsqu'il est jeune, et après qu'on l'a fait tremper quelque temps. On jettera les œufs et la laite. Il en est de même des *sardines*.

On peut sans crainte permettre le *lait* dans toutes sortes de maladies, en en diminuant toutefois la quantité dans le principe si les forces digestives sont trop affaiblies.

Le *beurre* ne devient nuisible qu'autant qu'il est trop salé ou trop vieux.

Le *babeurre* et le *petit-lait*, quand ils sont frais, ne présentent pas d'inconvénient. Il n'en est pas tout-à-fait de même du *lait aigre*.

On ne doit faire usage du *fromage* qu'avec la permission du médecin. Parmi les fromages qui viennent des pays étrangers, celui de Suisse mérite la préférence.

On mangera les *œufs crus* ou mollets.

Les *œufs brouillés* et l'*omelette* sont permis quand il n'y a pas trop de beurre, et les *œufs aigres* quand ils ne sont pas trop acides, et qu'on n'y a pas mis d'aromates. La *pâte de pâtisserie*, dont les œufs constituent la plus grande partie, ne convient point aux malades, à cause de la quantité excessive de beurre qu'elle contient.

On interdira les *saucisses*, le *boudin*, le *veau trop jeune* (de six à huit jours), le *bœuf à la mode*, dans la préparation duquel il entre ordinairement beaucoup d'aromates, les *viscères* des animaux, à l'exception du *foie* frit, parce que ces substances exigent plus de force digestive que n'en conservent la plupart des malades.

L'*oie*, le canard, la graisse de ces deux oiseaux et du *porc*, nuiraient surtout aux personnes atteintes d'affections de la peau ou de l'estomac. On pourrait faire quelquefois exception à l'égard de la *poitrine d'oie fumée.* Le *sang* doit être défendu à tous les malades.

On leur interdira aussi l'*anguille*, le *saumon*, la *morue*, la *lamproie*, les *harengs marinés*, le *caviar*, et en général les *œufs* et la *laite* de toutes les espèces de poissons, ainsi que les *écrevisses*, le *beurre aux écrevisses*, les *huîtres* et les *moules.*

§ II. *Substances végétales.*

Les végétaux sont moins nourrissans que la viande; mais la nourriture des malades ne peut pas se composer exclusivement de substances animales, et ils se trouvent mieux de l'alternation convenable d'alimens pris dans les deux règnes.

Les *épinards*, aliment très-léger, sont permis aux malades. On peut diminuer la propriété qu'ils ont d'expulser les flatuosités, en les faisant cuire dans de l'eau qu'on remplace ensuite par du bouillon.

La *laitue* et l'*endive* cuites sont permises, mais il ne faut pas les manger en salade.

Le *chou rouge*, préparé comme les épinards, est un aliment doux qui ne peut nuire à la santé.

Le *chou blanc* est un peu plus venteux; mais on peut le manger sans inconvénient si les forces digestives ne sont pas affaiblies.

On peut aussi faire usage de la *choucroute* en petite quantité.

Le *chou frisé*, plus tendre que les espèces précédentes, ne présente presque aucun inconvénient pour les malades. Il en est de même du *chou-fleur* et des *carottes.* Les *navets* et les *choux-navets* sont un peu plus venteux.

Les *pommes de terre* cuites et pelées peuvent être permises aux malades, pourvu qu'ils n'en fassent pas un usage trop fréquent. Ils ne doivent jamais les manger cuites à l'étuvée avec une grande quantité de beurre, ni en salade.

Le *chou-rave* jeune et sans fibres ligneuses peut aussi être employé à la nourriture des malades.

Le *pain de seigle* bien fait, et cuit depuis deux ou trois jours, ne peut nuire aux malades.

Les *galettes* et les *gâteaux au lard* doivent leur être interdits.

Le *gruau de froment*, en potage ou en boulettes, est un excellent aliment pour les malades. Il en est de même du *froment mondé*, des *nouilles*, du *macaroni*, du *pain* et du *biscuit* fabriqués avec la fleur de froment. On interdira au contraire la *pâte au beurre* et la *pâte feuilletée*.

Le *gruau d'avoine*, d'*orge*, d'*épeautre*, et surtout le *riz* préparé de diverses manières sans aromates, conviennent parfaitement aux malades.

Les malades qui prennent de l'exercice peuvent
aussi manger des *lentilles.*

Nous recommandons pour tous les cas l'usage
du *sagou* et du *salep* cuits dans du lait, de l'eau
ou du bouillon.

On doit exclure de l'alimentation des malades
l'*oseille*, l'*arroche de jardin*, le *persil* (1), la
rue, le *cerfeuil*, le *cresson* de jardin et de fon-
taine, la *menthe frisée*, la *menthe poivrée*, le
basilic, la *sauge*, le *thym*, la *marjolaine*, la
moutarde, le *cumin* (en grande quantité), le
fenouil, l'*anis*, la *coriandre*, l'*anet*, la *racine
de scorsonère*, *de céleri*, d'*acorus*, *de panais*,
les *betteraves*, le *raifort*, les *petites-raves*, l'*as-
perge*, l'*ail*, les *oignons*, la *civette*, la *bourrache*,
les *champignons*, et la *morille.*

On peut donner aux malades les bonnes espèces
de *pommes*, crues, ou cuites sans autre assaisonnement que des raisins de Corinthe, du sucre
et une petite quantité de vin.

Les *poires* leur conviennent encore mieux; cependant ce fruit est venteux quand on en fait
excès.

(1) Le persil peut être employé en petite quantité comme
assaisonnement, pourvu que la maladie à traiter n'affecte pas
les organes urinaires ou de la génération.

Ils ne doivent manger des *prunes* crues qu'après en avoir enlevé la pellicule extérieure.

On peut leur donner sans inconvénient des *cerises*, des *raisins*, des *mûres*, des *framboises*, des *baies de ronces*, des *groseilles vertes*, des *fraises*, de l'*airelle*, des *pêches*, des *abricots*, des *pommes de Chine*, des *figues* (fraîches ou sèches), des *dattes*, du *melon* et des *ananas*.

Les *citrons*, les *oranges*, les *olives*, les *coings*, les *baies de sureau*, les *amandes amères*, leur sont interdits.

On peut permettre dans certains cas peu nombreux les *nèfles*, les *pistaches*, les *noix*, les *châtaignes*, les *groseilles en grappes*, le *fruit de l'églantier* et la *citrouille*.

Le *sel*, employé en petite quantité, est utile pour améliorer le goût des alimens, et les rendre plus faciles à digérer.

Le *sucre* brut est préférable au sucre raffiné, les substances employées pour le raffinage n'étant pas absolument exemptes de propriétés médicinales.

Le *sirop* et le *miel* doivent être employés plus rarement.

Parmi les substances grasses dont on se sert pour la préparation des alimens, le *beurre*, la *graisse de bœuf* ou de *mouton*, et l'*huile d'olives*, méritent la préférence.

Les assaisonnemens interdits aux malades sont

le *poivre*, le *crebèbe*, le *gingembre*, la *vanille*, la *cannelle*, les *clous de girofle*, le *cardamome*, la *noix-muscade*, la *fleur de muscade*, les *câpres* (au moins dans les maladies aiguës), l'*écorce de citron* ou d'*orange*, et les *feuilles de laurier*.

SECTION II.

Boissons.

La boisson qui désaltère le mieux, et qui mérite d'être préférée à toutes les autres dans les maladies chroniques, est l'*eau de source*. Mais il n'en est pas de même quand l'affection est aiguë : on peut alors lui substituer divers autres liquides. Le meilleur est l'*eau panée* bouillie, puis refroidie, édulcorée avec du sucre, du suc de framboise ou de pomme, ou avec des jaunes d'œuf pour les personnes atteintes de toux ou de diarrhée. Les *décoctions mucilagineuses* de *gruau d'avoine*, de *riz*, de *grain mondé*, et celles de *fruits secs*, tels que pommes, prunes, poires, cerises, etc., conviennent également aux malades. Ensuite viennent le *lait*, le *babeurre* et le *petit-lait* bouillis.

Le *lait d'amandes douces* est rafraîchissant, fortifiant, nourrissant, et n'a rien d'irritant. Les malades peuvent donc en faire usage. Les *infusions de cacao*, et même le *chocolat de santé* fabriqué sans assaisonnement, leur sont également permis. Nous indiquerons encore, particulièrement

pour les maladies de gorge et de poitrine, l'in-
fusion de racine de guimauve coupée très-menu.

La *bière* n'est permise qu'autant qu'elle est
très-pure, bien fermentée, et qu'il n'est pas entré
dans sa fabrication une trop grande quantité de
houblon. Dans la plupart des maladies chroniques
on peut faire sa boisson habituelle d'un mélange
de cinq parties d'eau avec une partie de *vin*. Si
le malade a plus de quarante ans, et qu'il soit
accoutumé au vin depuis sa jeunesse, il peut boire
autant de vin que d'eau; et les personnes âgées
qui n'ont jamais cessé d'en faire usage, peuvent
le boire entièrement pur.

Toute espèce de *café*, sans en excepter les différentes sortes de café indigène, est rigoureusement
interdit, les propriétés médicinales de cette substance détruisant complètement celle des doses homœopathiques.

Le *thé de Chine*, quoique moins nuisible, doit
être rarement permis. Il en est de même des infusions de *fleur de sureau*, de *camomille*, de *va-
lériane*, de *véronique*, de *mille-feuilles*, de *mé-
lisse*, de *menthe poivrée*, de *fenouil*, d'*anis*,
de *bouillon-blanc*, de *lichen d'Islande*, etc.

On doit éviter les *boissons alcoholiques*, le
vin chaud, l'*hydromel;* et encore plus les *élixirs*,
les *gouttes*, etc., qui ont souvent de funestes effets.

On s'abstiendra aussi, pendant le traitement
homœopathique, de tous les acides végétaux.

SECTION III.

Influences diverses.

Le malade soumis à un traitement homœopathique doit s'en tenir rigoureusement aux remèdes prescrits par le médecin, qui ne lui indiquera point les différentes espèces de *thé* et *d'infusions* que nous avons désignées dans la section précédente comme boissons interdites, et n'ordonnera ni *vésicatoires*, ni *rubéfians*, ni *emplâtres*, ni *onguens*, ni *frictions*, ni *sachets*, ni *lotions*, ni *gargarismes*, ni *fumigations*, ni *lavemens* préparés avec des substances qui aient une vertu médicinale énergique, ni *saignées* (du moins dans la plupart des cas), ni *sangsues*, ni *ventouses*, ni *cautères*, ni *sétons*, ni *bains* qui puissent avoir d'autre effet que la propreté, tels que ceux d'*eaux minérales* naturelles ou artificielles.

Le malade doit aussi renoncer à l'usage des parfumeries, des eaux cosmétiques, du fard, et des préparations dentifrices composées de substances médicinales.

Il évitera également toute espèce de fumigation, et l'odeur des allumettes. Ceux qui ont l'habitude de fumer ou de priser le feront avec plus de modération.

Si la pureté de l'*air* est indispensable pour conserver la santé, elle l'est à plus forte raison pour la rétablir. On doit donc au moins renouveler de temps en temps celui de la chambre d'un malade s'il est dans l'impossibilité de sortir.

Cette chambre doit être spacieuse, en hauteur comme en superficie, éloignée des *fosses à fumier*, des *éviers* et des *lieux d'aisance*, du *bruit*, et par conséquent ne point donner sur une cour étroite ni sur une rue trop fréquentée. On y évitera aussi le *rassemblement* d'un trop grand nombre de personnes et l'excès de *chaleur*. On n'y suspendra pas de *linge humide*, et l'on n'y mettra pas de *végétaux fortement odorans*. Les appartemens construits, blanchis ou peints *depuis peu de temps*, auraient de graves inconvéniens pour les malades.

Pour dédommager, autant que possible, de la privation du grand air les personnes atteintes de maladies qui ne leur permettent pas de sortir, le meilleur moyen est de suivre en tout leurs désirs relativement à la température de leur chambre et à la manière de les couvrir. La chaleur excessive que l'on croit devoir entretenir dans la chambre d'une personne atteinte de la rougeole, d'une éruption scarlatine, ou d'autres exanthèmes aigus, produit une irritabilité de la peau qui a pour suite le retour de la maladie sous l'influence du moindre changement de température. Et même dans le cas d'un extrême refroidissement, qui exige beaucoup de chaleur, on doit chercher à la produire plutôt par les couvertures qu'au moyen d'un poêle.

On doit ouvrir plusieurs fois par jour la fenêtre d'un malade, pour changer l'air de sa chambre; et ce renouvellement, pourvu qu'il n'ait lieu ni trop matin ni trop tard, et qu'on ferme les portes afin d'éviter les vents coulis, ne peut faire que du bien aux sujets même les plus impressionnables. Il est absolument nécessaire toutes les fois que l'air est corrompu par une transpiration abondante, des vomissemens fréquens, des évacuations d'urine ou de matière fécale.

L'ouverture fréquente de la fenêtre quand la violence du mal a diminué, et des promenades de plus en plus longues quand les forces reviennent, contribuent essentiellement à la promptitude de la guérison. Dans les affections chroniques le malade ne négligera pas, autant que son état le lui permettra, de prendre de l'exercice en plein air.

Les *vêtemens* d'un malade doivent être appropriés au climat, à la saison, au moment de la journée, à sa constitution, et à ses occupations.

Sous un climat et dans une saison chaude les personnes même atteintes de la fièvre ne doivent pas être habillées trop chaudement. L'enfant à la mamelle doit être vêtu plus chaudement que celui qui est sevré; celui-ci, plus chaudement que l'adulte; et l'homme faible et délicat qui travaille assis, plus chaudement que l'homme robuste qui déploie une plus grande activité dans ses travaux.

Pour la commodité, il faut que les habillemens ne soient ni trop larges ni trop étroits.

Ils doivent être suffisamment chauds, sans empêcher entièrement le contact de l'air extérieur avec la peau. La toile de lin ou de chanvre est la meilleure étoffe qu'on puisse appliquer immédiatement sur le corps des malades. Et sur ce premier vêtement on en mettra un autre de coton ou de laine, suivant la saison. La tête pouvant supporter les plus grands froids, les personnes attaquées de maladies chroniques se contenteront de la couvrir légèrement, et celles qui gardent le lit pourront se passer de coiffure. Il en est de même du cou et de la poitrine; mais le ventre doit être couvert plus chaudement. Les chaussures trop chaudes ne conviennent point aux malades. *Les femmes enceintes auront soin de ne pas se serrer le corps avec leurs corsets, ou les jambes avec leurs jarretières.*

La propreté des habits est un point essentiel. Le fréquent changement de linge accélère la guérison, et peut toujours avoir lieu sans inconvénient si l'on a soin de faire bien chauffer le linge avant de le donner aux malades.

La propreté de la *peau* contribuant au rétablissement de la santé, les mains et le visage du malade doivent être lavés tous les jours. Quand la transpiration est très-abondante, il faut, même dans les cas d'éruptions accompagnées de fièvre, laver le corps tous les deux ou trois jours avec de l'eau tiède pure, et l'essuyer promptement.

Les courans d'air et la chaleur excessive du lit ont sur la peau une influence dont on ne peut se garantir avec trop de soin.

Le malade doit aussi se rincer la *bouche* plusieurs fois par jour avec de l'eau pure; enlever la matière dont la *langue* est chargée; se nettoyer les *dents* avec une brosse douce; le nez, quand il est malpropre, en aspirant de l'eau pure à plusieurs reprises; les *oreilles* avec de l'eau, et avec un cure-oreille employé avec précaution.

Une lumière trop vive, les couleurs éblouissantes, l'application, le travail à la chandelle, nuisent à l'*organe de la vue*.

Il est bon que les malades couchent dans des *chambres fraîches* (à l'exception des enfans et des personnes alitées), et sur des *matelas*. Les *débauches* et le *travail de nuit* retardent leur rétablissement. Un *sommeil prolongé* l'accélère. L'*exercice* fréquent, et la continuation des *travaux habituels*, sont nécessaires aux personnes atteintes de maladies chroniques. Une *danse* modérée, le *jeu de cerceaux*, et le *jeu de billard*, leur sont permis. Le *jeu de cartes*, au contraire, leur est interdit.

Les malades doivent éviter autànt que possible e *dépit*, le *chagrin*, la *frayeur*, la *joie excessive*, et en général toutes les fortes émotions. a *contention d'esprit* leur serait très-nuisible,

ainsi que les tristes réflexions sur leur état, qui
sont les suites de l'*ennui*. Il est permis aux malades chroniques de se livrer modérément au plai-
sir vénérien; mais les livres obscènes, et tout ce qui
excite les passions sans les satisfaire, produisent
de funestes effets sur tous les malades.

CHAPITRE III.

FORCE ET RÉPÉTITION

DES

DOSES HOMŒOPATHIQUES.

LA force et la répétition des doses sont les
points sur lesquels on est le moins d'accord en
homœopathie. Il n'est pas même encore décidé
si les premières atténuations ont plus ou moins de
force que les dernières. Nous croyons toutefois
pouvoir conclure de tout ce qui a été dit de part
et d'autre sur cet objet, et des résultats obtenus
par l'expérience, que les dernières, ayant une action moins apparente, mais plus profonde, méritent la préférence pour les maladies chroniques;
au lieu que les premières, agissant d'une manière

plus superficielle, mais aussi plus vive, conviennent mieux dans les affections aiguës.

Mais plus un médicament est approprié à la maladie, moins il est nécessaire de s'occuper du degré d'atténuation : ainsi, lorsqu'on a trouvé le véritable spécifique, peu importe qu'on le donne en teinture, ou à la première, ou à la cinquième, ou à la douzième, ou à la trentième dilution.

Il en est à peu près de même de la répétition des doses; c'est-à-dire que plus un médicament est spécifique, moins les erreurs dans sa répétition offrent d'inconvéniens.

La violence opiniâtre d'une maladie, le fréquent renouvellement des accès, le défaut de réceptivité de l'organisme, indiquent presque toujours la répétition.

Dans les deux premiers cas, et lorsque le mal est violent, la répétition peut avoir lieu à des intervalles de 4 heures, de 3 heures, de 2 heures, et même d'une 1/2 heure; tandis que dans les cas moins aigus il suffit de répéter la dose toutes les 24 heures, et même tous les 7 jours dans les affections chroniques. Mais, avant d'ordonner la répétition, il faut examiner si l'aggravation ne serait point un effet du médicament, ce qui se reconnaît ordinairement aux indications suivantes :

1.º L'aggravation produite par le remède n'est point précédée d'amélioration, et se manifeste promptement, c'est-à-dire, selon la violence de la maladie, au bout de 30 à 45 minutes, de 6 à 8 heures, et au bout de 6 à 8 jours dans les maladies chroniques.

2.º Les symptômes accessoires qui accompagnent l'aggravation sont propres au médicament.

3.º Elle dure peu, c'est-à-dire, selon la violence du cas, 1, 2, 3, 6 heures, et 3 à 4 jours dans les affections chroniques.

Voici, maintenant, les caractères auxquels on reconnaît l'aggravation naturelle de la maladie :

1.º Elle se manifeste lentement, et après une amélioration qui a suivi plus ou moins promptement l'administration du remède.

2.º Elle est accompagnée de symptômes propres à la maladie.

3.º Elle augmente graduellement.

Lorsque ces circonstances se présentent, et que l'état actuel du malade exige le remède donné en premier lieu, il faut en administrer une seconde dose, et même une troisième et une quatrième s'il est nécessaire.

Le défaut de réceptivité est un motif de répétition beaucoup plus rare, mais qui se présente néanmoins quelquefois, surtout dans les maladies aiguës.

Dans les affections qui, comme la stérilité, les scrofules, etc., n'offrent qu'un seul symptôme saillant, on peut donner, à un ou deux jours d'intervalle, des doses de *Spiritus Sulphuris* ou d'un remède encore mieux approprié, afin de provoquer l'apparition d'autres symptômes nouveaux, après quoi l'on appliquera au nouvel état du malade une substance propre à faire disparaître le phénomène primitif et ceux qu'a produits le premier médicament administré.

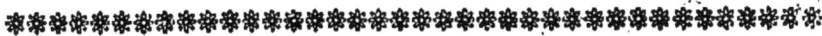

✻✻✻✻✻✻✻✻✻✻✻✻✻✻✻✻✻✻✻✻✻✻✻✻✻✻✻✻✻✻✻✻✻✻✻✻✻✻✻

CHAPITRE IV.

ÉCRITURES MÉDICALES

D'UN HOMŒOPATHE.

Les notes prises dans les visites rendues aux malades doivent être écrites de manière qu'on puisse en faire usage et les mettre en ordre sans perdre beaucoup de temps. Le livre de poche peut être composé de feuilles détachées d'un papier très-fin et très-lisse, ces qualités contribuant à la célérité et à la netteté de l'écriture. En haut l'on écrit le nom du malade et la date, à moins qu'on ne veuille mettre celle-ci au bas, avec l'indication de la température et la phase de la lune. Ensuite on place chaque symptôme à la ligne, dans l'ordre suivi par le malade, en laissant, après chacun, du blanc pour le compléter, et en faisant, si l'on veut, une croix vis-à-vis de ceux à l'égard desquels on a l'intention d'interroger le malade.

Quand on va visiter une personne atteinte d'une affection chronique, et surtout lorsqu'on doit choisir un nouveau remède, on porte avec soi une feuille sur laquelle on a indiqué les antécédens utiles à connaître, et les principales questions à lui adresser.

Le médecin doit ranger ses notes par ordre, et les conserver avec soin, afin de les retrouver facilement s'il avait à reprendre un traitement discontinué, ou si un cas semblable se représentait dans sa pratique. Elles facilitent aussi la recherche de l'affinité et des rapports qui existent entre les divers médicamens. Dans les traitemens antipsoriques il est indispensable non-seulement de noter chaque dose de médicament, mais de connaître, à chaque nouveau choix, tous les remèdes précédemment employés.

On portera des extraits de ces notes sur deux registres dont l'un contiendra, sous le nom de chaque malade, ceux des médicamens qu'il a reçus, avec l'indication de la dose et de la date ; et l'autre renfermera, sous le nom de chaque médicament, ceux des malades auxquels il a été administré, aussi avec la désignation des doses et des dates.

Le premier nous procure le moyen de voir d'un seul coup d'œil les remèdes précédemment administrés à un malade, ou d'en donner la note à un médecin chargé de continuer le traitement commencé par nous. Le second accroît chaque jour nos connaissances sur l'effet des substances médicales. Et toutes ces écritures peuvent contribuer aux progrès de la science en facilitant la publication des cas propres à éclaircir les points les plus difficiles de la médecine homœopathique.

FIN DES NOTIONS GÉNÉRALES.

MALADIES

DE LA PEAU.

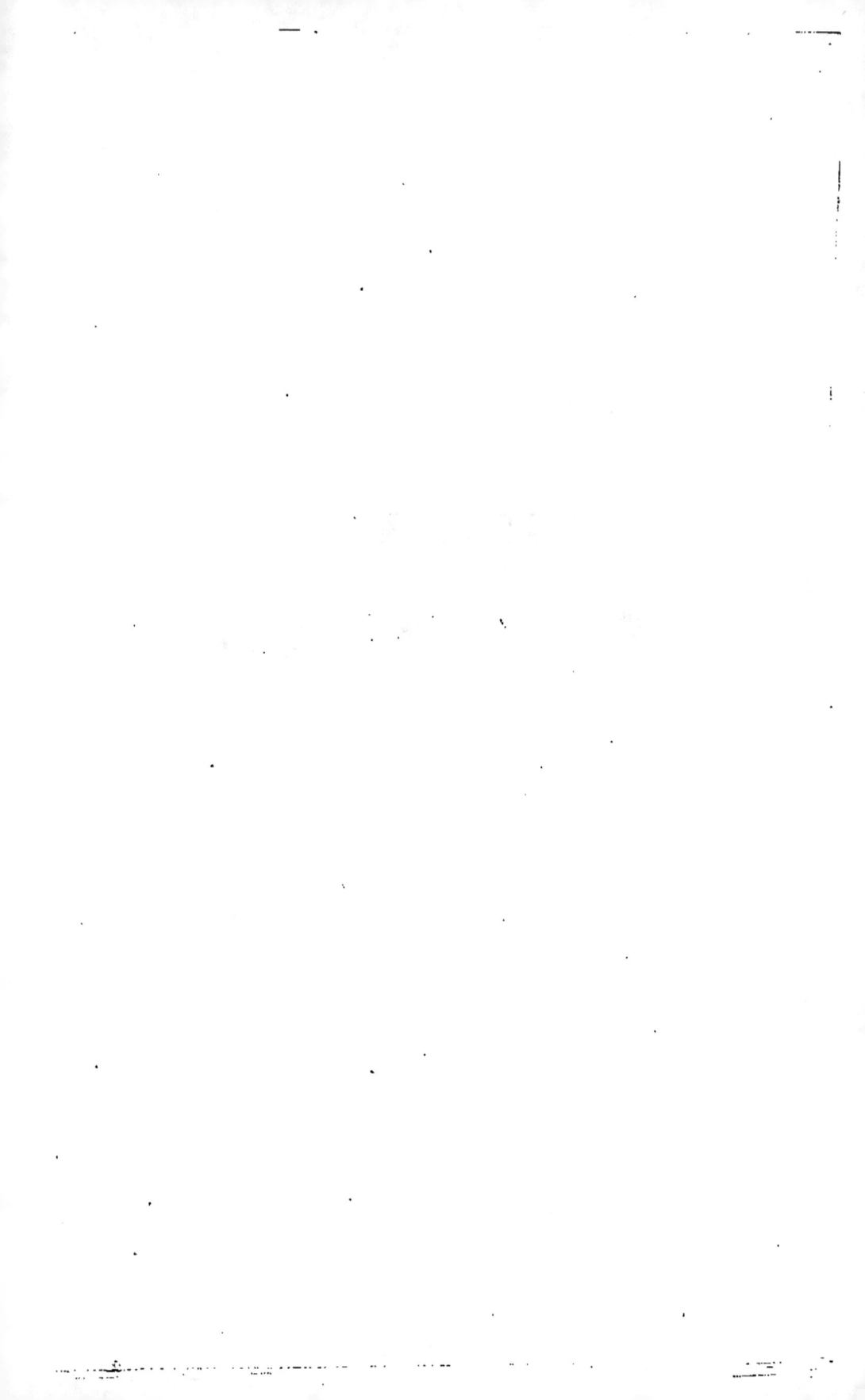

MALADIES DE LA PEAU.

PRÉFACE.

LES maladies cutanées, c'est-à-dire les diverses éruptions auxquelles le corps de l'homme est sujet à toutes les époques de sa vie et de son développement, sont une des classes d'affections qui s'offrent le plus fréquemment au médecin dans la pratique. Souvent une médication convenable les fait disparaître promptement et sans difficulté ; mais souvent aussi elles résistent pendant plusieurs années à tous les efforts de l'art, à des remèdes choisis avec la plus scrupuleuse attention, et ne cessent de faire des progrès dans l'organisme, et même dans leur étendue extérieure. L'homœopathie, quoiqu'elle ne puisse tou-

ciable; elle augmente même en étendue, ou devient douloureuse. Si on l'écorche, le mal empire avec une rapidité étonnante : l'efflorescence se transforme en petit abcès qui sécrète continuellement un liquide sanieux, ou même en ulcère chancreux. Ces circonstances réunies prouvent incontestablement que la peau n'est pas le véritable siége de l'affection. Les éruptions même les plus légères en apparence méritent donc toute l'attention du médecin.

Afin de pouvoir se promettre du succès dans le traitement des exanthèmes chroniques, l'homœopathe devra se régler principalement sur les indications suivantes.

I. Son premier devoir est un examen consciencieux de l'éruption dans son aspect extérieur, c'est-à-dire de la manière dont elle paraît et dont elle se développe, cet examen étant propre à lui faire découvrir dans chaque cas particulier quelque chose de caractéris-

tique dont la connaissance ne lui sera pas
inutile pour le fixer dans le choix du remède.

II. Afin d'individualiser autant que possible,
on ne saurait observer avec trop de soin les
sensations que le malade éprouve sur le siége
même de l'exanthème ou sur les parties voi-
sines, sensations dans lesquelles on remarque
la plus grande variété.

III. Un troisième point, moins essentiel
peut-être que les précédens, est la considération du siége de l'exanthème. En effet, il
est possible qu'une substance ait la vertu de
guérir toutes les éruptions semblables, sous
le rapport de la forme et des sensations, à
celles qu'elle produit chez l'homme sain; mais
l'identité des parties qu'elles affectent, nous
paraît aussi être un motif de sécurité qu'il
ne faut pas négliger quand on peut trouver
un remède qui offre cet avantage.

IV. La recherche attentive des moindres symptômes accessoires n'est pas non plus sans importance. Elle exige une sagacité qu'on ne peut acquérir que par un long exercice, et qui est surtout indispensable pour le traitement des éruptions chroniques.

Cet ouvrage, destiné à remplir une lacune dans la science médicale, offre un tableau de toutes les éruptions produites par les remèdes expérimentés jusqu'à ce jour sur l'homme sain. Puisse-t-il mériter et obtenir l'approbation de nos collègues!

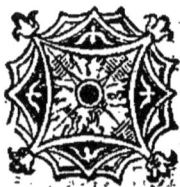

MALADIES DE LA PEAU.

PREMIÈRE PARTIE.

ÉRUPTIONS
CONSIDÉRÉES SOUS LE RAPPORT
DE LEUR FORME.

I. Éruptions diverses.

Bryonia. — Eruption au-dessous de l'angle des lèvres, avec douleur de gerçure.

Eruption à la lèvre inférieure, hors du vermeil, avec douleur mordicante et pruriante.

Eruption autour du cou, surtout après la sueur, avec prurit mordicant.

Dans le pli et sur les côtés des jarrets, éruption sèche qui, le soir, cause de la démangeaison, prend une couleur rouge, et produit une douleur mordicante après le grattement.

Eruption sur tout le corps, principalement au dos, et jusqu'au-dessus du cou, avec prurit si violent, que le malade est tenté de se gratter jusqu'au sang.

Eruption au bes-ventre et au dos, jusqu'à la nuque et aux avant-bras, avec douleur brûlante et mordicante avant minuit et le matin.

Calcarea. — Eruption et prurit au visage.

Eruption à la tête, avec bubons au cou.

Eruption au vermeil de la lèvre inférieure.

Eruption botryoïde et enflammée à l'anus, avec douleur brûlante.

Cannabis. — Eruption au vermeil des lèvres et à l'angle de la bouche.

Carbo vegetabilis. — *Eruption fine et pruriante aux mains.*

Causticum. — Eruption au bout du nez.

Eruption fine au visage. Elle est plus perceptible au toucher qu'à la vue.

Exanthèmes de la grosseur d'une tête d'épingle, sans humidité, creux au sommet, causant une démangeaison violente, et du brûlement après qu'on s'est gratté. Ils ont leur siége sur le front, la nuque, les omoplates, les bras, l'hypogastre, et plus particulièrement sur les cuisses et dans le pli des jarrets, et démangent surtout à la chaleur; hors de la chaleur et avant le grattement ils sont presque entièrement cachés dans la peau, et d'une couleur blanchâtre; mais le moindre grattement les fait paraître, et ceux qu'on a écorchés laissent des taches rouges.

Chamomilla. — Exanthèmes peu saillans à la nuque, avec sensation mordicante qui oblige à se gratter.

China. — Eruption dans la coquille de l'oreille.

Cicuta. — Eruption considérable sur le cuir chevelu et à la face.

Au visage (et aux mains), éminences de la grosseur d'une lentille. A leur apparition elles causent une douleur brûlante, puis deviennent confluentes, prennent une couleur rouge foncée, et se dépouillent ensuite de leur peau.

Conium. — Eruption fine, à peine visible, à la face, au dos, et sur le reste du corps, produisant du prurit, et une sensation comme de quelque chose qui court sous la peau.

Cuprum. — *Eruptions en général.*
Eruption qui ressemble à la lèpre.
Sorte de gale sèche.

Daphne. — Eruption aux lèvres, hors du vermeil, avec rhume violent accompagné d'écoulement par le nez.

Eminences de la grosseur d'une lentille à l'avant-bras. Elles causent de violentes démangeaisons, et durcissent après le grattement.

Dulcamara. — Eruption humide sur la joue.

4

Graphites. — Eruption aux angles de la bouche, aux lèvres et au menton.

Hepar sulphuris. — Eruption à l'angle des lèvres, avec sensation de chaleur.

Ipecacuanha. — Lèvres couvertes de fongus et d'exanthèmes.

Kali carbonicum. — Eruption pruriante et excoriation entre les jambes pendant les règles.

Eruption au pli du jarret.

Ledum. — Eruption pruriante au pli du jarret.

Lycopodium. — Eruption pruriante à la face.

Eruption douloureuse au cou et sur la poitrine.

Eruption à la tête, avec suppuration considérable.

Eruption à la face.

Eruption autour de la bouche.

Eruption au bord du vermeil de la lèvre supérieure, avec douleur incisive pendant le mouvement des lèvres ou lorsqu'on touche l'exanthème.

Eruption pruriante autour de l'anus, avec douleur au toucher.

Magnesia. — Eruption fine à la bouche.

Mercurius. — A la tête, éruption produisant une démangeaison qui oblige à se gratter.

Eruption sèche sur toute la tête, avec douleur générale dans cette partie quand on la touche sur un seul point.

Le soir, éruption aux deux cuisses, avec prurit, et suintement d'une sérosité brûlante après qu'on s'est gratté; à minuit, après la démangeaison, sueur au bas-ventre et aux cuisses : le tout sans soif.

Eruption pruriante aux membres inférieurs, principalement à la surface intérieure des cuisses.

Eruption pruriante, qui ressemble à la gale, sur le bas-ventre et les membres inférieurs.

Eruption aux jambes, aux parties sexuelles, aux jarrets, au cou et au bas-ventre; elle est rouge, humide, pruriante, très-élevée, et a sur plusieurs points l'aspect de la gale grasse.

Natrum. — Eruption au nez et à la bouche.

Eruption à l'angle de la bouche.

Eruption sèche et démangeaison aux fesses et au coccyx.

Natrum muriaticum. — Eruption pruriante à l'extrémité de la partie chevelue de la nuque et des tempes, et dans les sourcils.

Eruption sur le vermeil des lèvres, avec douleur de gerçure.

Nicotiana. — Eruption rouge et pruriante sur tout le dos.

Nux vomica. — Eruption à la vulve, avec prurit corrosif.

Oleander. — Efflorescences pruriantes sur la tête.

Petroleum. — Eruption sur la tête et à la nuque.

Eruption rougeâtre sur le gland, avec prurit.

Rhus. — Eruption effrayante aux parties génitales.

Eruption humide au scrotum.

Sepia. — Eruption pruriante sur le dos.

Eruption douloureuse *sur le bout du nez.*

A l'angle de la bouche, éruption douloureuse au toucher.

Stannum. — Eruption pruriante sur le tronc.

Sulphur. — Eruption avec démangeaison brûlante.

Eruption comme après la vaccination.

Teplitzenses Thermæ. — Eruption au nez, légèrement pruriante, et venant à suppuration.

Eruption sur tout le corps, à l'exception du visage, et ressemblant à une espèce de gale.

Veratrum. — Eruptions qui ont l'aspect de la gale.

Couperose au visage, particulièrement autour de la bouche et du menton.

II. Ampoules et Vésicules.

Acidum muriaticum. — Vésicules à la lèvre supérieure. Le mouvement de la lèvre affectée cause une douleur d'ulcération, et le toucher produit dans les vésicules une douleur tensive.

A la lèvre, ampoules de la grosseur d'un pois, jaunes et brûlantes.

Vésicules brûlantes sur le bout de la langue.

Acidum nitricum. — *Vésicules brûlantes sur la langue.*

Petites vésicules dans l'orifice de l'urèthre et au prépuce. Elles se transforment en ulcères, et causent une douleur lancinante et déchirante.

Acidum phosphoricum. — Vésicules dans la région du frein, pruriantes seulement lorsqu'on les touche.

Ambra. — Vésicules dans la bouche, avec douleur de brûlure.

Ammonium. — Vésicules brûlantes sur la face interne de la lèvre inférieure.

Ampoules indolentes sur la face interne des joues.

Vésicules tantôt pruriantes, tantôt brûlantes, sur diverses parties.

Antimonium crudum. — L'épaule est comme parsemée d'échauffures dont les plus grosses sont rouges, et garnies de petits points jaunes, prennent au bout de quelques jours un aspect de peau d'oie, et se terminent par la desquamation.

Au genou, grosse ampoule succédant au prurit, et causée par le frottement.

Souvent il paraît sur plusieurs parties du corps, principalement aux articulations des extrémités et au visage, des ampoules comme celles que produisent les piqûres d'insectes; mais elles ne sont pas long-temps douloureuses, quoique pruriantes à leur naissance.

4*

Au bras, plusieurs ampoules précédées de prurit.

Argentum. — Petite vésicule à la langue, avec douleur brûlante d'excoriation.

Argilla. — Tuméfaction et vésicules aux lèvres.

Vésicule de couleur claire et de la grosseur d'un pois sur la face intérieure de la lèvre.

Vésicule pruriante à l'un des côtés du nez.

Vésicules au-dessous de l'angle de la bouche, au front et au cou.

A l'angle de la bouche, vésicules pruriantes, que la pression rend confluentes.

Belladona. — Petites vésicules et douleur de brûlement au bord extérieur du vermeil de la lèvre inférieure.

Hydatides douloureuses au sternum.

Ampoule au doigt, avec inflammation douloureuse.

Hydatides à la paume de la main et sur le tibia.

Ampoules qui rendent souvent une humeur séreuse, et causent une douleur violente.

Bryonia. — Vésicules au vermeil de la lèvre inférieure, avec douleur de brûlement.

Vésicules au bord antérieur de la langue, avec mordication brûlante.

Ampoule noire, dure, ressemblant à un petit bouton, sur l'une des grandes lèvres de la vulve, avec tuméfaction de cette lèvre, et sans douleur.

Calcarea. — A la gencive, sur l'une des molaires, vésicule pleine de pus, et offrant de l'analogie avec une fistule des gencives.

Sur la langue, ampoules qui empêchent de manger.

Dans la bouche, ampoules qui crèvent, et forment des ulcères.

Petites vésicules à la surface intérieure de la joue, au point où les dents touchent cette partie.

La marche produit au talon des ampoules qui se transforment en une espèce de gros furoncle causant un douleur lancinante et pruriante.

Espèce d'*ampoules* sur tout le corps, principalement au-dessus des hanches, *avec prurit.*

Cantharides. — Ampoules dans la bouche et le pharynx.

Entre le menton et les lèvres, et au front, vésicules brûlantes au toucher.

Petites vésicules sur la joue, avec prurit, et brûlement après qu'on les a grattées.

Carbo animalis. — Ampoules à la lèvre inférieure.

Vésicules sur la langue, avec douleur de brûlure.

Ampoules dans la bouche, avec brûlement.

Petites vésicules aux narines.

A la lèvre supérieure, vésicule brûlante au toucher.

Vésicule de couleur claire à la lèvre supérieure. Elle sèche pendant la nuit.

Carbo vegetabilis. — *Ampoule remplie de pus à la gencive.*

Causticum. — *Eruption de vésicules brûlantes au visage.* Le toucher en fait sortir une sérosité corrosive qui forme une croûte en séchant.

Vésicules à l'angle de la bouche, avec douleur quand on mange.

Ampoules douloureuses au bord et au bout de la langue.

Sous le prépuce, ampoules qui se transforment en ulcères suppurans.

Un léger frottement fait venir de grosses ampoules aux pieds.

Grosses ampoules à la poitrine et au dos, avec souffrances à la poitrine, frissons, chaleur, et sueur.

Au côté gauche de la poitrine et du dos, grosses ampoules douloureuses, et qui crèvent, avec chaleur, sueur, et anxiété.

Chamomilla. — *Vésicules sur et sous la langue, avec douleur lancinante.*

China. — Vésicules remplies de sérosité derrière les oreilles.

Vésicule sous la langue, avec douleur pendant le mouvement de cet organe.

Petites vésicules contenant une humeur séreuse, ayant leur siége au jarret et sur la face intérieure des bras, avec prurit brûlant à la chaleur, et au lit pendant la nuit.

Cicuta. — A la lèvre supérieure, au bord du vermeil, vésicule avec prurit brûlant.

Sur l'omoplate, vésicule rouge, douloureuse au toucher.

Clematis. — A la lèvre inférieure, immédiatement au-dessous du vermeil, ampoule légèrement pruriante. Après avoir répandu une humeur séreuse, cette ampoule se recouvre d'une peau jaune et visqueuse.

Cocculus. — Ampoule remplie de sérosité sur le bord de la main, paraissant pendant la nuit, et crevant le jour suivant.

Conium. — Ampoules au bord du vermeil de la lèvre supérieure, avec douleur de gercure.

Vésicules pleines de pus au bas des pieds.

Cyclamen. — Vésicule rouge paraissant, après démangeaison, sur l'articulation moyenne du petit doigt.

Daphne. — Petites vésicules blanches, indolentes, à la joue et à l'angle de la bouche.

Vésicules sur la langue et les gencives, avec douleur de brûlement.

Echauffures à la paume de la main.

Euphorbium. — Tumeur rouge énorme des joues, sur laquelle s'élèvent un grand nombre d'ampoules jaunâtres qui crèvent, et répandent une humeur jaune très-épaisse.

Graphites. — Vésicules brûlantes à la surface inférieure et au bout de la langue.

Ampoule à la lèvre supérieure, avec douleur incisive.

Ampoule blanche à un orteil.

Grosses ampoules pleines de pus aux petits orteils, avec douleur lancinante.

Helleborus. — Vésicules sur la langue.

Plusieurs petites vésicules entre les articulations des doigts, avec douleur de gerçure au toucher, humides pendant quelque temps, et ensuite croûteuses.

Petites vésicules humides et indolentes à l'articulation moyenne du quatrième doigt. Une forte pression sur l'os produit une douleur d'excoriation.

Hepar sulphuris. — Vésicules et ulcères au côté du menton, vers la lèvre inférieure, avec sensation brûlante.

Prurit brûlant sur le tronc, principalement le matin. Après le grattement il se montre des ampoules blanches qui laissent échapper des gouttes de la même couleur, et ensuite ne tardent pas à disparaître.

Iodium — On remarque de temps en temps des vésicules dans la bouche, et de la tuméfaction aux gencives.

Kali carbonicum. — Le vermeil de la lèvre inférieure est couvert de vésicules douloureuses et pruriantes au toucher.

Vésicules douloureuses sur la langue et aux gencives.

Vésicules pruriantes à la paume de la main.

Ampoule sur le petit doigt.

Kali hydriodicum. — Ampoule sur le bout de la langue, avec douleur brûlante.

Kali nitricum. — Il paraît quelquefois tout-à-coup sur le ventre des vésicules brûlantes qui contiennent une humeur claire et jaunâtre. Quand on les gratte, elles crèvent, et le brûlement cesse.

Il se forme de petites vésicules suppurantes à la face et sur d'autres parties de la peau.

Laurocerasus. — Vésicules de couleur claire à l'angle de la bouche.

Petites vésicules insensibles au bord de la lèvre supérieure.

Rougeur entre les doigts, accompagnée de petites vésicules perceptibles seulement au toucher, avec prurit violent, et brûlement après qu'on s'est gratté.

Lycoperdon Bovista. — Petites vésicules rougeâtres et démangeaison pénible sur le cuir chevelu.

Vésicules blanches à la main, avec aréole rouge et prurit violent.

Sur les deux pieds, à la racine des orteils, petites vésicules rouges, avec douleur d'excoriation.

Magnes. — Au bord de la paupière supérieure, vésicule produisant de la pression sur l'œil.

Magnesia. — Vésicules suppurantes aux côtés du
front et à l'angle de la bouche, ou au nez.

Ampoule à la lèvre inférieure.

Vésicules de couleur claire, avec douleur tensive, à l'angle de la lèvre supérieure.

Pendant la nuit, vésicule violemment pruriante au côté du cou; tache rouge après le
grattement.

Manganum. — Vésicules brûlantes au côté de la
langue.

Mercurius. — Vésicules dans la bouche.

À la surface intérieure des joues, ampoules
élevées, blanches, rondes, se dépouillant d'elles-
mêmes de leur peau, et causant une douleur de
brûlement.

À la partie antérieure du gland, vésicules gagnant en profondeur et en largeur; plusieurs
petites vésicules blanches qui suintent, mais qui
ne tardent pas à disparaître.

Sur la peau intérieure du prépuce, après brûlement autour du gland, vésicules qui se transforment en petits ulcères.

Au bout du gland, sous le prépuce, plusieurs
petites vésicules rouges qui se changent en ulcères après quatre jours, et répandent une matière blanche-jaunâtre, colorant la chemise, et
d'une odeur forte; plus tard les ulcères les plus

considérables saignent, et occasionent au toucher une douleur qui affecte tout le corps; ils sont excoriés; leurs bords, semblables à de la viande crue, sont plus élevés que le fond, qui est recouvert d'un enduit caséeux.

Au carpe, vésicules remplies d'une humeur séreuse.

Vésicules très-petites, transparentes, contenant une humeur séreuse; et paraissant sur diverses parties du corps.

Murias Magnesiæ.— Un grand nombre de grosses ampoules tensives, brûlantes, de couleur claire, se montrent tout-à-coup sur le vermeil de la lèvre supérieure.

-Au nez, plusieurs petites vésicules tensives au toucher.

Natrum. — Petites vésicules près de l'aile du nez, avec douleur brûlante au toucher.

Ampoule blanche, de la grosseur d'une lentille, sur le vermeil de la lèvre supérieure. Elle produit une douleur brûlante d'excoriation au toucher, et plus tard elle se transforme en croûte.

Vésicule sur le dos, avec prurit violent qui force à se gratter, surtout le soir.

Vésicules rouges, pleines de liquide, au pli du coude et à l'aine, avec douleur d'excoriation au toucher.

Vésicule blanche, entourée d'une large aré-

5

ole rouge, sur la première articulation de l'index, avec brûlement comme celui que produisent les piqûres d'orties.

Ampoule de la grosseur d'un pois, près et au dessous de l'angle de la bouche.

Natrum muriaticum. — Ampoules remplies de sang et douloureuses au toucher, à la surface interne de la lèvre supérieure.

Ampoules sur la langue.

Sur la racine du nez, plusieurs vésicules qui causent une douleur de gerçure, et se transforment en croûtes.

Toute la partie non vermeille des lèvres est tuméfiée, et garnie de grosses ampoules; le vermeil est excorié et ulcéré; la langue est couverte de vésicules causant une douleur de gerçure.

Plusieurs ampoules au vermeil de la lèvre inférieure, avec douleur de brûlement et de gerçure quand la lèvre est mouillée.

Sur le vermeil de la lèvre inférieure, ampoules qui se changent en croûtes.

Ampoules à la langue, avec douleur de brûlement en mangeant.

Ampoules et excoriation très-douloureuses dans la bouche.

Ampoules pruriantes aux poignets et aux mains. Ces ampoules sèchent peu à peu, et ensuite la peau s'enlève.

Vésicules pruriantes sur les doigts.

Niccolum. — Ampoule insensible, de la grosseur d'un pois, dans le conduit auditif extérieur.

Nicotiana. — Petites vésicules pruriantes sur le tronc, entourées d'une aréole rouge, remplies d'un liquide jaunâtre, et causant une douleur d'excoriation au toucher.

Nux vomica. — Vésicules douloureuses à la langue.

Oleander. — Vésicules pruriantes sur les fesses.

Oleum animale æthereum. — Vésicule à la joue, avec sensation pruriante.

Deux vésicules sous la peau de l'occiput, avec douleur d'excoriation augmentée par le toucher.

Petroleum. — *Vésicules pleines de pus au nez.*

Vésicule pleine de pus et entourée de rougeur sur le vomer, à l'intérieur du nez.

Sur une dent creuse, vésicule remplie de pus, et semblable à une fistule des gencives.

Phellandrium. — Dans la narine, rangée de vésicules d'abord pruriantes, ensuite confluentes, et causant, seulement après avoir été égratignées, une douleur de gerçure.

Vésicules rouges, brûlantes comme du feu, au bord de la langue, vers l'extrémité de cet organe.

Phosphorus. — Un grand nombre de vésicules insensibles aux deux côtés du front et aux tempes.

Petite tache rouge immédiatement au dessous du vomer, et ensuite petites vésicules insensibles et de couleur claire à la même partie.

Vésicules de-couleur claire, au nez et à l'angle de la bouche, avec sensation tensive.

Vésicules derrière les oreilles.

Vésicules dans la coquille de l'oreille, avec douleur brûlante.

Au palais, vésicules qui percent et suppurent.

Platina. — Quelques vésicules au bord externe de la lèvre inférieure. Ces vésicules causent une douleur mordicante, s'ouvrent d'elles-mêmes, et il s'en écoule une sérosité limpide.

Vésicule au bord interne de la lèvre supérieure, avec douleur lancinante au moindre toucher.

Plumbum. — L'angle du nez est rouge, et il s'y forme une vésicule remplie d'un pus épais.

Pulsatilla. — Vésicule douloureuse au côté du bout de la langue.

Ranunculus. — *Ampoules aux doigts.* Quand on les a percées, elles répandent une lymphe jaunâtre, avec douleur de brûlement. Il se forme ensuite des *vésicules profondes, transparentes, d'un bleu foncé, peu élevées, avec prurit brûlant et insupportable.* Après le grattement elles se recouvrent *d'une croûte dartreuse ressemblant à de la corne.*

Ratanhia. — Plusieurs petites vésicules brûlantes au toucher, sur le vermeil de la lèvre supérieure.

Quelques vésicules au-dessous du bord de la lèvre inférieure.

Rhododendron. — A la face interne de la lèvre inférieure et sous la langue, petites vésicules causánt, lorsqu'on mange, une douleur mordicante.

Rhus. — Taches et stries rouges et brûlantes au côté intérieur des genoux, avec de petites ampoules qui sèchent promptement.

Sur tout le corps, à l'exception du cuir chevelu, de la paume des mains et de la plante des pieds, éruption brûlante de petites vésicules remplies de sérosité, et rougeur de la peau.

Sabadilla. — Sur le devant du genou, ampoule blanche avec bord rouge et douleur de brûlement.

Sassaparilla. — Vésicule pruriante sous le menton.

Au côté intérieur du poignet, derrière le petit doigt, grosse ampoule de couleur claire, paraissant tout-à-coup, d'abord pruriante, puis brûlante, répandant une sérosité limpide quand on l'ouvre, après quoi elle devient encore plus brûlante, et reste long-temps enflammée.

Senega. — Vésicules à la lèvre supérieure, près du nez et de l'angle de la bouche, avec sensation de brûlement, pruriantes au toucher.

Sepia. — La surface interne de la lèvre inférieure est comme excoriée, et couverte de vésicules douloureuses.

Vésicules brûlantes au toucher sur les gencives.

Langue couverte de vésicules, avec douleur de brûlure.

Grosse ampoule sur le pouce, avec prurit.

Ampoules et tumeurs urticaires pruriantes à la face, aux mains et sur les pieds.

Silicea. — *Au bord de la lèvre supérieure, vésicules qui, au toucher, occasionent une douleur finement lancinante ou de gerçure.*

Au bord du vermeil de la lèvre supérieure, vésicules d'abord pruriantes, puis, après être devenues croûteuses, causant seulement une douleur de gerçure.

Spigelia. — Sur la langue ou au palais, vésicules produisant une sensation brûlante au toucher.

Spongia. — Vésicules au bord de la langue, avec douleur d'excoriation.

Vésicules à la surface intérieure de la joue et au bord de la langue, avec douleur lancinante et brûlante.

Grosses ampoules à l'avant-bras.

Squilla. — Vésicules sur la langue.

Stannum. — Vésicule au bord de l'orifice de l'urèthre.

Staphysagria. — A la surface intérieure des gencives, ampoule qui se convertit en ulcère, et cause une douleur lancinante et tractive.

Ampoule dans la bouche.

A la partie postérieure et intérieure de la grande lèvre droite de la vulve, ampoule causant par elle-même de la mordication, et au toucher une douleur d'excoriation.

A l'avant-bras, éminence rouge au milieu de laquelle est une vésicule remplie de pus. Cet exanthème produit par lui-même, pendant le repos, une douleur de brûlement, et au toucher une douleur d'ulcération.

Vésicule au bord du vermeil de la lèvre inférieure, avec brûlement lancinant au toucher.

Strontiana. — Petites vésicules rouges et indolentes au front.

Sulphur. — Vésicule blanche sur le blanc de l'œil, en contact immédiat avec la cornée.

Ampoule au milieu de la lèvre inférieure.

Vésicules dans la bouche, avec douleur brûlante.

Ampoules pleines de pus et violemment pruriantes au pli du coude.

Ampoules pruriantes sur le dos de la main.

Prurit, surtout aux mains, aux articulations des mains et des coudes, principalement le soir. Il paraît, sur divers points, de petites vésicules qui renferment une sérosité jaunâtre.

Taraxacum. — Quelques vésicules pruriantes sur le pied.

Teplitzenses Thermæ. — Petites ampoules sur toute la langue.

Thuja. — Vésicule blanche au côté de la langue, tout près de la racine, avec douleur d'excoriation.

Petite vésicule peu élevée au gland, avec douleur lancinante quand on urine.

Valeriana. — Petites vésicules blanches sur un bord rouge et élevé, douloureuses au toucher, à la partie non vermeille de la lèvre supérieure et à la joue.

Zincum. — Plusieurs petites vésicules pleines de pus et rapprochées, sous le menton, avec prurit pénible.

Grosses vésicules transparentes et insensibles à la lèvre supérieure. Elles suppurent, et se couvrent d'une croûte.

III. **Aphthes.**

Acidum sulphuricum. — Aphthes.

Agaricus. — Au bout de la langue, aphthes d'un jaune sale.

Borax. A la surface intérieure de la joue, aphthe qui saigne lorsqu'on mange.

Mercurius. — *Espèce d'aphthes dans la bouche.*

Sulphur. — Langue rouge, et couverte de points très-blancs, semblables à des aphthes.

IV. **Boutons, Bubes, Pustules.**

Argilla. — Petite pustule au menton.

Bube à la poitrine et au cou, avec douleur

de brûlement, ardeur au visage, et frissons dans les autres parties du corps.

Arnica. — Sur les joues, principalement au-dessous des yeux, éruption ressemblant à la petite-vérole.

Arsenicum. — Eruption pustuleuse sur le cuir chevelu et à la face, avec douleur brûlante.

Bubes noires causant une violente douleur de brûlement.

Belladona. — Petite bube blanche dans le crystallin, avec suppuration abondante de cette partie.

Cantharides. — Petite bube brûlante sur les fesses.

Au genou, petite bube douloureuse, surtout au toucher, et empêchant le mouvement.

Carbo animalis. — Petites pustules à la joue et au front.

Causticum. — Eruption ressemblant à la petite-vérole volante.

Clematis. — Eruption, principalement dans la région des reins, de grosses pustules très-douloureuses au toucher.

Pustules scabieuses sur tout le corps.

Cocculus. — Sorte de pustules dures, sans liquide, semblables à des nodosités, entourées d'un cercle rouge, causant tout le jour de la démangeaison avec douleur brûlante, ayant leur siége sur les membres, et en particulier sur le poignet et sur la face extérieure des doigts.

5*

Cyclamen. — Sur les orteils, pustules précédées et accompagnées de prurit.

Daphne. — Pustules rouges au côté extérieur des bras et des pieds, avec brûlement titillant seulement quand on se déshabille.

Gratiola. — Pustule scabieuse sous la fesse, avec brûlement après qu'on l'a égratignée.

Hyosciamus. — Pustules offrant de l'analogie avec la petite-vérole, et dont le siége principal est le côté droit du menton.

Aux joues et au menton, pustules rapprochées, remplies d'un pus jaune, et dont l'apparition est suivie d'ulcération du nez.

Grosses pustules groupées sur plusieurs points, depuis la région située au-dessus des hanches jusqu'aux genoux. Elles ressemblent à la petite-vérole confluente, ne contiennent point de liquide, et se terminent par la desquamation.

Kali hydriodicum. — Au menton, petite pustule très-pruriante, et dont il sort une humeur séreuse.

Ledum. — Sur la poitrine et la partie inférieure des bras, bubes ressemblant à la clavelée, et dont la peau s'enlève au bout de cinq jours.

Lycoperdon Bovista. — Petite bube pruriante et suppurante sur le front.

Petite bube douloureuse à la tempe.

Sous le nez, deux pustules plates, oblongues, et remplies de pus.

Petites bubes suppurantes à l'angle de la bouche, au front et au menton.

Autour de l'angle de la bouche, petites pustules nombreuses et contenant une humeur séreuse.

Lycopodium. — A la surface interne de la lèvre supérieure, espèce de bube blanche, avec douleur brûlante pendant le repos, et sans douleur lorsqu'on mange.

Magnesia. — Sous l'orifice des narines, pustule d'abord pruriante, suppurante le second jour, et ensuite croûteuse avec brûlement.

Petite pustule insensible devant l'oreille.

Murias Magnesiæ. — A la tempe, pustule remplie de pus au sommet.

A la clavicule, pustule venant à suppuration.

Mercurius. — Bube très-douloureuse au nez.

Au menton, pustule pleine de pus et de la grosseur d'un pois.

Immédiatement au-dessus de l'anus, éruption variolique, avec douleur pressive qui augmente lorsqu'on est assis.

Pustules aux membres supérieurs et inférieurs, avec prurit, et pus au sommet.

Natrum. — Bube suppurante à la nuque, avec douleur d'excoriation au toucher seulement.

Aux reins, petites pustules pleines de pus et très-sensibles au toucher.

Natrum muriaticum. — Dans la région du creux

de l'estomac, petites taches rouges où le toucher produit une lancination fine qui oblige à les frotter. Plus tard elles prennent la forme de pustules pruriantes.

Sassaparilla. — Pustules insensibles à la face. Petites bubes à la lèvre supérieure.

Sepia. — Grosse bube à la partie supérieure de chaque bras, avec prurit violent.

Silicea. — Sur tout le corps, éruption qui ressemble à la petite-vérole volante, avec prurit violent.

Tartarus emeticus. — Eruption abondante ressemblant à la petite-vérole; pustules qui atteignent souvent la grosseur d'un pois, et sont remplies de pus.

A la poitrine et au cou, grosses pustules semblables à la petite-vérole, qui se couvrent d'une croûte, et laissent une profonde cicatrice.

Teplitzenses Thermæ. — Le cou est entièrement couvert de bubes blanches.

Thuja. — A la surface intérieure du prépuce, petites bubes enfoncées au milieu, humides, suppurantes, douloureuses seulement au toucher.

Bubes au genou, qui ont l'aspect d'une véritable petite-vérole, suppurent, ne démangent point, et disparaissent au bout de dix-huit heures.

Sur des points isolés des cuisses, des coudes et des avant-bras, bubes ressemblant à la petite-vérole volante, pleines de pus au sommet, et entourées d'une large bordure rouge.

Au-dessus de la lèvre supérieure, pustules rouges qui saignent lorsqu'on les gratte.

Zincum. — Pustule claire comme de l'eau, et insensible, au vermeil de la lèvre supérieure.

v. **Dartres, Efflorescences dartreuses.**

Acidum nitricum. — Démangeaison des dartres.

Agaricus. — Les dartres deviennent plus nombreuses.

Ambra. — Petite dartre pruriante entre le pouce et l'index.

Réapparition des dartres.

Ammonium. — Sur les joues, petites taches blanches dartreuses de la grosseur d'une lentille, et qui s'exfolient.

Anacardium. — A la joue, dartres à écailles blanches.

Autour de la bouche, peau rude et gratteleuse, présentant l'apparence d'une dartre, avec coliques.

Argilla. — Dartres entre les orteils.

Les efflorescences dartreuses (petites efflorescences pruriantes, blanches et groupées), deviennent plus nombreuses.

Démangeaison des efflorescences dartreuses, surtout vers le soir.

Mordication dans les dartres.

Arsenicum. — Peau rouge et dartreuse autour de la bouche.

Bryonia. — Petite dartre sur la joue.

Calcarea fait reparaître les dartres qui ont leur siége sous les aisselles, au pli du coude et au jarret.

Capsicum. — Dartre au front, avec prurit corrosif; points rouges à la face.

Carbo vegetabilis. — Espèce de dartre pruriante à l'angle de la bouche.

Prurit pénible d'une dartre avant les règles.

Causticum. — Dartre violemment pruriante et humide à la nuque.

Dartre pruriante sur les doigts et aux fesses.

Conium. — Dartres humides invétérées.

Dulcamara. — Eruption dartreuse sur les grandes lèvres de la vulve.

Eruption dartreuse, principalement sur les mains.

Croûte dartreuse sur tout le corps.

Graphites. — Dartre sur la cuisse.

Desquamation et amélioration dans les dartres situées derrière les oreilles.

Disparition d'une dartre qui avait son siége sur le tibia.

Sur la face intérieure de la cuisse, à la hauteur du scrotum, tache (dartre) rouge, rude, qui démange ordinairement un peu le matin.

Douleur de gerçure aux membres affectés de dartres.

Changement d'une dartre en tumeur inflammatoire.

Gratiola. — Efflorescences dartreuses et scabieuses à la surface antérieure de la partie supérieure du bras, au-dessus du coude.

Helleborus. —Aux bras, efflorescences dartreuses jaunâtres, à peu près rondes, d'où le grattement fait sortir une humeur séreuse.

Hyosciamus. — Tache dartreuse à la nuque.

Kali carbonicum. — Dartres.

Kali hydriodicum. — Sur la joue, dartre sèche de la grandeur d'un fenin, et violemment pruriante.

Dartre pruriante au visage.

Ledum. — Dartre sèche, violemment pruriante, avec anxiété.

Lycoperdon Bovista. — Sous le menton, place rude, ressemblant à une dartre violemment pruriante.

Le soir, prurit sur tout le corps, avec éruption d'efflorescences dartreuses.

Lycopodium. — Aux deux côtés du cou et sur le dos, petites taches dartreuses et pruriantes.

Magnes arcticus. — Douleur brûlante dans une efflorescence dartreuse.

Douleur de gerçure, avec brûlement presque déchirant, dans une efflorescence dartreuse.

Magnesia. — Sur la poitrine et aux mollets, petites dartres insensibles, rouges, un peu élevées au dessus de la peau, lisses, et entrant plus tard en desquamation.

Manganum. — A la surface intérieure de l'avant-bras, dartre de la largeur d'un gros, disparaissant au bout de trois jours, et revenant huit jours plus tard avec prurit violent, qui le devient encore davantage par le grattement. La place reste rude et inégale quelque temps après la guérison.

Mercurius. — Sur le zygoma, tache dartreuse rude, en partie rougeâtre et en partie blanchâtre.

Au lobe de l'oreille, petite efflorescence humide, d'un aspect écailleux, et ressemblant à une petite dartre, avec prurit brûlant et corrosif.

A l'avant-bras droit, dartre qui s'excorie, dont la peau se lève, et qui occasione un prurit voluptueux.

Sur l'avant-bras et le carpe, taches rouges, rondes, écailleuses, d'un pouce de diamètre, avec douleur brûlante.

Dartre à la partie postérieure de la cuisse. Le grattement enlève l'épiderme, et cause de la douleur.

Dartres brûlantes au toucher.

Dartres sèches et élevées sur tout le corps, particulièrement aux jambes, aux bras, aux poignets, aux mains, et même entre les doigts, avec prurit brûlant.

Murias Magnesiæ. — On éprouve dans une dartre située derrière l'oreille un prurit violent, et du brûlement après qu'on s'est gratté.

Natrum. — Dartres sur la main.

Les dartres empirent, s'agrandissent, et suintent un liquide purulent.

Natrum muriaticum. — Dartres aux jarrets.

Dartres à l'anus.

Sur les bras, plusieurs taches dartreuses excoriées et pruriantes.

Niccolum. — Sur les deux joues, dartres sèches semblables à de grosses lentilles.

Aux deux hanches, dartres constamment pruriantes.

Nux vomica. — Eruption dartreuse à la partie inférieure du menton.

Sur le côté intérieur de l'avant-bras, efflorescence dartreuse sans prurit.

Paris. — Efflorescences dartreuses autour de la bouche.

Petroleum. — Dartres à la nuque et sur la poitrine.

Dartre au genou.

Prurit d'une place rouge (dartreuse) à la partie supérieure et intérieure de la cuisse.

Phosphorus. — Dartre sur la lèvre supérieure.

Dartre à l'angle de la bouche (avec douleur incisive et lancinante).

Rhus. — Eruption dartreuse autour de la bouche et du nez, quelquefois avec douleur spasmodique, démangeante et brûlante.

Sabadilla. — Prurit violent à la joue. A la face, peau tavelée, efflorescences dartreuses.

Sepia. — Sur la paupière, tache dartreuse rouge, gratteleuse, dont la peau se lève.

A la face, éruption qui en fait paraître la peau rouge et inégale.

Eruption dartreuse sur les lèvres.

Places dartreuses et élevées autour de la bouche.

Dartre à la bouche.

Taches dartreuses rougeâtres au-dessus des hanches.

Au coude, taches brunes de la grosseur d'une lentille, avec peau dartreuse tout autour de cette partie.

Silicea. — Dartre au menton.

Spigelia. — Eruption dartreuse, avec excoriation.

Sensibilité des narines au toucher.

Staphysagria. — Sur les côtes inférieures, éruption dartreuse de petites efflorescences rouges et rapprochées, avec lancination fine, brûlante et pruriante comme par des orties; la place est douloureuse après le frottement; frissonnement dans cette région et sur l'épigastre.

Sur les mains, dartres (*efflorescences dartreuses*) pruriantes le soir, et brûlantes après le grattement.

Dartres aux jambes et aux cuisses.

Sulphur occasione dans les dartres invétérées une démangeaison violente qui oblige à les gratter jusqu'au sang.

Teucrium. — Au lobe de l'oreille, éruption sèche, comme une dartre écailleuse; la peau est crevassée, et se détache peu à peu en petites écailles blanches; on y éprouve une douleur d'excoriation au toucher.

VI. **Efflorescences.**

Acidum muriaticum. — Au front et aux tempes, efflorescences qui suppurent sans produire aucune sensation.

Efflorescences aux lèvres.

A la coquille de l'oreille, aux mains et aux doigts, efflorescences qui deviennent confluentes, de manière à ne former plus qu'une croûte.

Acidum nitricum. — Efflorescences au front et aux autres parties de la face.

Au menton, efflorescence avec bord rouge, dur, douloureuse au toucher, qui la fait même suppurer, et laissant après elle une induration.

Efflorescence douloureuse au périnée.

Efflorescences pruriantes au gland.

Acidum phosphoricum. — Grande efflorescence au front, avec douleur d'excoriation.

Grandes efflorescences au visage.

A la face, efflorescences rouges, moins grandes qu'une lentille, contenant une petite quantité de pus, et pruriantes au toucher.

Efflorescences sur le bout du nez, avec sensation pulsative.

Petites efflorescences rouges au scrotum et à la partie postérieure de la verge, avec sensation de chaleur.

Au cou, à la poitrine et au dos, efflorescences rouges, sensibles seulement au toucher et au frottement, et paraissant principalement le soir.

Petites efflorescences comme la tête d'une épingle, rouges, et insensibles, entre les doigts, et à leur surface supérieure.

Efflorescences au genou et au mollet, avec prurit violent, et ensuite brûlement. Elles deviennent confluentes, et se transforment en ulcères saignans.

Aconitum. — Efflorescences pruriantes à la lèvre supérieure.

Efflorescences rougeâtres, pruriantes, remplies d'une humeur mordicante.

Agaricus. — Efflorescences pruriantes sur le cuir chevelu, au front, et à la partie postérieure de la coquille de l'oreille.

Efflorescences et prurit brûlant au mamelon.

Aux bras, petites efflorescences comme des grains de millet, avec prurit·brûlant.

Efflorescences enflammées sur le dos de la main.

Ambra. — Efflorescence douloureuse sur le front.

Sur le milieu du front, tout près des cheveux, efflorescence rouge, avec douleur d'excoriation au toucher, sans suppuration.

Efflorescences insensibles à la face.

Ammonium. — A la nuque et aux avant-bras, efflorescences comme des grains de millet, avec brûlement.

Anacardium. — Efflorescences à l'angle de l'aile du nez, avec aréole rouge, et pus au sommet.

Antimonium crudum. — Sur plusieurs parties du corps, particulièrement au visage, au genou, sur le nez, petites efflorescences rouges, vésiculeuses au sommet, presque semblables à la petite-vérole volante, et dans lesquelles la pression cause une douleur lancinante.

De chaque côté du nez, efflorescence rouge, contenant du pus au sommet, et sensible à la pression.

Sur les deux joues, petites efflorescences pruriantes au toucher, sans rougeur, peu élevées, et qui diminuent promptement en se couvrant d'une croûte mince et jaunâtre.

Au milieu et à l'angle de la lèvre, petites efflorescences rouges, où la pression produit une douleur sourde que l'on éprouve même en l'absence de cette cause.

Au cou et sous le menton, plusieurs petites efflorescences douloureuses au toucher; elles sont dures, et finissent par se remplir de pus dans toute leur étendue.

Sur le haut de l'épaule, petites efflorescences rouges, insensibles, et que la pression fait disparaître pour un instant.

On sent pendant la nuit des efflorescences sur plusieurs parties du corps.

Au visage, plusieurs efflorescences qui produisent une douleur comme celle des piqûres de cousins, et ne tardent pas à disparaître.

Argentum. — Efflorescence à la tempe gauche, avec douleur d'ulcération au toucher.

Argilla. — Petite efflorescence à la paupière inférieure, avec douleur lancinante.

Efflorescence sur la joue, avec douleur d'excoriation au toucher.

Efflorescences sur le côté du nez, avec douleur lancinante et brûlante.

Groupe d'efflorescences au cuir chevelu, derrière les oreilles, avec douleur tensive.

Tout le menton est couvert de petites efflorescences.

Arnica. — Au côté du front, efflorescences dont quelques-unes sont remplies de pus.

Dans et sous le nez, efflorescences dont le sommet se remplit de pus, et qui causent une douleur mordicante.

Efflorescences aux deux côtés de la lèvre supérieure.

Efflorescence dans l'enfoncement du milieu de la lèvre supérieure, avec rougeur tout à l'entour, et douleur tensive.

Efflorescence pruriante au prépuce.

Efflorescence à la nuque, par côté, avec douleur de lancination et d'ulcération au toucher.

Entre le pouce et l'index, efflorescence pruriante, avec douleur finement lancinante au toucher, comme si elle renfermait un corps étranger.

Arsenicum. — Sur plusieurs parties du corps, entre autres au front et sous la mâchoire, petites efflorescences qui causent une douleur brûlante et peu de prurit.

On éprouve un prurit brûlant comme celui que produisent des piqûres de cousin, et il paraît en même temps aux mains, entre les doigts, et au bas-ventre, des efflorescences blanchâtres, pointues, et dont le sommet contient de la sérosité.

Sur le cuir chevelu, efflorescences innombrables, très-rouges, où le frottement et le tou-

cher causent une douleur de suppuration intérieure.

Entre les sourcils et à la tempe, grandes
efflorescences qui obligent à se gratter, répandent une sérosité sanguinolente, et plus tard
s'emplissent de pus.

Aurum. — A la face, au cou, et sur la poitrine, efflorescences fines dont le sommet est rempli de
pus.

Baryta. — A l'angle de la bouche, efflorescence
qui se remplit de pus, et cause de la douleur au
toucher.

Efflorescences pruriantes à la nuque, tout près
des cheveux.

Il paraît une efflorescence sous l'articulation
postérieure du doigt du milieu. Elle reste dans
un état stationnaire pendant quelques jours, après
lesquels il se forme au centre un point jaune qui,
lorsqu'il est ouvert, laisse échapper du pus. Cette
efflorescence, indolente par elle-même, produit
au toucher une douleur d'excoriation.

Belladona. — Efflorescences rouges et indolentes
à la tempe, à l'angle du côté droit de la bouche,
et au menton, avec écoulement de sérosité sanguinolente quand on se gratte.

*Sur les joues et au nez, efflorescences qui se
remplissent promptement de pus, et se recouvrent d'une croûte.*

Sous l'aile du nez, efflorescence indolente, dont le sommet est blanc.

Aux lèvres, petites efflorescences couvertes de croûtes, avec douleur mordicante.

Aux angles de la bouche, petites efflorescences insensibles, d'un rouge pâle et sans suppuration.

Sur la lèvre supérieure, efflorescences produisant par elles-mêmes une sensation de fourmillement, et une lancination pruriante au toucher.

Au bord de la lèvre, efflorescence qui se transforme en ulcère recouvert d'une croûte, et produit une douleur semblable à celle qu'on ressent dans une partie enflammée.

Entre la lèvre et le menton, efflorescence remplie de pus, avec douleur mordicante et brûlante, surtout la nuit.

Au-dessous de la lèvre inférieure, par côté, efflorescence causant une douleur mordicante corrosive.

Au côté du menton, efflorescence avec lancination pruriante; il y a plus d'élancement que de démangeaison.

Plusieurs petites efflorescences au menton.

Au menton, petites efflorescences très-nombreuses, de la nature du pourpre, et brûlantes au toucher.

Au dos, et principalement aux omoplates, grandes efflorescences rouges, au sommet des-

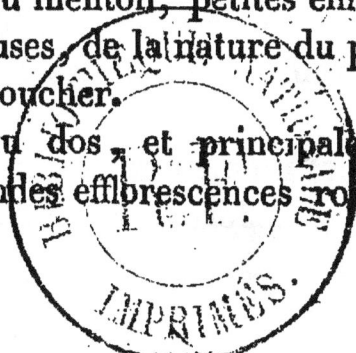

6

quelles on éprouve une douleur finement lancinante.

A la nuque et au bras, efflorescences qui au bout de fort peu de temps se remplissent de pus et se couvrent d'une croûte.

Au bras, sous l'articulation du coude, efflorescence d'un rouge foncé, sans suppuration, insensible par elle-même, causant une douleur d'excoriation au toucher.

Efflorescence sous le coude, avec douleur lancinante au toucher.

Bryonia. — Entre le pouce et l'index, efflorescence où le toucher produit une lancination fine, et même une douleur lancinante d'excoriation.

Au-dessous du genou, efflorescence pleine de pus, douloureuse et lancinante seulement au toucher.

Efflorescences au bas-ventre et sur les hanches, avec prurit brûlant, et douleur de gerçure quand on les a grattées.

Aux jambes, autour des genoux et aux cuisses, petites efflorescences rouges, élevées, qui paraissent après la démangeaison et le grattement, et causent une douleur brûlante.

Calcarea. — Eruption d'efflorescences au front.

Au-dessus du sourcil, efflorescences pleines de pus.

Petites efflorescences indolentes à la face.

Au milieu de la joue, efflorescence indolente,

qui suinte après le grattement, et laisse une croûle verdâtre.

Efflorescences nombreuses et pruriantes sur toute la face.

Efflorescences dans les deux narines, avec croûtes.

Efflorescence très-douloureuse dans la narine, avec sensation pruriante et lancinante.

Efflorescences sur les lèvres, autour de la bouche et aux angles de la bouche.

Efflorescence au.milieu du menton.

Efflorescences sur les reins et les fesses.

Sur le dos, efflorescences pleines de pus.

Efflorescences sur les cuisses.

Cannabis. — Eruption d'efflorescences à la fesse et sur la cuisse ; petites efflorescences blanches, avec large bord rouge et lisse, qui brûlent comme du feu, surtout quand on est couché dessus ou qu'on les touche ; elles laissent des taches d'un rouge brunâtre, douloureuses au toucher.

Cantharides. — Efflorescences sur la paupière supérieure.

Dans la narine, efflorescences brûlantes au toucher.

A la surface intérieure des bras et sur le milieu de la poitrine, efflorescences pruriantes, brûlantes après le grattement.

Efflorescences au front et aux joues, brûlantes seulement au toucher.

Efflorescences insensibles, de couleur claire, entre le menton et la lèvre.

Efflorescences au bord de la lèvre supérieure, sur le dos de la main et aux doigts.

Capsicum. — Efflorescences douloureuses au-dessous des narines.

Eruption d'efflorescences à la surface intérieure des joues.

Efflorescences sur le bout de la langue, avec douleur lancinante au toucher.

Carbo animalis. — Efflorescences nombreuses et insensibles au visage.

Carbo vegetabilis. — Efflorescences rouges, lisses et indolentes, éparses sur le front.

Efflorescences à la face et au front.

Efflorescence blanche au bas de la joue.

Le vermeil de la lèvre supérieure est couvert d'efflorescences douloureuses.

A la partie supérieure du bras, efflorescences nombreuses et pruriantes.

Causticum. — Efflorescences au-dessus du nez, entre les sourcils.

Efflorescences rouges et pleines de pus au côté du front, à la tempe, sur le nez, et sur le milieu du menton, avec douleur lancinante au toucher. En se guérissant, elles se couvrent d'une croûte.

A la joue, efflorescences avec prurit pénible.

Efflorescence sur la racine du nez.

Efflorescences sur le bout du nez.

Efflorescences près de la lèvre supérieure.

Efflorescence à l'angle de la bouche, avec douleur lancinante et fourmillante.

Au menton, efflorescence suppurante, entourée d'une aréole rouge.

Efflorescences sur différentes parties du corps, avec prurit cuisant et corrosif, et brûlement après qu'on s'est gratté.

Chamomilla. — Sur les vertèbres lombaires et le côté du bas-ventre, eruption d'*efflorescences* rouges, rapprochées, réunies sur une tache rouge, pruriantes et un peu mordicantes, principalement la nuit. De temps en temps, surtout le soir, horripilation autour de la partie affectée.

Chelidonium. — Sur les deux cuisses, efflorescences rouges, dont le sommet est blanc, avec prurit mordicant et corrosif.

A la partie cartilagineuse de la paupière supérieure, efflorescence qui contient du pus, avec douleur pressive au toucher et quand on ferme l'œil.

Cina. — Le soir, éruption d'efflorescences rouges, pruriantes, qui disparaissent promptement.

Clematis. — Efflorescences nombreuses, principalement sur le front. Elles causent, à leur naissance, une lancination fine, et sont un peu douloureuses au toucher.

Au-dessus des sourcils, à la racine du nez, au menton, au bout du nez, efflorescences contenant

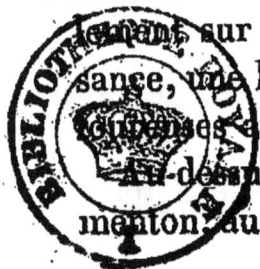

du pus, indolentes par elles-mêmes, et douloureuses au toucher.

Cocculus. — Au-dessous de l'angle extérieur de la bouche, efflorescence suppurante, avec aréole rouge, et douleur tensive au toucher.

Efflorescences sous l'aisselle.

Au-dessus du nez, aux tempes, sur la poitrine, et entre les omoplates, efflorescences isolées qui se remplissent de pus, et disparaissent ensuite par le dessèchement spontané.

A la face, au dos et sur la poitrine, éruption d'efflorescences miliaires rouges, avec prurit à la chaleur.

Colocynthis. — Sur la joue, efflorescence qui cause une douleur mordicante lorsqu'on la touche, et suinte, après le grattement, une humeur séreuse.

A la face, principalement entre l'œil et l'oreille, sur le front et au menton, efflorescences blanches, un peu pruriantes, avec douleur mordicante au toucher.

Efflorescence suppurante à l'angle de la bouche.

Conium. — Efflorescences pruriantes à la face.

Efflorescence sur le front, avec douleur tensive et tractive.

A la joue, efflorescences sur une lentille chronique.

Efflorescences pleines de pus dans le pli qui est près de l'aile du nez.

Au mont-de-Vénus, grande efflorescence douloureuse au toucher.

Sur la poitrine, efflorescences douloureuses au toucher.

Efflorescence pruriante sous la plante du pied.

Corallia rubra. — Efflorescence douloureuse à la lèvre supérieure, tout près de l'orifice de la narine.

Cyclamen. — Sur le cuir chevelu, quelques efflorescences insensibles, sans douleur même au toucher.

Après du prurit, on remarque sur le doigt annulaire une efflorescence rouge qui ne tarde pas à prendre une couleur blanche comme celle d'une hydatide, en conservant seulement une aréole rouge.

Daphne. — Sur l'un des côtés du cou, efflorescence rouge, lisse, avec douleur d'excoriation au toucher, mais sans suppuration. Elle se transforme au bout de plusieurs jours en une nodosité indolente située sous la peau.

Efflorescences isolées et élevées autour des cuisses, avec douleur lancinante au toucher.

Aux articulations des doigts, éruption d'efflorescences et d'ulcères, avec prurit le soir.

Digitalis. — Grande efflorescence sous l'une des narines, avec douleur mordicante.

Drosera.—Au milieu du menton, immédiatement au-dessous de la lèvre inférieure, efflorescence rouge, insensible, et couverte d'une peau à écailles blanches.

À la face, petites efflorescences isolées, avec sensation finement lancinante seulement au toucher, et au milieu desquelles se forme une vésicule remplie de pus.

Dulcamara.—Efflorescences dans les angles du nez.

Efflorescence à la surface intérieure de l'aile du nez, avec douleur d'ulcération.

Efflorescences et petits ulcères à la surface interne de la lèvre supérieure, à la partie antérieure du palais, et autour de la bouche à l'extérieur, avec douleur déchirante pendant le mouvement des parties affectées.

Efflorescences pruriantes au menton.

Au pli du coude, efflorescences rouges, visibles le matin et le soir à la chaleur de la chambre ; elles occasionent un prurit finement lancinant, et du brûlement après qu'on s'est gratté.

Petites efflorescences à la poitrine et au bas-ventre, avec prurit modéré.

Eugenia Iambos.— Efflorescences à la face, avec douleur dont le siége est très-étendu.

Euphorbium. — Efflorescences au-dessus du sourcil, avec prurit qui excite à se gratter ; le sommet est rempli de pus ; elles répandent après le grattement une sérosité sanguinolente.

Euphrasia. — Aux ailes du nez, efflorescences qui contiennent du pus.

Graphites. — Au menton et à la poitrine, petite efflorescence dont le sommet contient du pus.

Petites efflorescences nombreuses, rouges, pruriantes, dont le sommet est rempli de pus. Elles sont brûlantes après le grattement, et disparaissent ensuite.

A la face, efflorescence pruriante, qui suinte après le grattement.

Dans l'une des narines et sur la lèvre supérieure, efflorescences d'abord pruriantes, et ensuite brûlantes.

Sur les fesses, efflorescences douloureuses au toucher.

Gratiola. — Sur la poitrine, efflorescences insensibles, de la grandeur d'un grain de millet, jaunes au sommet, et brûlantes après le grattement.

Guajacum. — Dans le sourcil, efflorescence dure, blanche au sommet, avec douleur d'ulcère malin et d'excoriation au toucher.

Efflorescence dans le nez, avec douleur d'excoriation.

Helleborus. — Efflorescences sur le front, avec douleur de brisement quand on appuie un peu fortement dessus.

Au vermeil de la lèvre supérieure, efflorescence qui ressemble à une ampoule.

Efflorescence au bout de la langue, avec douleur lancinante au toucher.

Hepar Sulphuris. — Au côté du front, efflorescences nombreuses qui empirent surtout dans la chambre, et s'améliorent promptement au grand air.

Efflorescences sur les paupières supérieures et au-dessous des yeux.

Au sternum, efflorescences causant une douleur très-sensible, comme celle que produit une plaie, et contenant du pus au sommet.

Efflorescences de la grosseur d'un pois sur diverses parties du corps.

Petites efflorescences nombreuses et indolentes à la nuque et aux deux côtés du cou.

Hyosciamus. — A la lèvre, efflorescences douloureuses, provenant d'échauffement.

Au coude, quelques efflorescences causant une douleur d'excoriation au toucher.

Ignatia. — Efflorescences autour d'un œil malade.

Iodium. — Aux bras, à la poitrine et au dos, petites efflorescences rouges, sèches, et pruriantes dans le principe.

Kali carbonicum. — Sur la bosse frontale, grosse efflorescence rouge, douloureuse au toucher. Plus tard elle contient du pus.

Efflorescences sur le cuir chevelu.

Efflorescence dans le sourcil.

La joue et le nez se gonflent, deviennent rouges, et se couvrent de petites efflorescences.

Efflorescences à la face, sur le nez et les oreilles.

Au-dessus de la lèvre supérieure, près de l'aile du nez, efflorescence douloureuse au toucher.

Efflorescences aux lèvres, avec sensation pruriante et mordicante.

Sur les deux lèvres, tout autour de la bouche, petites efflorescences de forme aiguë, pruriantes et humides.

Efflorescence douloureuse au bout de la langue.

A l'anus, efflorescences ulcéreuses, avec lancination.

Efflorescences brûlantes et mordicantes aux parties génitales.

Efflorescence pruriante et douloureuse à la partie supérieure du bras.

Petites efflorescences sur le dos, avec prurit violent le matin et le soir.

Kali hydriodicum. — Efflorescence sensible à la narine.

Plusieurs efflorescences au menton et au nez.

Kali nitricum. — Sur l'épaule, petite efflorescence qui cause une violente douleur de lancination, et excite à se gratter.

Lamium album. — Au pli qui est près de l'aile du nez, efflorescence pruriante par elle-même, et causant une douleur d'excoriation quand on la touche.

Laurocerasus.—A la lèvre, efflorescences violemment pruriantes, qui disparaissent après le grattement.

Entre le menton et la lèvre inférieure, efflorescences douloureuses seulement au toucher.

Efflorescences autour du menton.

Efflorescences pruriantes à la partie supérieure du bras.

Ledum. — Efflorescences et furoncles au front.

Sur le dos, petites efflorescences rouges, constamment pruriantes.

Sur le pied, éruption d'efflorescences fines, pruriantes le soir.

Sur le front, principalement au milieu, efflorescences sèches, insensibles, et semblables à des grains de millet.

Efflorescence remplie de pus au bord de la lèvre supérieure, avec prurit brûlant qui oblige à se gratter, et augmente par le grattement.

Lycoperdon Bovista. — Petites efflorescences et prurit sur la tête.

Sur le front, grosses efflorescences isolées, semblables à des tannes, sans prurit.

Plusieurs efflorescences près de la bouche, sans prurit.

Aux lèvres, plusieurs efflorescences tensives.

Efflorescences pruriantes sur diverses parties du corps.

Sur la poitrine, sur la main et au pied, éruption d'efflorescences grosses comme des lentilles, rouges, dures, très-pruriantes et brûlantes.

Les mains sont parsemées de petites efflorescences sèches et rougeâtres qui disparaissent peu à peu.

Depuis les pieds inclusivement, jusqu'au milieu des mollets, petites efflorescences rouges, de la nature du pourpre, avec douleur brûlante et pruriante.

Lycopodium. — Prurit sur toute la face ; efflorescences qui contiennent du pus au sommet, et ont leur siége sur les joues, au front, et principalement aux tempes.

Efflorescences nombreuses à la face ; éphélides nombreuses.

Paupières couvertes d'efflorescences remplies de pus.

Efflorescences pruriantes sur la lèvre supérieure et autour du menton.

Grosses nodosités couvertes d'efflorescences rouges tout autour du cou, avec prurit.

Larges efflorescences entre les omoplates et à la nuque, avec sensation brûlante.

Efflorescences pruriantes sur les mains.

Magnes. — A l'antitrague, efflorescence pruriante, douloureuse après le grattement.

Près du vermeil de la lèvre supérieure, à peu de distance de l'angle, efflorescence blanche, ou nodosité rouge et enflammée, avec douleur d'ex-

7

coriation augmentant lorsqu'on remue ou qu'on touche les parties affectées.

Efflorescences au cou, sous le menton, avec prurit augmentant par le toucher, et simple douleur d'excoriation.

Magnes arcticus. — Petites efflorescences à la face interne de la lèvre supérieure, vis-à-vis de la gencive.

Efflorescences à la narine, avec sensation lancinante et pruriante.

Magnes australis. — Petites efflorescences à la nuque, avec brûlement pruriant.

Magnesia. — Grandes efflorescences sur diverses parties du corps.

Efflorescences au-dessous de l'oreille, avec prurit.

Efflorescences insensibles au-dessus du genou.

Efflorescences au menton.

Entre les doigts, efflorescences qui ne contiennent pas de liquide, et sont très-pruriantes.

Manganum. — Efflorescence suppurante à l'aile du nez.

Efflorescence rouge à la lèvre inférieure, près de l'angle de la bouche, et causant par elle-même une douleur tensive.

Efflorescence à l'angle des lèvres, avec douleur tensive, corrosive, et lancinante, quand on remue la bouche ou qu'on touche la partie affectée.

Au menton, efflorescence suppurante, causant par elle-même une douleur tensive, et laissant après elle une tache rouge.

Aux cuisses, efflorescences dont le sommet se recouvre d'une escarre. Elles causent un prurit brûlant le matin et le soir, et une douleur d'excoriation et d'ulcération après le frottement.

Mercurius. — Au lobe de l'oreille droite, efflorescence brûlante, corrosive, pruriante et humide, d'un aspect écailleux, et ressemblant à une petite dartre.

Efflorescences au-dessous du vermeil de la lèvre inférieure et près de l'angle de la bouche, avec douleur mordicante au toucher.

Efflorescences aux lèvres de la vulve.

Sur la fesse, efflorescence rouge, dont le sommet est blanc, avec douleur lancinante.

Murias Magnesiæ. — Efflorescences blanches à la surface interne de la lèvre supérieure.

Petites efflorescences sur le front, avec prurit le soir.

Efflorescence près de l'angle de la bouche.

Entre les épaules et sur la poitrine, petites efflorescences violemment pruriantes, et brûlantes après le grattement.

Plusieurs efflorescences sur le dos.

Natrum. — A l'aile du nez, efflorescence rouge à la circonférence, et contenant du pus au sommet.

Efflorescence à la lèvre inférieure.

Efflorescences pruriantes et bosses sur le cuir chevelu, sur la poitrine et au bas-ventre.

Efflorescence au menton, avec douleur brûlante.

Natrum muriaticum. — Efflorescences au front.
Efflorescences à la face.

Efflorescences au bord de la paupière inférieure.

Efflorescences blanches autour du nez.

Efflorescences sur le dos, avec prurit le soir au lit.

Sur la cuisse, grande efflorescence pruriante, avec aréole rouge, et douleur d'excoriation quand on gratte la partie affectée.

Petites efflorescences au ventre et aux jambes.

Niccolum. — Efflorescence insensible à la lèvre inférieure.

Petites efflorescences brûlantes à la face interne de la lèvre inférieure.

Petites efflorescences au côté intérieur du genou, avec prurit violent.

Efflorescences pruriantes aux jambes.

Nicotiana. — Efflorescences nombreuses au front, avec prurit.

Efflorescences pruriantes sur la poitrine, aux reins, au dos et aux doigts.

Nux vomica. — Sur le cuir chevelu et à la face,

nodosités ou efflorescences rouges, douloureuses, dont le sommet finit par s'emplir de pus.

Petites efflorescences pleines de pus sur les joues.

Efflorescences pruriantes au-dessus du bord de la lèvre supérieure.

Autour des lèvres, efflorescences miliaires, contenant du pus.

Au menton, efflorescences pruriantes dont les plus grandes sont entourées de rougeur.

Efflorescences douloureuses à la partie anté-rieure du palais, derrière les incisives supérieures.

A la fesse, efflorescences pruriantes et corro-sives.

Oleum animale œthereum. — A la partie infé-rieure du vomer, petites efflorescences qui percent, suintent, et occasionent une douleur brûlante.

A l'orifice des narines, petite efflorescence brû-lante seulement quand on presse dessus.

Efflorescences à la joue.

Efflorescence pruriante au pli du coude.

Paris. — Efflorescences au front, avec douleur pressive au toucher.

Petites efflorescences sèches, pruriantes et corrosives au-dessus du sourcil; le grattement empire la corrosion, et il semble alors qu'un corps étranger soit enfoncé dans la peau.

A la lèvre supérieure, au-dessous du nez,

efflorescence dont le sommet contient du pus, et qui est entourée d'une aréole rouge.

Au côté du menton, efflorescence pruriante, douloureuse après le grattement.

Efflorescences pruriantes aux mains.

Petroleum. — Efflorescences sur la tête.

Efflorescences au visage, particulièrement autour des yeux et sur les paupières.

A l'oreille, efflorescence qui perce.

Efflorescences dans le nez.

Au-dessus de la lèvre supérieure, efflorescence croûteuse, avec douleur lancinante qui cesse lorsqu'on touche la partie affectée.

Efflorescence à l'angle de la bouche, avec douleur lancinante.

Dans l'angle entre le haut de la cuisse et les bourses, petites efflorescences pruriantes.

Grande efflorescence enflammée au-dessus du genou.

Phellandrium. — Les efflorescences qui ont leur siége sur la lèvre supérieure commencent à devenir brûlantes.

Phosphorus. — Efflorescences rouges et isolées à la face.

Efflorescences sur les joues.

Efflorescence à l'angle de la bouche.

Plumbum. — Quelques efflorescences causant une douleur brûlante surtout quand on parle, paraissent tout-à-coup le soir sur le bout de la langue.

Petites efflorescences rouges sur la poitrine.

Pulsatilla. — Efflorescence pruriante au côté du cou.

Prurit au cou et aux joues, et apparition d'efflorescences quand on gratte ces parties.

Au cou, au-dessous du menton, efflorescences douloureuses au toucher.

Entre les doigts, efflorescences qui contiennent une humeur séreuse, et causent, lorsqu'on les touche, ou qu'on remue les doigts, une douleur finement lancinante comme celle qu'occasionerait un corps étranger enfoncé dans la peau.

A la jambe, efflorescences qui suintent une humeur séreuse, et causent une douleur brûlante.

Ratanhia. — Dans la narine, efflorescences qui se changent en croûtes.

Rhododendron. — Au-dessus des arcs superciliaires et au-dessous de l'angle de la bouche, efflorescences douloureuses au toucher.

Eruption d'efflorescences indolentes autour de l'angle extérieur de la bouche.

Sur le dos et les épaules, plusieurs grandes efflorescences qui contiennent du pus.

Petites efflorescences rouges à la surface intérieure des cuisses.

A l'avant-bras, plusieurs efflorescences indolentes et remplies de pus.

Rhus. — Efflorescences au-dessous du vermeil de la lèvre inférieure.

Au bord de la lèvre inférieure, près des angles, efflorescences en pelote, d'abord remplies d'une humeur séreuse. Elles causent par elles-mêmes une mordication semblable à celle que produit le sel, et au toucher une sensation d'excoriation.

Au côté du menton, efflorescences dont le sommet contient du pus. Elles occasionent un brûlement continuel, et, seulement au toucher, une douleur comme celle qui résulterait de l'introduction d'un instrument tranchant.

Au carpe et sur la partie inférieure de la joue, efflorescences qui ressemblent à la gale, avec prurit brûlant, et sensation de gerçure après le grattement.

Sabadilla. — Sur les deux avant-bras, petites efflorescences qui ont leur siége dans l'intérieur du tissu de la peau, avec prurit brûlant.

Sabina. — A la joue, sur la partie la plus rapprochée de la bouche, et à la tempe, nodosité couverte d'une efflorescence, avec douleur d'excoriation augmentée par le toucher.

Prurit aux mollets, et apparition sur cette partie, après le grattement, d'efflorescences rouges qui occasionent une douleur de gerçure.

Sambucus. — Efflorescence indolente et suppurante au côté de la lèvre inférieure, avec aréole rougeâtre.

Sassaparilla. — Sur le dos et sur les cuisses, efflorescences rouges de la grosseur d'une tête d'épingle, sans humidité, pruriantes seulement à la chaleur.

Apparition subite d'efflorescences sur la partie que l'on gratte.

Prurit ; un grand nombre d'efflorescences rouges au-dessus du genou.

Sepia. — *Eruption de petites efflorescences rouges au front ; rudesse de la peau du front.*

Plusieurs efflorescences sur la joue.

Efflorescences un peu pruriantes à la face.

Près du nez, efflorescence ressemblant à une ampoule remplie de sang.

Eruption d'efflorescences humides au bord du vermeil de la lèvre supérieure.

Efflorescences au menton, avec douleur d'ulcération au toucher.

Un grand nombre d'efflorescences pruriantes aux jambes.

Efflorescence de forme aiguë aux mollets, jusqu'aux genoux, avec prurit, et lancination dans celles qui sont pressées par les habits.

Efflorescences pruriantes aux articulations et aux mains.

Silicea. — Efflorescences dans le nez.

Efflorescences pruriantes sur le cuir chevelu.

7*

Efflorescences sur le front, au-dessus du nez et au sourcil.

Efflorescence sur le nez.

Grandes efflorescences sur la lèvre supérieure.

Efflorescences très-douloureuses au bord du vermeil de la lèvre inférieure.

Efflorescence au menton.

Efflorescences pruriantes à la nuque, semblables à une éruption urticaire.

A la poitrine, sur les cuisses et au dos, éruption de taches rouges de la grandeur d'une lentille, peu pruriantes, et couvertes d'efflorescences.

Spigelia. — Efflorescence noirâtre et indolente au vermeil de la lèvre inférieure.

Au menton, plusieurs petites efflorescences qui contiennent du pus, et sont presque insensibles même au toucher.

Efflorescence rouge au cou, avec douleur d'excoriation au toucher.

Au doigt du milieu, efflorescence indolente par elle-même, et d'où la pression fait sortir un pus jaune.

Spongia. — Au cou, au-dessous du menton, plusieurs grandes efflorescences où la pression cause de la douleur.

Squilla. — Efflorescences dont le nombre augmente tous les jours, et que le frottement seul rend douloureuses.

Sur le dos, éruption d'efflorescences entière-

ment rouges, dont le sommet est rempli d'une petite quantité de pus, avec prurit lancinant auquel
se joint du brûlement après qu'on les a grattées.

Aux mains, aux pieds, à la poitrine et sur tout
le corps, petites taches rouges qui se changent en
efflorescences scabieuses ressemblant à la gale
grasse, avec prurit brûlant.

Stannum. — A la face, efflorescences pruriantes,
avec douleur d'excoriation quand on les touche
ou qu'on les lave.

Efflorescence dans le sourcil, causant par
elle-même une douleur brûlante, et une douleur
pressive au toucher.

Efflorescence pruriante à la cuisse.

Staphysagria. — *Efflorescences pruriantes à la
nuque.*

A la face, éruption de petites efflorescences
distantes les unes des autres.

Efflorescences autour d'un œil enflammé.

Au vermeil de la lèvre supérieure, efflorescence couverte d'une croûte, avec sensation brûlante.

Efflorescences au cou.

Efflorescences pruriantes sur le coude, et à la
partie postérieure de l'avant-bras.

Efflorescences à la jambe, avec douleur brûlante et pruriante.

A la face, particulièrement au front, aux
joues, et près des angles de la bouche, petites ef-

florescences qui causent un prurit lancinant, et au toucher une douleur de suppuration intérieure.

À la région du carpe, et à la face, particulièrement au front, aux joues, et autour de la bouche, efflorescences occasionant un prurit tractif que le grattement fait cesser pour peu de temps, et qui revient ensuite accompagné de lancination.

Les efflorescences à la face occasionent quelquefois par elles-mêmes une douleur tensive d'excoriation, et au toucher une douleur comme de suppuration intérieure.

Aux cuisses et aux jambes, un grand nombre d'efflorescences rouges et blanches dont le sommet contient un pus blanchâtre, et qui ne produisent pas la moindre sensation.

Strontiana. — Au nez, petite efflorescence rouge, insensible, saignant au toucher.

À la lèvre supérieure, petite efflorescence douloureuse au toucher.

Sur la poitrine, efflorescence rouge dont le sommet est rempli de pus.

Petites efflorescences rougeâtres à l'articulation et au dos du pied, avec prurit excessivement brûlant, dont la violence augmente encore après le grattement.

Sulphur. — Au front, efflorescences pruriantes dans lesquelles le frottement cause de la lancination.

Efflorescences autour des chevilles des pieds.

Taraxacum. — Efflorescence sur le cuir chevelu, au-dessus de la tempe, avec douleur de suppuration intérieure au toucher.

Efflorescence dans le milieu des poils du sourcil, avec douleur pressive au toucher.

Efflorescence suppurante à la partie supérieure de la joue, avec circonférence rouge, et douleur cuisante au toucher.

Efflorescence suppurante à l'angle de l'aile du nez et à l'angle de la bouche.

Tartarus emeticus. — Efflorescences aux parties génitales.

A la partie supérieure du bras, et à celle de l'avant-bras qui est la plus rapprochée du carpe, éruption d'efflorescences ressemblant à la gale, avec prurit qui cesse après le grattement.

Teucrium. — Au-dessous de la narine, grande efflorescence rouge, avec sensation mordicante d'excoriation au toucher.

Petite efflorescence indolente de chaque côté de la surface interne de la lèvre inférieure.

Teplitzenses Thermæ. — Entre les doigts, petites efflorescences rougeâtres qui disparaissent après le grattement, mais ne tardent pas à revenir.

Sur tout le corps, à l'exception des bras et des jambes, petites efflorescences rouges de forme aiguë, qui affectent la superficie de la peau, obligent à se gratter, et deviennent brûlantes après le grattement.

Thuja. — Efflorescence humide au scrotum.

Efflorescences pruriantes sur la fesse, avec brûlement au toucher et après le grattement.

Efflorescences pruriantes aux genoux, avec brûlement au toucher et après le grattement.

Entre les sourcils, efflorescences légèrement pruriantes, et dont le sommet contient du pus.

Efflorescences sur toute la face.

Dans l'enfoncement qui est derrière l'aile du nez, efflorescence rouge un peu pruriante, et remplie d'une humeur séreuse.

Efflorescence pruriante vers le milieu du bord de la lèvre supérieure.

Efflorescences pruriantes au menton.

Aux deux côtés du cou, petites efflorescences rouges formant une rangée sans intervalle, qui se dirige du derrière au devant, avec sensation d'excoriation au toucher.

Valeriana. — Efflorescences à la partie non vermeille de la lèvre supérieure et à la joue. Petites vésicules blanches entourées d'un bord rouge et élevé, avec douleur au toucher.

Veratrum. — A peu de distance de l'angle de la bouche, au bord du vermeil de la lèvre, efflorescence douloureuse par elle-même, et encore plus au toucher.

Efflorescences douloureuses, groupées sur divers points.

A la face, prurit fourmillant, plutôt mordi-

cant que lancinant, auquel succèdent de petites
efflorescences rouges dont les bords sont rouges,
durs et élevés, et dont le sommet, brun dans le
principe, se remplit ensuite d'un pus jaune. Ces
exanthèmes, d'abord indolens, causent, à leur
maturité, une douleur d'excoriation au toucher.

Verbascum. — Efflorescence à la joue, devant l'o-
reille, avec douleur lancinante au toucher.

Viola tricolor. — Au-dessous du zygoma, efflorescence insensible par elle-même, et causant une
douleur simple au toucher.

Efflorescence pruriante à l'articulation antérieure de l'index.

Zincum. — Efflorescences pruriantes sur le cuir
chevelu.

Au milieu du bord de la lèvre supérieure,
efflorescence plate, rouge, et douloureuse au
toucher.

A la lèvre supérieure, au menton, et au front,
petites efflorescences blanches contenant un peu
d'humeur.

Presque au milieu du menton, efflorescence
très-pruriante.

Au côté du scrotum, petite efflorescence rouge
autour de la racine d'un poil, avec douleur d'excoriation.

Petites efflorescences charbonneuses sur les
deux épaules.

Efflorescences à l'avant-bras, avec prurit violent pendant le jour, indépendamment de l'influence de la chaleur extérieure.

A la seconde phalange du quatrième doigt, prurit lancinant sur un point où s'élève au bout de deux jours une efflorescence rouge et douloureuse dont le sommet se remplit de pus au quatrième, et qui cause une douleur pulsative et brûlante.

Aux cuisses et aux mollets, autour des genoux, éruption de petites efflorescences avec prurit violent qui cesse après le grattement.

Efflorescences sur le dos, le front, et l'un des orteils, avec douleur pressive d'excoriation au toucher.

Efflorescences indolentes à la tempe, au front et à la joue.

Près de l'aile du nez, efflorescence indolente par elle-même, et causant, lorsqu'on la touche, une douleur comme celle que produirait l'arrachement d'un cheveu.

Efflorescences au-dessus et au-dessous de l'angle de la bouche, avec pus et sans douleur.

Efflorescences au cou et à la poitrine, avec aréole rouge.

VII. Eruptions croûteuses.

Acidum nitricum. — Eruption croûteuse, humide et pruriante sur le cuir chevelu.

Acidum phosphoricum. — Sur la lèvre inférieure,

éruption brune-jaunâtre, croûteuse, qui contient du pus, et n'occasione aucune douleur.

Argilla. — Eruption croûteuse à la lèvre inférieure.

Arsenicum. — Le cuir chevelu est couvert d'une croûte ulcéreuse qui s'étend jusqu'au milieu du front.

Baryta. — Croûtes sous le nez.

Bryonia. — Petites croûtes ulcéreuses sur la lèvre inférieure, avec douleur brûlante au toucher.

Calcarea. — Croûte mince et humide sur le cuir chevelu.

Capsicum. — Eruption ulcéreuse aux lèvres, avec douleur pendant le mouvement de cette partie. Cette éruption n'affecte pas les angles.

Causticum. — Croûtes pruriantes à la peau intérieure du prépuce.

Chamomilla. — Ulcérations croûteuses au bord de la lèvre.

Daphne. — Petites croûtes sèches sur le sommet de la tête.

Graphites. — Teigne.

Croûtes derrière les oreilles.

Les anciennes croûtes de la tête se détachent, et prennent une odeur nauséabonde.

Humidité sous les places croûteuses de la tête et des oreilles.

Place croûteuse sur le sommet de la tête, avec douleur d'excoriation au toucher.

Iodium. — Petite croûte jaune à la coquille de l'oreille.

Petite croûte dans la narine.

Kali carbonicum. — *Croûte sur la lèvre supérieure.*

Lycoperdon Bovista. — Dans la narine, croûte qui se renouvelle souvent. Brûlement dans la partie excoriée.

Lycopodium. — Croûtes dans le nez.

Le cuir chevelu, chez les enfans, est couvert d'une croûte qu'ils font saigner en l'écorchant pendant la nuit. Cette éruption est accompagnée de gonflement des glandes du cou.

Magnesia. — Croûtes dans les narines, avec douleur violente au toucher, et perte de l'odorat.

Mercurius. — Entre les cheveux, petites croûtes élevées et adhérentes.

Sur le cuir chevelu, un grand nombre de croûtes pruriantes par elles-mêmes, et brûlantes après le grattement.

A la lèvre supérieure, surtout au bord, éruption de croûtes jaunes, avec douleur brûlante et mordicante.

Sous le menton, éruption de croûtes jaunes de trois lignes de hauteur, presque sans douleur.

Natrum muriaticum. — Croûtes sur le cuir chevelu.

Nux vomica. — Au bord de la lèvre, éruption de croûtes ulcéreuses qui causent une douleur lancinante à leur apparition.

Petroleum. — Croûtes sur le cuir chevelu.

Pulsatilla. — Eruption croûteuse au tragus, avec douleur brûlante et mordicante, et suintement d'un liquide séreux.

Rhus. — Eruption croûteuse près de l'aile du nez et sous le nez.

Silicea. — Croûtes pruriantes et humides.

Teigne.

Croûtes derrière les oreilles.

Spongia. — Eruption de croûtes jaunes à l'arc superciliaire, avec un peu de douleur au toucher.

Staphysagria. — Sur le cuir chevelu, ainsi qu'à la partie située immédiatement au-dessus de l'oreille, et encore derrière cet organe, éruption pruriante et croûteuse.

Sur le cuir chevelu, prurit violent, croûtes, et suintement d'un liquide séreux.

Thuja. — Eruption croûteuse et pruriante à la joue, à peu de distance de l'angle de la bouche.

Viola tricolor. — Prurit insupportable (brûlant), principalement la nuit, sur toute la face, même derrière les oreilles; croûte compacte, épaisse, gercée sur divers points, et d'où s'échappe un pus jaune et visqueux qui devient dur comme de la résine.

VIII. Éruptions humides.

Acidum nitricum. — Eruption humide, croûteuse et pruriante sur le cuir chevelu.

Dulcamara. — Eruption humide sur la joue.

Graphites. — Suintement sous les places teigneuses de la tête et des oreilles.

Eruption humide à la tête, sans prurit, mais avec douleur de suppuration intérieure au toucher.

Mercurius. — Sur le cuir chevelu, éruption humide dont l'action corrosive détruit les cheveux, avec pression sensible, principalement sur les parties excoriées.

Natrum. — Eruption pruriante et humide au nez et à la bouche.

Sepia. — Suintement du cuir chevelu.

Eruption d'efflorescences humides au bord du vermeil de la lèvre supérieure.

Silicea. — Croûtes humides et pruriantes.

Teigne.

Tache pruriante et humide au scrotum.

Squilla. — Au-dessus du milieu de la lèvre supérieure, éruption humide et corrosive qui ressemble à un ulcère, avec prurit lancinant.

Staphysagria. — Prurit violent, teigne et suintement de sérosités sur le cuir chevelu.

IX. Éruptions urticaires.

Baryta. — Sous la peau de la lèvre supérieure, large tumeur urticaire invisible, et très-douloureuse au toucher.

Calcarea. — Eruption urticaire qui disparaît toujours à l'air frais.

Carbo vegetabilis. — Tumeurs urticaires pruriantes aux mollets.

Eruption urticaire qui dure quelques semaines.

China. — Après avoir éprouvé de la démangeaison et s'être gratté, on voit paraître des ampoules comme celles que produisent les orties.

Conium. — Eruption urticaire après qu'on a pris beaucoup d'exercice.

Datura. — Une foule de nodosités semblables à des tumeurs urticaires, paraissent sur plusieurs parties du corps, et jusque dans la paume de la main, avec prurit semblable à celui que produisent les orties, et qui est augmenté par le frottement.

Dulcamara. — Bosses (tumeurs urticaires) au front, avec douleur lancinante au toucher.

Aux bras et aux cuisses, éruption semblable à des tumeurs urticaires blanches, avec aréole rouge, prurit lancinant qui n'affecte que les tumeurs elles-mêmes, et brûlement après qu'on les a frottées.

Hepar Sulphuris. — Sur le cuir chevelu et à la nuque, efflorescences qui ressemblent à des tumeurs urticaires, avec douleur d'excoriation au toucher seulement.

Au menton, au-dessus et au-dessous de la bouche, et au cou, efflorescences qui ressemblent à des tumeurs urticaires, et causent une douleur d'excoriation au toucher.

Ampoules urticaires sur diverses parties, par exemple au poignet.

Lycopodium. — Prurit pénible aux jambes, au dos, aux fesses, le soir dans le lit; après le grattement il se forme des tumeurs urticaires qui ne tardent pas à disparaître.

Mercurius. — Eruption urticaire qui au bout de deux jours prend la forme de taches rouges.

Natrum. — Après un prurit pénible au bas-ventre, aux parties génitales, et aux jambes, le grattement produit des tumeurs urticaires qui ne tardent pas à disparaître.

Natrum muriaticum. — Tumeurs urticaires blanchâtres et pruriantes aux bras et aux mains; le grattement donne à cette éruption une couleur plus rouge, et rend le prurit plus violent.

Tumeurs urticaires avec prurit pénible.

Après qu'on a pris beaucoup d'exercice, éruption urticaire qui démange pendant une heure.

Phosphorus. — Sur tout le corps, même au visage, éruption urticaire pruriante, sous forme de grosses ampoules.

Stannum. — Petites tumeurs urticaires au carpe, avec prurit qui empire quand on les frotte.

Sulphur. — Eruption urticaire.

Eruption pourpreuse pruriante à la chaleur, même pendant le jour; le grattement rend les places brûlantes, et y produit des tumeurs semblables à celles que causent les orties.

Viola tricolor. — Quelques tumeurs urticaires sur la joue, accompagnées d'un prurit violent qui oblige à se gratter avec force.

Zincum. — Le soir, prurit violent aux cuisses et aux jarrets; le grattement y fait venir des tumeurs semblables à celles que produisent les orties.

x. Érysipèle.

Acidum nitricum. — Tumeur enflammée (érysipèle) à la joue, avec douleur lancinante, nausées, frissons et chaleur.

Camphora. — Inflammation erysipélateuse.

Euphorbium. — Tumeur inflammatoire érysipélateuse, avec ampoules de la grosseur d'un pois, remplies d'une humeur jaune.

Inflammation érysipélateuse de la tête.

Graphites. — *Erysipèle sur les deux côtés du visage*, avec douleur brûlante et lancinante.

Erysipèle sur les mains.

Lycopodium. — A l'avant-bras, au-dessous du coude, tumeur inflammatoire considérable qui ressemble à un érysipèle, et vient à suppuration.

Petroleum. — Inflammation et espèce d'érysipèle à la peau du bras, avec douleur brûlante.

Phosphorus. — Sur l'un des seins, éruption accompagnée d'érysipèle, avec tuméfaction, rougeur, brûlement, et lancination. Cet exanthème se transforme en abcès suppurant.

Plumbum. — Inflammation érysipélateuse au nez.

Rhus. — Tuméfaction érysipélateuse du visage et du cou.

Espèce d'érysipèle pustuleux et flegmoneux à la face.

Erysipèle, tuméfaction, pustules aux bras et aux mains, avec brûlement et prurit.

Sulphur. — Erysipèle à la jambe.

XI. **Furoncles.**

Acidum muriaticum. — Furoncles au dos, avec douleur lancinante au toucher.

Acidum nitricum. — Un grand nombre de furoncles, surtout à la jambe.

Acidum phosphoricum. — Abcès à la fesse.

Ammonium. — Furoncles autour de l'oreille et sur la joue.

Argilla. — Apparition successive de furoncles sur la joue.

Furoncle au nez.

Furoncle à la hanche.

Belladona. — Furoncle douloureux à la tempe.

Furoncle sur l'épaule.

Calcarea. — Furoncle sur le front, tout près des cheveux.

Abcès sur la joue, avec douleur lancinante.

Furoncle sur le dos de la main, avec douleur lancinante.

Carbo animalis. — Furoncle à l'anus.

Carbo vegetabilis. — Gros furoncle à la partie supérieure du bras, avec un grand nombre d'efflorescences pruriantes autour de cette partie.

Dans la narine droite, petits furoncles contenant du pus à leur sommet, avec douleur tensive.

Causticum. — Furoncle sur le dos.

China. — Furoncle sur la joue, et aux muscles de la poitrine.

Clematis. — Furoncle à la cuisse.

Cocculus. — Furoncle à la surface intérieure de la cuisse.

Graphites. — Furoncle sur la fesse.

Gratiola. — Petit furoncle contenant du pus au sommet, et douloureux seulement lorsqu'on presse dessus.

Hepar Sulphuris. — Sur la dernière côte droite, abcès lancinant par lui-même, et très-douloureux au toucher.

Hyosciamus. — Un grand nombre de gros furoncles.

Ignatia. — Furoncles à la surface intérieure de la cuisse.

Indigo. — Petit furoncle au côté du cou.

Furoncle assez gros à la fesse.

Laurocerasus. — Petit furoncle à l'angle de la bouche, avec douleur de gerçure au toucher.

Petit furoncle rouge devant l'oreille, avec douleur d'ulcération au toucher.

8

Ledum. — Furoncle et efflorescence au front.

Furoncle sur l'omoplate.

Lycopodium. — Furoncles au bras et à la fesse.

Plusieurs petits furoncles sur les mains, avec douleur lancinante au toucher.

Sur l'omoplate, gros furoncle entouré d'inflammation, avec douleur brûlante et lancinante.

Magnes. — Sur différentes parties du corps, petits furoncles qui ne tardent pas à disparaître.

Magnesia. — Furoncles à la jambe.

Furoncles sur le haut de la tête.

Murias Magnesiæ. — Petit furoncle pruriant sur les fausses côtes.

Au nez, petit furoncle qui vient à suppuration.

Petit furoncle au côté du front et au côté du cou.

Apparition, au côté gauche de la poitrine, d'un petit furoncle qui suppure le lendemain.

Une foule de petits furoncles à la surface postérieure du bas de la cuisse, avec rougeur, mais sans prurit.

Natrum. — Au-dessus du menton, furoncle rouge, indolent même au toucher, et qui disparaît sans suppuration.

Natrum muriaticum. — Au-dessus de l'œil, furoncle d'où il sort beaucoup de pus.

Furoncles au cou.

Furoncle au genou.

Nux vomica. — Furoncles à la cuisse, avec violente douleur de lancination.

Au genou, espèce de petit furoncle qui produit de la raideur dans tout le pied.

Petroleum. — Furoncle sur l'avant-bras, avec douleur lancinante au toucher.

Gros furoncle à la cuisse.

Phosphorus. — Petit furoncle insensible à l'occiput.

Furoncle douloureux à la fesse.

Deux furoncles au ventre.

Petits furoncles à la nuque, sur la poitrine et les cuisses.

Gros furoncles à la cuisse, sur la poitrine et au front.

Pulsatilla. — Furoncles sur diverses parties.

Ratanhia. — A la plante du pied, furoncle qui vient à suppuration.

Sepia. — Gros furoncle au cou, au-dessous de la mâchoire inférieure, avec douleur lancinante.

Furoncles à la cuisse.

Silicea. — Près du nez, sur la joue, gros furoncle peu douloureux.

Furoncle au menton, avec douleur lancinante au toucher.

Furoncle à la nuque.

Un grand nombre de furoncles au bras.

Furoncles à la partie postérieure des cuisses.

Sulphur. — Furoncles.

Thuja. — Près des reins, furoncle pruriant, avec large bord rouge.

Zincum. — Gros furoncle à la partie supérieure du bras.

XII. Nodosités (bosses).

Acidum muriaticum. — Nodosités rouges et tensives au cou.

Nodosités de la grosseur d'un pois au coude et à l'avant-bras, avec prurit, ou brûlement pruriant.

Acidum phosphoricum. — Grosse nodosité rouge derrière le lobe de l'oreille, avec douleur d'excoriation.

A l'avant-bras et au cou, petits boutons rouges, lisses, entourés de rougeur, insensibles par eux-mêmes, et causant une douleur d'excoriation au toucher.

Agaricus. — A l'avant-bras et à la jambe, apparition, après le grattement, d'une foule de nodosités blanches, grosses comme des grains de millet, après quoi la peau se lève.

Nodosités sur diverses parties, avec prurit brûlant.

Ambra. — Nodosités sous la langue, avec douleur d'excoriation.

Ammonium. — Apparition, après démangeaison, de petites nodosités sur le dos.

Nodosités à la joue, au menton, aux avant-bras et au-dessus du genou.

Anacardium. — Sur le cuir chevelu, bosses de la grosseur d'une lentille, avec douleur d'excoriation quand on les gratte, et même quand on les touche.

Petites éminences à la surface supérieure des doigts, avec prurit lancinant et voluptueux. Il se forme un point blanchâtre rempli de pus, avec aréole rouge. Plus tard il s'en écoule une lymphe jaune.

Antimonium crudum. — Sur divers points du cuir chevelu, petites nodosités plates de la grosseur d'une lentille. La pression y cause de la douleur, les aplatit encore davantage, et, lorsqu'elle est prolongée, produit un fourmillement dans la peau environnante.

Bosse sur la joue, comme après une piqûre de cousin.

Apparition sur le genou d'une bosse comme après une piqûre de cousin, et ensuite douleurs tiraillantes sur le même point.

Corps de la forme d'un pois sous la peau qui recouvre l'atlas. Ce corps n'est sensible que lorsqu'on tend la peau en baissant la tête.

A la jambe gauche, bosses dures de la forme d'une lentille, de couleur blanche, causées par le prurit, et entourées d'un cercle rouge.

Argilla. — Nodosités au front et au cou.

Nodosités au front et aux joues.

Au-dessus de sépaules, éruption de petites no-dosités rouges ayant au milieu une vésicule de forme aiguë, avec un peu de brûlement le soir.

Arsenicum. — Petite bosse sur le front, avec dou-leur mordicante.

Nodosités sur le front.

Nodosité douloureuse sur le bras.

Nodosités sur les mains.

Eruption de petites bosses très-rapprochées, de la couleur du reste de la peau, de la grosseur d'une lentille et au-dessous, avec douleur mor-dicante, surtout la nuit.

Aurum. — Nodosité lisse et indolente sur la pau-pière inférieure.

Baryta. — Nodosités derrière les oreilles.

Une éminence invétérée et jusqu'alors indo-lente sur le cuir chevelu commence à grossir, et à causer une douleur de suppuration intérieure au toucher.

Belladona. — A la racine du nez, bosses rouges, avec douleur de suppuration intérieure au tou-cher.

A l'angle de la mâchoire inférieure, bosse rouge, dure, indolente par elle-même; la pres-sion y cause une douleur lancinante.

Nodosité molle et indolente au gland.

Bryonia. — A la paupière inférieure, nodosités de la grosseur d'un pois, douloureuses au toucher.

A l'angle intérieur de l'œil, bosse molle, d'où il s'échappe de temps en temps une grande quantité de pus.

Bosse dure derrière l'oreille.

Devant l'oreille, tumeur en forme de bosse, qui, au bout de douze heures, se gerce, et se couvre d'une croûte jaune.

Calcarea. — Bosse devant l'oreille gauche, avec douleur charbonneuse au toucher.

Bosse sous le lobe de l'oreille, avec douleur tensive dans la jointure de la mâchoire pendant la mastication.

Nodosité au bord de la lèvre de la vulve, avec douleur lancinante et brûlante.

Cannabis. — Au nez, grosse nodosité autour de laquelle il y a de la rougeur et de l'enflure formant une espèce de couperose.

Carbo animalis. — Au menton, petite nodosité jaune au sommet, et rouge dans le reste de sa surface.

Plusieurs petites nodosités au carpe et à la nuque, et nodosité de la grosseur d'une noisette sur le pied, avec prurit violent, qui devient brûlant après le grattement.

Sur le dos des mains, nodosité blanche, pruriante, qui devient rouge et brûlante après le grattement.

Sur le pied, nodosité de la grosseur d'un pois,

dure, pruriante, qui le lendemain atteint la grosseur d'une noisette, augmente en dureté, devient blanche, et cause un prurit plus violent.

Carbo vegetabilis. — Petite bosse sur le front, près des cheveux, avec douleur d'excoriation quand on presse sur la partie affectée.

Dans la peau du front, petites nodosités blanches ressemblant à de petites glandes.

Aux tempes, petites nodosités blanches et isolées.

Causticum. — Bosse derrière les oreilles.

Nodosités sous la peau, qui atteignent jusqu'à la grosseur d'une noisette, et ont leur siége à la mamelle droite, sous le bras droit, sur le côté droit du dos, et au pli du coude, avec douleur de lancination au toucher, et d'excoriation quand on presse sur la partie affectée; plus tard elles causent par elles-mêmes une douleur lancinante.

Chamomilla. — Au-dessous du mamelon, nodosité dure, douloureuse au toucher, et produisant quelquefois par elle-même une douleur tensive et déchirante.

Sur divers points du visage, nodosités pustuleuses qui ne causent point de douleur, et sont pruriantes au toucher.

Chelidonium. — A la joue, nodosités un peu sensibles à la pression.

Cicuta. — Sous et devant les oreilles, boutons remplis de pus au sommet, avec douleur d'abcès.

Conium. — Au-dessus du front, nodosités dont l'une atteint la grosseur d'une noisette, et cause de la douleur quand on en touche le sommet.

Nodosité sur le front, causant par elle-même une douleur tensive, pendant et après le toucher une douleur déchirante à la circonférence.

Digitalis. — Sur le front, nodosité rouge, avec douleur brûlante et mordicante dont le toucher augmente la violence.

Dulcamara. — Petites bosses de forme aiguë, d'un rouge clair, et qui s'emplissent de pus.

Euphorbium. — Nodosité rougeâtre au côté droit du menton, avec douleur pressive et charbonneuse au toucher.

Graphites. — Derrière l'oreille, nodosité dure, où la pression cause de la douleur.

Sur plusieurs parties du corps, nodosités pruriantes qui contiennent une sérosité mordicante, et disparaissent au bout de douze heures.

Apparition pendant la nuit, sur tout le corps, de petites nodosités insensibles qui disparaissent le matin.

Quelques petites bosses blanches sur la lèvre supérieure.

elleborus. — Petites tumeurs dans la peau du front, avec douleur de brisement ou de contusion.

Hepar Sulphuris. — Deux éminences indolentes au front, avec tuméfaction.

Nodosités au-dessus de l'anus, et sensation d'enflure dans la même partie.

Bosse rouge et pruriante sur le haut de la fesse.

Ignatia. — Au-dessous de la lèvre inférieure, nodosités de la nature des efflorescences, et douloureuses seulement au toucher.

Iodium. — Eminence pruriante sur le nez.

Kali carbonicum. — Bosse douloureuse au côté de la tête, comme s'il allait s'y former un furoncle.

Nodosité indolente à la partie de la joue située devant l'oreille et plus bas que cet organe.

Nodosités sur différentes parties du tronc et au visage.

Kali hydriodicum. — A la joue, nodosité sensible, entourée de rougeur et d'enflure.

Au-dessous de l'angle de la bouche, nodosité brûlante qui a son siége dans le tissu de la peau.

Ledum. — Nodosités rouges à la face, avec douleur lancinante au toucher.

Nodosités au front, comme chez les buveurs, et prurit mordicant sur la poitrine, comme par des poux, avec taches rouges et pourpre.

Sur le tronc, petites bosses rouges, comme des grains de millet, avec prurit pendant le jour, et quelquefois pendant la nuit. Le grattement ne soulage que pour peu de temps.

Lycopodium. — A l'index, quelques nodosités semblables à des verrues, et qui ne tardent pas à disparaître.

Magnes arcticus. — A la face, près du nez, nodosité où le toucher produit une douleur semblable à celle qu'on éprouve dans une plaie ; quand on ne la touche pas, on y ressent quelques élancemens rares et lents.

Magnesia. — Sous l'aisselle et au-dessus de l'articulation du coude, grosses nodosités sous la peau, avec douleur lancinante.

Nodosité dure à la tempe, au-dessus de l'oreille, avec douleur au toucher.

Apparition de nodosités dures aux angles de la bouche.

Devant l'épaule, nodosité dure, qui a son siége dans la profondeur du tissu de la peau, est accompagnée de rougeur, et cause, seulement quand on presse dessus, une douleur charbonneuse et des élancemens.

Au carpe, nodosité pruriante d'où la pression fait sortir une sérosité limpide.

Manganum. — Au côté droit de la partie postérieure de la langue, deux nodosités douloureuses au toucher.

A la partie postérieure de la langue, nodosité où la pression produite par le bout de la langue ou par les alimens qu'on avale, cause une douleur d'excoriation.

Petites nodosités au côté de la poitrine.

Mercurius. — Grosse nodosité sous la peau de la joue.

Nodosité fixe dans le lobe de l'oreille, avec douleur seulement dans le principe.

Petites bosses et petits abcès sur les omoplates et le ventre.

Au bras gauche, principalement sur le coude, éruption de petites éminences rouges, sans inflammation, dont le sommet devient blanc et pruriant, et qui sont brûlantes après le grattement.

Sur le dos de la main, nodosité rouge, causant, à sa naissance, une sensation brûlante.

Petites nodosités à la surface intérieure des cuisses.

Sur le haut de la cuisse, bosse douloureuse quand on marche ou qu'on la touche.

Petites bosses rondes qui affectent particulièrement les cuisses, se transforment peu à peu en taches ulcérées de forme à peu près ronde, et finissent par devenir croûteuses.

Murias Magnesiæ. — A l'occiput, grosse nodosité causant par elle-même une douleur qui augmente au toucher, avec déchirement dans les parties environnantes.

Petites nodosités au menton et entre les épaules.

Au côté extérieur de l'avant-bras, deux petites nodosités douloureuses qui ressemblent à des furoncles.

Nodosités pruriantes à la cuisse.

Natrum. — Au front, nodosité rouge dont le sommet contient du pus, et qui cause une douleur brûlante d'excoriation.

Au côté du nez, nodosité indolente qui grossit tous les jours.

Natrum muriaticum. — Petites nodosités dures au milieu du front et à la nuque, avec douleur brûlante au toucher.

Petites bosses et petits abcès sur différentes parties du tronc.

Niccolum. — Nodosités de la grosseur d'un pois derrière l'oreille, avec douleur tensive au toucher.

Petites nodosités à la surface interne de la lèvre supérieure, avec brûlement lorsqu'on mange.

Nodosités rouges et indolentes au nez et au front.

Nux vomica. — Petites tumeurs douloureuses au front.

Dans la peau de la mâchoire inférieure, nodosité douloureuse au toucher.

Oleander. — Prurit brûlant au front, à la joue, et au bout du menton; à cette démangeaison succèdent de petites nodosités indolentes dont le bord est dur et élevé.

9

Petroleum. — Nodosités aux deux mollets, avec prurit.

Phosphorus. — Petites bosses pruriantes sur le cuir chevelu; le toucher y produit une douleur semblable à celle que causent de petits furoncles.

Nodosité douloureuse à la surface intérieure de la joue.

Au cou, au-dessous du menton, nodosité dure de la grosseur d'une noisette, et douloureuse au toucher.

Pulsatilla. — Petites tumeurs sur le cuir chevelu, avec douleur d'ulcération.

Grosse nodosité rouge dans la région zygomatique.

Ratanhia. — Nodosité dans la peau de la tempe.

Nodosité indolente au menton.

Nodosité à la surface interne de la lèvre inférieure.

A la hanche, grosse nodosité très-pruriante, et semblable à un furoncle.

Rhus. — Nodosités dures sur les mains, avec prurit lancinant et corrosif.

Sur l'articulation moyenne du doigt annulaire, nodosité enflammée, avec douleur pruriante et brûlante qui se tranforme quelquefois en lancination lente.

Silicea. — Eminences tubéreuses sur le cuir chevelu.

Nodosités pruriantes sur la tête et à la nuque.

A l'avant-bras, depuis le poignet jusqu'au coude, un grand nombre de nodosités dures de la grosseur d'un pois, qui ont l'aspect d'ampoules, sont placées sur un fond rouge, causent un prurit brûlant, et ne durent qu'une nuit.

Spigelia. — Nodosité dure et rougeâtre à la paume de la main, sur un point où l'on éprouvait la veille un prurit brûlant.

Spongia. — Dans la coquille de l'oreille, à l'orifice du conduit auditif, nodosité inflammatoire qui finit par se couvrir d'une croûte, et cause de la douleur au toucher.

Staphysagria. — Dans l'enfoncement situé derrière le lobe de l'oreille, grosse nodosité indolente, couverte d'une efflorescence blanche.

A la gencive, nodosité indolente par elle-même, et douloureuse quand on presse dessus avec un corps dur.

Sur tout le ventre et sur les cuisses, éruption de nodosités grosses comme des pois, pruriantes par elles-mêmes, avec suintement accompagné de douleur brûlante quand on les a écorchées en se grattant.

Strontiana. — Nodosité à l'angle de la bouche, et prurit au menton.

Nodosités pruriantes de la grosseur d'un pois sous la peau des jambes, avec douleur compressive aux reins et aux cuisses.

Sulphur. — Au front, nodosités douloureuses au toucher.

Tumeur épaisse et indolente à la mâchoire inférieure, avec tension quand on mâche.

Thuja. — Nodosités rouges et douloureuses aux tempes.

Nodosité rouge sur le bord de la paupière inférieure.

Au mollet, nodosités blanches de la grosseur d'une noisette, avec prurit violent sur une grande surface, et douleur lancinante et brûlante après le frottement.

Valeriana. — Au bras et sur la poitrine, exanthèmes qui se réunissent d'abord en une seule tache rouge, après quoi il se forme une foule de petites nodosités blanches, dures et élevées.

Veratrum. — Nodosités rouges et indolentes à la surface supérieure des doigts, entre la seconde et la troisième articulation.

Verbascum. — Au cou, près du cartilage thyroïde, grosse nodosité rouge où la pression cause de la douleur.

Zincum. — Au vermeil de la lèvre inférieure, nodosité d'abord pruriante, et ensuite brûlante.

Au côté de la nuque, nodosité où la pression cause une douleur d'ulcération.

Nodosité entre la seconde phalange et la phalange antérieure du doigt annulaire, dans la peau, avec tuméfaction et sans douleur.

XIII. Pourpre.

Acidum phosphoricum. — Sur tout le corps, pourpre plutôt brûlant que pruriant.

Ammonium. — Pourpre rouge sur la poitrine.

Antimonium crudum. — Au-dessous de l'angle de la bouche, un grand nombre de petits points rouges dont le milieu est blanc.

Sous le menton, un grand nombre de petits points rouges dont le milieu est blanc, avec douleur lancinante quand on passe la main sur les poils de la barbe.

Petits points fins et rouges sur la poitrine, avec démangeaion comme celle qui est produite par le pourpre.

Pourpre derrière les oreilles, jusqu'à la nuque et au-dessus des omoplates.

Sur les bras, vésicules de la nature du pourpre.

Arsenicum. — Sur tout le corps, pourpre qui tombe par écailles.

Pourpre scorbutique rouge dont les taches sont très-nombreuses.

Bryonia. — Pourpre rouge au cou.

Boutons de pourpre rouges et prurians sur le gland.

Pourpre rouge à la surface supérieure de l'avant-bras.

Aux bras, à la partie antérieure de la poitrine, et au-dessus des genoux, pourpre qui, le soir, avant qu'on se mette au lit, devient rouge, pruriant, et brûlant, et disparaît avec la démangeaison quand on s'est réchauffé dans le lit.

Eruption rouge et élevée, de la nature du pourpre, sur tout le corps d'une mère et de l'enfant qu'elle nourrit de son lait.

Caladium. — Le gland est très-sec, très-rouge, et parsemé de petits points fins d'un rouge encore plus vif; en même temps le bord du prépuce est considérablement tuméfié, excorié, et douloureux.

Pourpre démangeant et brûlant à l'avant-bras et à la poitrine. Sa disparition est immédiatement suivie d'une violente oppression de poitrine.

Au carpe, à l'avant-bras, et au coude, pourpre accompagné de vésicules blanches, pruriant à la chaleur, pendant la nuit, et brûlant après le grattement.

Calcarea. — Sur le tibia, strie rouge composée de boutons de pourpre, avec prurit violent, et brûlement après qu'on l'a frottée.

Capsicum. — Points rouges à la face et dartre au front, avec prurit corrosif.

Causticum. — Pourpre à la nuque, entre les omoplates, et sur les joues, avec prurit.

Chamomilla. — *Pourpre rouge sur les joues.*

Pourpre rouge sur les joues et le front, sans chaleur.

Petites taches rouges couvertes d'efflorescences pourpreuses.

Cuprum. — Pourpre sur la poitrine et les mains.

Daphne. — Exanthèmes rouges et prurians de l'aspect du pourpre, qui affectent le bras, la tête, et tout le tronc, sont en partie isolés, et en partie réunis en groupes qui forment des taches.

Digitalis. — Espèce de pourpre insensible sur le dos de la main.

Graphites. — Eruption graveleuse sur les doigts.

Les cuisses sont parsemées de petits points rouges dont quelques-uns seulement sont prurians.

Hepar Sulphuris. — Petits exanthèmes graveleux, avec prurit sur la main et le carpe.

Ledum. — Pourpre et taches rouges sur la poitrine, avec prurit mordicant.

Pourpre pruriant au poignet.

Lycoperdon Bovista. — Peau graveleuse sur le tronc, avec prurit violent.

Mercurius. — Pourpre pruriant à l'avant-bras.

Natrum muriaticum. — Dans la peau du front, éruption pourpreuse perceptible seulement au toucher.

Aux jambes, éruption pourpreuse composée de groupes en forme d'îles, avec prurit corrosif surtout au toucher.

Au côté extérieur des mollets, éruption pourpreuse composée de petits boutons, et qui s'étend jusque sur les cuisses.

Eruption pourpreuse sur tout le corps, avec lancination dans la peau.

Nicotiana. — Sur les deux joues, au-dessous des yeux, éminences graveleuses perceptibles seulement au toucher.

Nux vomica. — Pourpre pruriant sur les bras, avec douleur de gerçure après le frottement.

Pourpre sur les deux cuisses pendant les règles, avec prurit brûlant.

Eruption pourpreuse au genou, avec prurit brûlant.

Paris. — A la joue et aux rameaux maxillaires inférieurs, taches rouges pruriantes, sans humidité, semblables à des grains de millet, et douloureuses quand on les frotte ou qu'on les gratte.

Phosphorus. — Eruption graveleuse fine au front et au menton.

Au pli du coude, tache de la grandeur de la main, et parsemée de petits points rouges, avec prurit corrosif.

Rheum. — Pourpre pruriant au front et au bras.

Rhus. — Prurit corrosif sur le cuir chevelu, sur le front, à la face, et autour de la bouche, et apparition d'efflorescences pourpreuses sur ces parties.

Sassaparilla. — Apparition d'efflorescences pourpreuses aussitôt qu'on passe d'une chambre chaude à l'air froid.

Sepia. — Petits points rouges sur le gland.

Silicea. — Pourpre pruriant aux mollets.

Spongia. — On éprouve d'abord une sensation comme de quelque chose qui rampe dans la peau; puis la peau devient rouge et chaude; ensuite on ressent une mordication pruriante comme celle que causerait une puce qui se meut; après quoi on voit paraître des vésicules pourpreuses sur le point affecté.

Staphysagria. — Sur la poitrine, pourpre qui devient rouge et pruriant à la chaleur.

Sulphur. — Espèce de pourpre sur tout le corps, avec prurit pénible, et enlèvement de la peau.

Pourpre à la face, aux bras, et aux jambes, avec corrosion pénible.

Tartarus emeticus. — Pourpre rougeâtre.

Pourpre aux bras, à la poitrine et à l'occiput.

Veratrum. — Tout autour du cou et à la poitrine, rougeur, et élevures pourpreuses perceptibles seulement au toucher, avec lancination fine comme par des orties, et soulagement quand on passe la main sur la partie affectée.

Eruption pourpreuse pruriante même pendant le jour lorsqu'on a chaud. Après le grattement on éprouve du brûlement dans les points affectés, et l'on voit paraître des tumeurs semblables à celles que produisent les orties.

9*

Taches pourpreuses très-rapprochées sur la joue, avec douleur à la face.

Viola tricolor. — Pourpre sur tout le corps, avec sensation lancinante et corrosive qui n'excite pas à se gratter.

XIV. Taches, Éphélides.

Acidum nitricum. — Sur le gland, taches rouges qui se couvrent d'une croûte.

Sur la couronne du gland, taches douloureuses, d'un rouge brunâtre, et de la grandeur d'une lentille.

Taches rougeâtres tirant sur le brun.

Acidum phosphoricum. — Le dos du nez est tuméfié, et l'on y voit paraître des taches rouges qui causent une sensation tensive.

Sur le dos des doigts, petites taches rouges de la nature des efflorescences, et qui ne produisent aucune sensation.

Aux membres supérieurs et inférieurs, taches rouges qui brûlent comme du feu.

Acidum sulphuricum. — A l'avant-bras, petites taches bleuâtres semblables à des meurtrissures.

Aconitum. — Sur le tronc, taches semblables à des piqûres de puces.

Ambra. — Tache rouge et insensible sur les joues.

Antimonium crudum. — Sur les deux épaules, taches brunes semblables à des éphélides, mais un peu moins foncées.

Les bras sont couverts de petites taches d'un brun clair, du diamètre d'une tête d'épingle, et semblables à de petites éphélides.

Arnica. — Tache rouge et pruriante sur le gland.

Arsenicum. — Taches enflammées, de la nature de la rougeole, sur différentes parties du corps, surtout à la tête, à la face, et au cou.

Taches sur diverses parties de la peau.

Tout le corps, sans en excepter les mains et les pieds, est couvert de petites taches qui ont des points blancs semblables à des grains de millet.

Aurum. — Sur le nez, taches sombres, d'un rouge brûnatre, peu élevées, avec douleur pressive au toucher seulement.

Belladona. — A la face, taches de couleur scarlatine.

Horripilation, obnubilation considérable, yeux rouges, visage sombre, tuméfié, et couvert, surtout au front, de très-petites taches de diverses formes et d'un rouge foncé.

La poitrine et les cuisses sont parsemées de très-petites taches de diverses formes et d'un rouge foncé.

Le dos des deux mains est garni de petites taches rouges qui disparaissent promptement.

La poitrine et le ventre sont parsemés de petites taches rouges, indolentes, un peu élevées, qui disparaissent souvent, et se remontrent tout-à-coup, avec rougeur générale de la peau.

Rougeur et inflammation de la peau sur plusieurs points, et taches scarlatines de diverses formes sur le tronc.

Eruption scarlatine.

Bryonia. — Taches rouges à la face et au cou.

Sur la peau des bras, taches de couleur rouge, de forme ronde, de la grandeur d'une lentille et au-dessus, qui ne produisent aucune sensation, et que la pression ne fait pas disparaître.

Petites taches rouges sur la peau des bras et des pieds, avec douleur comme celle que produisent les piqûres d'orties. La pression les fait disparaître instantanément.

Calcarea. — Taches rouges aux jambes.

Taches blanches et pruriantes à la face.

Aux jambes, grandes taches légèrement pruriantes, d'un rouge foncé, et accompagnées d'un peu de tuméfaction.

Camphora. — Les paupières sont couvertes de taches rouges.

Cannabis. — La peau du gland est couverte de taches de la grandeur d'une lentille, et d'un rouge plus clair que celui du gland.

Cantharides. — A la face, taches rouges, brûlantes comme du feu.

Carbo animalis. — Eruption d'une sorte de taches rouges sur les joues.

Carbo vegetabilis. — Au cou petites taches isolées, éparses et inégales, avec prurit sensible.

Causticum. — Grandes taches rouges au membre viril.

Sur le tibia, tache rouge et douloureuse qui augmente en longueur, et dont la disparition est accompagnée de prurit.

Les anciennes éphélides brunes deviennent saillantes, et causent un prurit corrosif.

Chamomilla. — Petites taches rouges couvertes d'efflorescences pourpreuses.

Cocculus. — Eruption de taches rouges, insensibles, incirconscrites, sans chaleur, de couleur de vin, sur toute la poitrine, et sur les parties latérales postérieures et supérieures du cou.

Apparition fréquente de taches rouges et pruriantes sur le tronc.

Taches brunes sur le tronc.

Taches jaunes aux doigts.

Corallia rubra. — Taches lisses, d'abord couleur de corail, puis rouge foncé, et enfin couleur de cuivre, à la paume de la main et à quelques-uns des doigts.

Crocus. — Taches rouges circonscrites au visage, avec brûlement.

Cyclamen. — Sur les cuisses, taches d'un demi-pouce de diamètre, d'un rouge vif, semblables à des taches de brûlure.

Daphne. — Sur la poitrine, taches rouges qui ressemblent à des piqûres de puces, causent un brûlement violent, et obligent à se gratter.

Drosera. — Au dos de la main et derrière le poignet, taches rouges, élevées, de la grandeur d'une lentille, d'abord douloureuses; ensuite l'une d'elles cause des élancemens prurians qui sont augmentés par le frottement.

Dulcamara. — Eruption violemment pruriante de taches rouges vésiculeuses.

Taches rouges, élevées, semblables à celles que produisent les orties.

Taches rouges semblables à des piqûres de puces.

Graphites. — Un grand nombre de taches rouges et pruriantes sur tout le corps, principalement aux mollets.

Taches rouges à la cuisse et sur le tibia, sans douleur.

Sur diverses parties du corps, taches semblables à des piqûres de puces.

Hyosciamus. — Apparition et disparition alternatives de taches brunes sur tout le corps.

Iodium. — Tache rouge et brûlante au nez, au-dessous de l'œil.

Taches jaunes au cou.

Kali nitricum. — Petites taches rouges sur divers points du tibia, avec prurit violent.

Laurocerasus. — Les *éphélides* du visage semblent devenir plus visibles.

Ledum. — Taches rouges et pourpre sur la poitrine, avec prurit mordicant.

Petites taches rouges, rondes, insensibles, à la surface intérieure des bras, au bas-ventre et aux pieds.

Taches bleuâtres sur le tronc, semblables à des pétéchies.

Lycopodium. — Ephélides à la face.

Ephélides plus nombreuses sur le côté gauche du visage et sur le nez que sur les autres parties de la face.

Taches d'un rouge foncé, couvertes d'efflorescences remplies de pus, au visage, qui est rouge et bouffi.

Apparition subite de grandes taches d'un rouge clair à l'épigastre, autour du creux de l'estomac, et sur l'articulation du pouce, avec prurit et brûlement.

Grandes taches rouges aux jambes, sans douleur ni prurit.

Mercurius. — Taches rouges à la face.

Petites taches rouges et élevées, avec douleur pruriante et lancinante.

Murias Magnesiæ. — Tache rouge derrière le poignet, avec brûlement.

Natrum. — Taches jaunes sur le front et sur la lèvre supérieure.

Natrum muriaticum. — Dans la région du creux de l'estomac, petites taches rouges finement lancinantes au toucher, qui obligent à se frotter, et se transforment plus tard en pustules pruriantes.

Petites taches rouges au gland.

Après une sensation de chaleur à la face, au ventre, aux bras, et aux jambes, taches rouges du diamètre d'une tête d'épingle, et pruriantes, sur tout le corps, qui devient entièrement rouge après le grattement.

Nicotiana. — Taches rouges au visage.

A l'épaule, taches rouges, douloureuses au toucher.

Petroleum. — Taches brunes au carpe.

Tache rouge et lisse sur le gland.

Taches jaunes au bras.

Au genou, grande tache rouge qui au bout de quelque temps cause une douleur pressive.

Phellandrium. — Petites taches bleues, semblables à des pétéchies, sur le haut de l'entre-deux des mamelles, et au cou; elles sont insensibles, et disparaissent le jour suivant sans desquamation.

Phosphorus. — Taches jaunes au bas-ventre et sur la poitrine.

Taches brunes sur le tronc.

Un grand nombre d'éphélides le matin sur le nez, après un mouvement échauffant pendant la nuit.

Platina. — A la partie supérieure du bras, petite tache bleue indolente qui au bout de quelques jours diminue et prend une couleur rouge foncée.

Rhododendron. — Au nez, tache rouge clair, sensible au toucher.

A la surface intérieure de la cuisse, plusieurs taches d'un rouge foncé, avec douleur d'excoriation en marchant.

Rhus. — Taches rouges à la surface intérieure du prépuce, près du frein.

Taches rouges, larges comme des lentilles, et ayant au milieu de petites vésicules remplies de sérosité.

Sabadilla. — Le bas-ventre, les mains, et la poitrine, sont parsemés de taches rouges, non élevées, larges comme la tête d'une épingle, et qui deviennent plus rouges au grand air.

On remarque sur la peau du bras des places entièrement rouges et quelques points de la même couleur. Ni les uns ni les autres ne sont élevés. Ils ne produisent qu'une sensation de chaleur, sans prurit, et persistent au grand air.

Taches jaunes aux doigts.

Les deux mains sont parsemées de petites taches rouges.

Sambucus. — Taches rouges éparses sur les joues, avec sensation de brûlement.

Sepia. — Taches jaunes à la face, et bosse jaunâtre qui s'étend en travers sur la partie supérieure de la joue et sur le nez.

Au coude, taches brunes, grandes comme des lentilles, et peau dartreuse tout à l'entour.

Tache d'un rouge clair, de forme à peu près ronde, et de la grandeur d'un gros, à la partie inférieure de la paume de main, avec prurit violent.

Silicea.—Des taches blanches paraissent de temps en temps sur les joues.

Eruption de taches rouges, grandes comme des lentilles, couvertes d'efflorescences, sur la poitrine, les cuisses et le dos, avec prurit léger.

Spongia. — Taches rouges et pruriantes.

Stannum. — Une foule de petites taches rouges et indolentes sur le dos des deux mains.

Sur la jambe, petites taches jaunes, rondes, parmi lesquelles il s'en trouve quelques-unes d'une assez grande étendue.

Sulphur. — Ephélides sur la lèvre supérieure.

Sur la partie inférieure et la partie supérieure des bras, quand on les a lavés avec de l'eau de savon, taches rouges qui causent du brûlement.

Ephélides sur le dos et la poitrine, avec prurit le soir.

Tartarus emeticus. — Taches d'un jaune foncé et d'une grande étendue sur quelques-uns des doigts.

Sur les mains, petites taches rouges et indolentes, semblables à des piqûres de puces.

Teucrium. — Au milieu de la joue, tache d'un rouge clair, ayant au centre une petite élevure de forme aiguë. Cette tache est indolente; la pression lui fait perdre sa couleur, mais elle la reprend à l'instant.

Teplitzenses Thermæ. — Sur les cuisses et les jambes, taches rouges de la grandeur d'une pièce de deux gros.

Thuja. — Sur l'avant-bras, tache indolente marbrée de rouge.

Zincum. — Apparition, le soir, de petites taches rouges, rondes et insensibles, derrière le dos de la main.

Taches d'un rouge clair, insensibles, aux articulations postérieures de quelques-uns des doigts; la pression extérieure les fait disparaître, mais elles ne tardent pas à revenir.

XV. Verrues et Cors.

Acidum nitricum. — *Elancemens, picotement et prurit dans les verrues.*

Agaricus. — Douleur d'excoriation dans un cor.

Ambra. — Douleur d'excoriation dans une verrue au doigt.

Douleur d'excoriation dans les cors.

Antimonium crudum. — Douleur de pression dans un cor.

Argentum. — Brûlement rémittent dans un cor.

Bryonia. — Un cor indolent jusqu'alors devient pressif et douloureux, surtout quand on marche dessus, mais aussi en l'absence de cette cause.

Douleur d'excoriation dans les cors au moindre contact, même à celui des draps du lit.

On éprouve une douleur brûlante et lancinante dans un cor lorsqu'on le touche très-légèrement; mais une forte pression la fait cesser à l'instant.

Calcarea. — *Verrues.*

Douleur brûlante d'excoriation dans les cors.

Apparition d'un grand nombre de fort petites verrues.

Inflammation et ulcération d'excroissances qui ressemblent à des verrues, et sont situées derrière les oreilles.

Une verrue située dans le pli du coude s'enflamme, cause une douleur charbonneuse, sèche, et disparaît.

Causticum. — Anciennes verrues au nez ou dans les sourcils.

Élancemens, ou térébration, ou brûlement dans les cors.

Une nodosité au doigt se transforme en verrue.

Dulcamara. — Les mains se couvrent d'une espèce de verrues.

Graphites. — Les cors, sans être pressés, causent une douleur d'excoriation.

Hepar Sulphuris. — Une pression légère cause dans un cor indolent jusqu'alors une douleur de brûlement accompagnée d'une sensation lancinante.

Inflammation d'une verrue, et élancemens comme si elle devait entrer en suppuration.

Ignatia. — Les cors commencent à causer une douleur de brûlement.

Kali carbonicum. — Sensibilité douloureuse dans les cors.

Prurit dans une ancienne verrue.

Lycoperdon Bovista. — Apparition d'un point rouge sur une verrue dejà existante, qui se remplit de pus, et entre en suppuration.

Douleur extraordinaire dans un cor.

Lancination dans les cors.

Lycopodium. — Lancination dans les cors.

Magnes. — Un cor qui d'ailleurs est indolent, cause, quand on commence à marcher, une douleur brûlante d'excoriation.

Magnes arcticus. — La moindre excitation à la plante du pied produit dans un cor jusqu'alors indolent une douleur pressive d'excoriation.

Natrum. — Douleur térébrante dans les cors.

Une pression légère sur les verrues y cause de la douleur.

Natrum muriaticum. — Elancemens sourds dans les cors.

Douleur térébrante dans un cor.

Douleur de gerçure dans les anciennes verrues.

Apparition, à la paume de la main, de quelques verrues que la pression rend douloureuses.

Nux vomica. Les cors sont douloureux comme une plaie ou comme un furoncle.

Petroleum. — Le soir, au lit, douleur de brûlement dans une verrue au doigt, comme si elle devait entrer en suppuration.

Le soir, au lit, picotement dans une verrue au doigt, avec douleur d'excoriation au toucher.

Douleur de brûlement dans les cors.

Elancemens dans les cors.

Phellandrium. — Au côté du cou, efflorescence insensible qui ressemble à une verrue.

Phosphorus. — On ressent dans les cors une douleur qui pénètre jusqu'à la moelle des os.

Pression pénible et lancinante dans les cors, comme si l'on perçait la chair avec un canif.

Le soir, brûlement dans une verrue comme dans une plaie suppurante.

Rhododendron. — La nuit, au lit, douleur lancinante dans un cor.

Elancemens passagers dans les cors.

Rhus. — Douleur brûlante d'excoriation dans un cor.

Sepia. — Une verrue paraît se former au côté extérieur de la main.

Douleur pressive et brûlante dans un cor.

Lancination dans les cors, même pendant le repos; quand on les atteint, on y éprouve des élancemens qui font jeter les hauts cris.

Inflammation d'un cor.

Silicea. — Verrues au bras.

Elancemens dans les cors.

Formation d'un cor, avec douleur brûlante.

Grande sensibilité d'un cor au toucher.

Spigelia. — Formation, au second orteil, d'une excroissance élevée, insensible, qui ressemble à une verrue, et disparaît bientôt en laissant une cicatrice blanche.

Au second orteil, excroissance qui ressemble à une verrue, cause par elle-même une douleur mordicante, et une douleur brûlante quand elle est pressée par le soulier. Elle laisse une cicatrice épaisse de couleur blanche.

Sulphur. — On éprouve souvent dans les cors une lancination violente.

Brûlement lancinant dans un cor.

Douleur dans les cors comme s'ils étaient pressés par des souliers étroits.

Thuja. — Elancemens déchirans dans un cor.

Brûlement dans les cors.

Veratrum. — Elancemens violens dans un cor pendant qu'on est assis.

Douleur d'excoriation dans un cor quand on pose le pied sur les orteils.

****

DEUXIÈME PARTIE.

—

ÉRUPTIONS

CONSIDÉRÉES SOUS LE RAPPORT

DES DIVERSES SENSATIONS

QU'ELLES PRODUISENT.

I. Battement, Picotement.

Acidum phosphoricum. — Efflorescences sur le bout du nez, avec sensation pulsative.

Petroleum. — Le soir, au lit, picotement dans une verrue au doigt, avec douleur d'excoriation au toucher.

Zincum. — A la seconde phalange du quatrième doigt, efflorescence rouge dont le sommet se remplit de pus, et qui cause une douleur pulsative et brûlante.

II. Brûlement, Brûlure (douleur de).

Acidum muriaticum. — A la lèvre inférieure, ampoules de la grosseur d'un pois, jaunes et brûlantes.

Vésicules brûlantes sur le bout de la langue.

Nodosités de la grosseur d'un pois au coude et à l'avant-bras, avec prurit, ou brûlement pruriant.

Acidum nitricum. — *Vésicules brûlantes sur la langue.*

Eruption aux mains et entre les doigts, avec brûlement pruriant.

Acidum phosphoricum. — Efflorescences au genou et au mollet, avec prurit violent, et brûlement après qu'on les a grattées.

Aux membres supérieurs et inférieurs, taches rouges qui brûlent comme du feu.

Sur tout le corps, pourpre plutôt pruriant que brûlant.

Agaricus. — Efflorescences et prurit brûlant au mamelon.

Nodosités sur diverses parties du corps, avec prurit brûlant.

Aux bras, petites efflorescences grosses comme des grains de millet, avec prurit brûlant.

Ambra. — Vésicules dans la bouche, avec douleur de brûlure.

Ammonium. — Vésicules brûlantes sur la face interne de la lèvre inférieure.

Vésicules tantôt pruriantes, tantôt brûlantes, sur diverses parties du corps.

Argentum. — Petite vésicule à la langue, avec douleur brûlante d'excoriation.

Brûlement rémittent dans un cor.

10

Argilla. — Bubes à la poitrine et au cou, avec douleur de brûlement, ardeur au visage, et frissons dans les autres parties du corps.

Efflorescences sur le côté du nez, avec douleur lancinante et brûlante.

Au-dessus des épaules, éruption de petites nodosités rouges ayant au milieu une vésicule de forme aiguë, avec un peu de brûlement le soir.

Arsenicum. — Eruption pustuleuse sur le cuir chevelu et à la face, avec douleur brûlante.

Bubes noires causant une violente douleur de brûlement.

Sur plusieurs parties du corps, entre autres au front et sous la mâchoire, petites efflorescences qui causent une douleur brûlante et peu de prurit.

On éprouve un prurit brûlant comme celui que produisent des piqûres de cousin, et il paraît en même temps aux mains, entre les doigts, et au bas-ventre, des efflorescences blanchâtres, de forme aiguë, et dont le sommet contient une humeur séreuse.

Belladona. — Petites vésicules et douleur de brûlement au bord extérieur de la lèvre inférieure.

Entre la lèvre et le menton, efflorescences remplies de pus, avec douleur mordicante et brûlante, surtout la nuit.

Au menton, petites efflorescences très-nombreuses, de la nature du pourpre, et brûlantes au toucher.

Bryonia. — Eruption au bas-ventre et au dos, jusqu'à la nuque et aux avant-bras, avec douleur brûlante et mordicante avant minuit et le matin.

Vésicule au vermeil de la lèvre inférieure, avec douleur de brûlement.

Ampoules au bord du bout de la langue, avec mordication brûlante.

Efflorescences au bas-ventre et sur les hanches, avec prurit brûlant, et douleur de gerçure quand on les a grattées.

Aux jambes, autour des genoux et aux cuisses, petites efflorescences rouges, élevées, qui paraissent après la démangeaison et le grattement, et causent une douleur brûlante.

Petites taches rouges sur la peau des bras et des pieds, avec douleur comme celle que produisent les piqûres d'orties.

Aux bras, à la partie antérieure de la poitrine, et au-dessus des genoux, pourpre qui, le soir, avant qu'on se mette au lit, devient rouge, pruriant, et brûlant, et disparaît avec la démangeaison quand on s'est réchauffé dans le lit.

Petites croûtes ulcéreuses sur la lèvre inférieure, avec douleur brûlante au toucher.

On éprouve une douleur brûlante et lancinante dans un cor lorsqu'on le touche très-légèrement; mais une forte pression la fait cesser à l'instant.

Caladium. — Pourpre démangeant et brûlant à

l'avant-bras et à la poitrine. Sa disparition est immédiatement suivie d'une violente oppression de poitrine.

Au carpe, à l'avant-bras, et au coude, pourpre accompagné de vésicules blanches, pruriant à la chaleur, pendant la nuit, et brûlant après le grattement.

Calcarea. — Eruption botryoïde et enflammée à l'anus, avec douleur brûlante.

Sur le tibia, strie rouge composée de boutons de pourpre, avec prurit violent, et brûlement après qu'on l'a frottée.

Nodosité au bord de la lèvre de la vulve, avec douleur lancinante et brûlante.

Douleur brûlante d'excoriation dans les cors.

Cannabis. — A la fesse et sur la cuisse, petites efflorescences blanches, avec large bord rouge et lisse, qui brûlent comme du feu, surtout quand on est couché dessus ou qu'on les touche; elles laissent des taches d'un rouge brunâtre, douloureuses au toucher.

Cantharides. — Entre le menton et les lèvres, et au front, vésicules brûlantes au toucher.

Petites vésicules sur la joue, avec prurit, et brûlement après qu'on les a grattées.

Petite bube brûlante sur la fesse.

Dans la narine, efflorescence brûlante au toucher.

Efflorescences au front et aux joues, brûlantes seulement au toucher.

A la surface intérieure des bras et sur le milieu de la poitrine, efflorescences pruriantes, brûlantes après le grattement.

Carbo animalis. — Vésicules sur la langue, avec douleur de brûlure.

Ampoules brûlantes dans la bouche.

A la lèvre supérieure, vésicule brûlante au toucher.

Plusieurs petites nodosités au carpe et à la nuque, et nodosité de la grosseur d'une noisette sur le pied, avec prurit violent, qui devient brûlant après le grattement.

Sur le dos des mains, nodosité blanche, pruriante, qui devient rouge et brûlante après le grattement.

Causticum. — Exanthèmes de la grosseur d'une tête d'épingle, sans humidité, creux au sommet, causant une démangeaison violente, et du brûlement après qu'on s'est gratté. Ils ont leur siége sur le front, la nuque, les omoplates, les bras, l'hypogastre, et plus particulièrement sur les cuisses et dans le pli des jarrets, et démangent surtout à la chaleur; hors de la chaleur et avant le grattement ils sont presque entièrement cachés dans la peau, et d'une couleur blanchâtre; mais le moindre grattement les fait paraître, et ceux qu'on a écorchés laissent des taches rouges.

10*

Eruption de vésicules brûlantes *au visage.* Le toucher en fait sortir une sérosité corrosive qui forme une croûte en séchant.

Efflorescences sur différentes parties du corps, avec prurit cuisant et corrosif, et brûlement après qu'on s'est gratté.

Elancemens, ou térébration, ou brûlement dans les cors.

China. — Petites vésicules contenant une humeur séreuse, ayant leur siége au jarret et sur la face intérieure des bras, avec prurit brûlant à la chaleur, et au lit pendant la nuit.

Cicuta. — Au visage (et aux mains), éminences de la grosseur d'une lentille. A leur apparition elles causent une douleur brûlante, puis deviennent confluentes, prennent une couleur rouge foncée, et se dépouillent ensuite de leur peau.

A la lèvre supérieure, au bord du vermeil, vésicule causant un prurit brûlant.

Cocculus. — Sorte de pustules dures, sans liquide, semblables à des nodosités, entourées d'un cercle rouge, causant tout le jour de la démangeaison avec douleur brûlante, ayant leur siége sur les membres, et en particulier sur le poignet et sur le dos des doigts.

Crocus. — Taches rouges circonscrites au visage, avec brûlement.

Daphne. — Vésicules sur la langue et les gencives, avec douleur de brûlement.

Pustules rouges au côté extérieur des bras et des pieds, avec brûlement titillant quand on se déshabille.

Sur la poitrine, taches rouges qui ressemblent à des piqûres de puces, causent un brûlement violent, et obligent à se gratter.

Digitalis. — Sur le front, nodosité rouge, avec douleur brûlante et mordicante dont le toucher augmente la violence.

Dulcamara. — Au pli du coude, efflorescences rouges, visibles le matin et le soir à la chaleur de la chambre; elles occasionent un prurit finement lancinant, et du brûlement après qu'on s'est gratté.

Aux bras et aux cuisses, éruption semblable à des tumeurs urticaires blanches, avec aréole rouge, prurit lancinant qui n'affecte que les tumeurs elles-mêmes, et brûlement après qu'on les a frottées.

Graphites. — Vésicules brûlantes à la surface inférieure et au bout de la langue.

Petites efflorescences nombreuses, rouges, pruriantes, dont le sommet est rempli de pus. Elles sont brûlantes après le grattement, et disparaissent ensuite.

Dans l'une des narines et sur la lèvre supérieure, efflorescences d'abord pruriantes, et ensuite brûlantes.

Erysipèle sur les deux côtés du visage,
avec douleur brûlante et lancinante.

Gratiola. — Sur la poitrine, efflorescences insensibles, de la grandeur d'un grain de millet, jaunes
au sommet, et brûlantes après le grattement.

Hepar Sulphuris. — Vésicules et ulcères au côté
du menton, vers la lèvre inférieure, avec sensation brûlante.

Prurit brûlant sur le tronc, principalement
le matin. Après le grattement il se montre des
ampoules blanches qui laissent échapper des
gouttes de la même couleur, et ensuite ne
tardent pas à disparaître.

Une pression légère cause dans un cor indolent jusqu'alors une douleur de brûlement accompagnée d'une sensation lancinante.

Ignatia. — Les cors commencent à causer une douleur de brûlement.

Iodium. — Tache rouge et brûlante au nez, au-
dessous de l'œil.

Kali carbonicum. — Efflorescences brûlantes et
mordicantes aux parties génitales.

Kali hydriodicum. — Ampoule sur le bout de
la langue, avec douleur brûlante.

Au-dessous de l'angle de la bouche, nodosité brûlante qui a son siége dans le tissu de
la peau.

Kali nitricum. — Il paraît quelquefois tout-à-
coup sur le ventre des vésicules brûlantes qui

contiennent une humeur claire et jaunâtre. Quand on les gratte, elles crèvent, et le brûlement cesse.

Laurocerasus. — Rougeur entre les doigts, accompagnée de petites vésicules perceptibles seulement au toucher, avec prurit violent, et brûlement après qu'on s'est gratté.

Ledum. — Efflorescence remplie de pus au bord de la lèvre supérieure, avec prurit brûlant qui oblige à se gratter, et augmente par le grattement.

Lycoperdon Bovista. — Sur la poitrine, sur la main, et au pied, éruption d'efflorescences grosses comme des lentilles, rouges, dures, très-pruriantes, et brûlantes.

Depuis les pieds inclusivement, jusqu'au milieu des mollets, petites efflorescences rouges, de la nature du pourpre, avec douleur brûlante et pruriante.

Lycopodium. — A la surface interne de la lèvre supérieure, espèce de bube blanche, avec douleur brûlante pendant le repos, et sans douleur lorsqu'on mange.

Larges efflorescences entre les omoplates et à la nuque, avec sensation brûlante.

Sur l'omoplate, gros furoncle entouré d'inflammation, avec douleur brûlante et lancinante.

Apparition subite de grandes taches d'un rouge clair à l'épigastre, autour du creux de l'estomac,

et sur l'articulation du pouce, avec prurit et brûlement.

Magnes. — Un cor qui d'ailleurs est indolent,
cause, quand on commence à marcher, une
douleur brûlante d'excoriation.

Magnes arcticus. — Douleur brûlante dans une
efflorescence dartreuse.

Douleur de gerçure, avec brûlement presque
déchirant, dans une efflorescence dartreuse.

Magnes australis. — Petites efflorescences à la
nuque, avec brûlement pruriant.

Magnesia. — Taches sur le tibia, avec douleur
brûlante.

Manganum. — Vésicules brûlantes au côté de la
langue.

Aux cuisses, efflorescences dont le sommet se
recouvre d'une croûte. Elles causent un prurit
brûlant le matin et le soir, et une douleur d'excoriation et d'ulcération après le frottement.

Mercurius. — A la surface intérieure des joues,
ampoules élevées, blanches, rondes, se dépouillant d'elles-mêmes de leur peau, et causant une
douleur de brûlement.

Au lobe de l'oreille droite, efflorescence brûlante, corrosive, pruriante, et humide, d'un aspect
écailleux, et ressemblant à une petite dartre.

A l'avant-bras et au carpe, grandes taches
rouges, excoriées, écailleuses, d'un pouce de
diamètre, avec douleur brûlante.

Dartres brûlantes au toucher.

Dartres sèches et élevées sur tout le corps, particulièrement aux jambes, aux bras, aux poignets, aux mains, et même entre les doigts, avec prurit brûlant.

Sur le dos de la main, nodosité rouge, causant, à sa naissance, une sensation brûlante.

Sur le cuir chevelu, un grand nombre de croûtes pruriantes par elles-mêmes, et brûlantes après le grattement.

A la lèvre supérieure, surtout au bord, éruption de croûtes jaunes, avec douleur brûlante et mordicante.

Murias Magnesiæ.—Un grand nombre de grosses ampoules tensives, brûlantes, de couleur claire, se montrent tout-à-coup sur le vermeil de la lèvre supérieure.

Tache rouge derrière le poignet, avec brûlement.

On éprouve dans une dartre située derrière l'oreille un prurit violent, et du brûlement après qu'on s'est gratté.

Entre les épaules et sur la poitrine, petites efflorescences violemment pruriantes, et brûlantes après le grattement.

Natrum. — Petites vésicules près de l'aile du nez, avec douleur brûlante au toucher.

Ampoule blanche, de la grosseur d'une lentille, sur le vermeil de la lèvre supérieure. Elle produit une douleur brûlante d'excoriation au toucher, et plus tard elle se transforme en croûte.

Vésicule blanche, entourée d'une large aréole rouge, sur la première articulation de l'index, avec brûlement comme celui que produisent les piqûres d'orties.

Efflorescences au menton, avec douleur brûlante.

Au front, nodosité rouge dont le sommet contient du pus, et qui cause une douleur brûlante d'excoriation.

Nairum muriaticum. — Plusieurs ampoules au vermeil de la lèvre inférieure, avec douleur de brûlement et de gerçure quand la lèvre est mouillée.

Ampoules à la langue, avec douleur de brûlement en mangeant.

Petites nodosités dures au milieu du front et à la nuque, avec douleur brûlante au toucher.

Niccolum. — Petites efflorescences brûlantes à la face interne de la lèvre inférieure.

Petites nodosités à la surface interne de la lèvre supérieure, avec brûlement lorsqu'on mange.

Nicotiana. — A l'épaule, taches rouges, douloureuses au toucher.

Nux vomica. — Pourpre sur les deux cuisses pendant les règles, avec prurit brûlant.

Eruption pourpreuse au genou, avec prurit brûlant.

Oleander. — Prurit brûlant au front, à la joue, et au bout du menton; à cette démangeaison succèdent de petites nodosités indolentes dont le bord est dur et élevé.

Oleum animale æthereum. — A la partie inférieure du vomer, petites efflorescences qui percent, suintent, et occasionent une douleur brûlante.

A l'orifice des narines, petite efflorescence brûlante seulement quand on presse dessus.

Petroleum. — Inflammation et espèce d'érysipèle à la peau du bras, avec douleur brûlante.

Le soir, au lit, douleur de brûlement dans une verrue au doigt, comme si elle devait entrer en suppuration.

Douleur de brûlement dans les cors.

Phellandrium. — Vésicules rouges, brûlantes comme du feu, au bord de la langue, vers l'extrémité de cet organe.

Les efflorescences qui ont leur siège sur la lèvre supérieure commencent à devenir brûlantes.

Phosphorus. — Vésicules dans la coquille de l'oreille, avec douleur brûlante.

Eruption sur l'un des seins, avec tuméfaction, rougeur, brûlement, et lancination. Cet exanthème se transforme en abcès suppurant.

11.

Le soir, brûlement dans une verrue comme dans une plaie suppurante.

Plumbum. — Quelques efflorescences causant une douleur brûlante surtout quand on parle, paraissent tout-à-coup le soir sur le bout de la langue.

Pulsatilla. — A la jambe, efflorescences qui suintent une humeur séreuse, et causent une douleur brûlante.

Eruption croûteuse au tragus, avec douleur brûlante et mordicante, et suintement d'un liquide séreux.

Ranunculus. — *Ampoules aux doigts.* Quand on les a percées, elles répandent une lymphe jaunâtre, avec douleur de brûlement. Il se forme ensuite des *vésicules profondes, transparentes, d'un bleu foncé, peu élevées, avec prurit brûlant et insupportable.* Après le grattement elles se recouvrent *d'une croûte dartreuse ressemblant à de la corne.*

Ratanhia. — Plusieurs petites vésicules brûlantes au toucher, sur le vermeil de la lèvre supérieure.

Rhus. — Taches et stries rouges et brûlantes au côté intérieur des genoux, avec de petites ampoules qui sèchent promptement.

Sur tout le corps, à l'exception du cuir chevelu, de la paume des mains, et de la plante des pieds, éruption brûlante de petites vésicules remplies de sérosité, et rougeur de la peau.

Au côté du menton, efflorescences dont le sommet contient du pus. Elles occasionent un brûlement continuel, et, seulement au toucher, une douleur comme celle qui résulterait de l'introduction d'un instrument tranchant.

Au carpe et sur la partie inférieure de la joue, efflorescences qui ressemblent à la gale, avec prurit brûlant, et sensation de gerçure après le grattement.

Eruption dartreuse autour de la bouche et du nez, quelquefois avec douleur spasmodique, démangeante et brûlante.

Sur l'articulation moyenne du doigt annulaire, nodosité enflammée, avec douleur pruriante et brûlante qui se transforme quelquefois en lancination lente.

Erysipèle, tuméfaction, pustules aux bras et aux mains, avec brûlement et prurit.

Douleur brûlante d'excoriation dans un cor.

Sabadilla. — Sur le devant du genou, ampoule blanche avec bord rouge et douleur de brûlement.

Sur les deux avant-bras, petites efflorescences qui ont leur siége dans la peau, avec prurit brûlant.

Sambucus. — Taches rouges éparses sur les joues, avec sensation de brûlement.

Sassaparilla. — Au côté intérieur du poignet, derrière le petit doigt, grosse ampoule de couleur claire, paraissant tout-à-coup, d'abord pruriante, puis brûlante, répandant une sérosité limpide quand on l'ouvre, après quoi elle devient encore plus brûlante, et reste long-temps enflammée.

Senega. — Vésicules à la lèvre supérieure, près du nez et de l'angle de la bouche, avec sensation de brûlement, pruriantes au toucher.

Sepia. — Vésicules brûlantes au toucher sur les gencives.

Langue couverte de vésicules, avec douleur de brûlure.

Douleur pressive et brûlante dans un cor.

Silicea. — A l'avant-bras, depuis le poignet jusqu'au coude, un grand nombre de nodosités dures de la grosseur d'un pois, qui ont l'aspect d'ampoules, sont placées sur un fond rouge, causent un prurit brûlant, et ne durent qu'une nuit.

Formation d'un cor, avec douleur brûlante.

Spigelia. — Sur la langue ou au palais, vésicules produisant une sensation brûlante au toucher.

Nodosité dure et rougeâtre à la paume de la main, sur un point où l'on éprouvait la veille un prurit brûlant.

Au second orteil, excroissance qui ressemble à une verrue, cause par elle-même une douleur mordicante, et une douleur brûlante quand elle est pressée par le soulier. Elle laisse une cicatrice épaisse de couleur blanche.

Spongia. — Vésicules à la surface intérieure de la joue et au bord de la langue, avec douleur lancinante et brûlante.

Squilla. — Sur le dos, éruption d'efflorescences entièrement rouges, dont le sommet est rempli d'une petite quantité de pus, avec prurit lancinant auquel se joint du brûlement après qu'on les a grattées.

Stannum. — Efflorescence dans le sourcil, causant par elle-même une douleur brûlante, et une douleur pressive au toucher.

Staphysagria. — A l'avant-bras, éminence rouge au milieu de laquelle est une vésicule remplie de pus. Cet exanthème produit par lui-même, pendant le repos, une douleur de brûlement, et au toucher une douleur d'ulcération.

Vésicule au bord du vermeil de la lèvre inférieure, avec brûlement lancinant au toucher.

Au vermeil de la lèvre supérieure, efflorescence couverte d'une croûte, avec sensation brûlante.

Efflorescences à la jambe, avec douleur brûlante et pruriante.

Sur les côtes inférieures, éruption dartreuse de petites efflorescences rouges et rapprochées, avec lancination fine, brûlante et pruriante comme par des orties; la place est douloureuse après le frottement; frissonnement dans cette région et sur l'épigastre.

Sur les mains, dartres (*efflorescences dar-treuses*) pruriantes le soir, et brûlantes après le grattement.

Sur tout le ventre et sur les cuisses, éruption de nodosités grosses comme des pois, pruriantes par elles-mêmes, avec suintement accompagné de douleur brûlante quand on les a écorchées en se grattant.

Strontiana. — Petites efflorescences rougeâtres à l'articulation et au dos du pied, avec prurit excessivement brûlant, dont la violence augmente encore après le grattement.

Sulphur. — Eruption avec démangeaison brûlante.

Vésicules dans la bouche, avec douleur brûlante.

Sur la partie inférieure et la partie supérieure des bras, quand on les a lavés avec de l'eau de savon, taches rouges qui causent du brûlement.

Brûlement lancinant dans un cor.

Teplitzenses Thermæ. — Sur tout le corps, à l'exception des bras et des jambes, petites efflorescences rouges de forme aiguë, qui affectent la superficie de la peau, obligent à se gratter, et deviennent brûlantes après le grattement.

Thuja. — Efflorescences pruriantes sur la fesse et aux genoux, avec brûlement au toucher et après le grattement.

Au mollet, nodosités blanches de la grosseur d'une noisette, avec prurit violent sur une grande surface, et douleur lancinante et brûlante après le frottement.

Brûlement dans les cors.

Veratrum. — Eruption pourpreuse pruriante même pendant le jour lorsqu'on a chaud. Après le grattement on éprouve du brûlement dans les points affectés, et l'on voit paraître des tumeurs semblables à celles que produisent les orties.

Zincum. — A la seconde phalange du quatrième doigt, efflorescence rouge, contenant du pus au sommet, avec douleur pulsative et brûlante.

Au vermeil de la lèvre inférieure, nodosité d'abord pruriante, et ensuite brûlante.

III. **Excoriation** (douleur d').

Acidum phosphoricum. — Grande efflorescence au front, avec douleur d'excoriation.

Grosse nodosité rouge derrière le lobe de l'oreille, avec douleur d'excoriation.

Douleur d'excoriation dans les verrues humides, quand on marche ou qu'on est assis.

A l'avant-bras et au cou, petits boutons rouges, lisses, entourés de rougeur, insensibles par eux-mêmes, et causant une douleur d'excoriation au toucher.

Agaricus. — Douleur d'excoriation dans un cor.

Ambra. — Sur le milieu du front, tout près des cheveux, efflorescence rouge, avec douleur d'excoriation au toucher, sans suppuration.

Nodosités sous la langue, avec douleur d'excoriation.

Douleur d'excoriation dans une verrue au doigt.

Douleur d'excoriation dans les cors.

Anacardium. — Sur le cuir chevelu, bosses de la grosseur d'une lentille, avec douleur d'excoriation quand on les gratte, et même quand on les touche.

Argentum. — Petite vésicule à la langue, avec douleur brûlante d'excoriation.

Argilla. — Efflorescence sur la joue, avec douleur d'excoriation au toucher.

Baryta. — Il paraît une efflorescence sous l'articulation postérieure du doigt du milieu. Elle reste dans un état stationnaire pendant quelques jours, après lesquels il se forme au centre un point jaune qui, lorsqu'il est ouvert, laisse échapper du pus. Cette efflorescence, indolente par elle-même, produit au toucher une douleur d'excoriation.

Belladona. — Au bras, sous l'articulation du coude, efflorescence d'un rouge foncé, sans suppuration, insensible par elle-même, causant une douleur d'excoriation au toucher.

Bryonia. — Douleur d'excoriation dans les cors au moindre contact, même à celui des draps du lit.

Calcarea. — Douleur brûlante d'excoriation dans les cors.

Carbo vegetabilis. — Petite bosse sur le front, près des cheveux, avec douleur d'excoriation quand on presse sur la partie affectée.

Causticum. — Nodosités sous la peau, qui atteignent jusqu'à la grosseur d'une noisette, et ont leur siége à la mamelle droite, sous le bras droit, sur le côté droit du dos, et au pli du coude, avec douleur de lancination au toucher, et d'excoriation quand on presse sur la partie affectée; plus tard elles causent par elles-mêmes une douleur lancinante.

Daphne. — Sur l'un des côtés du cou, efflorescence rouge, lisse, avec douleur d'excoriation au toucher, mais sans suppuration. Elle se transforme au bout de plusieurs jours en une nodosité indolente située sous la peau.

Graphites. — Place croûteuse sur le sommet de la tête, avec douleur d'excoriation au toucher.

Les cors, sans être pressés, causent une douleur d'excoriation.

Guajacum. — Dans le sourcil, efflorescence dure, blanche au sommet, avec douleur d'ulcère malin et d'excoriation au toucher.

Efflorescence dans le nez, avec douleur d'excoriation.

Hepar Sulphuris. — Au sternum, efflorescences causant une douleur très-sensible, comme celle que produit une plaie, et contenant du pus au sommet.

Sur le cuir chevelu et à la nuque, efflorescences qui ressemblent à des tumeurs urticaires,
avec douleur d'excoriation au toucher seulement.

Au menton, au-dessus et au-dessous de la
bouche, et au cou, efflorescences qui ressemblent
à des tumeurs urticaires, et causent une douleur
d'excoriation au toucher.

Hyosciamus. — Au coude, quelques efflorescences
causant une douleur d'excoriation au toucher.

Lamium album. — Au pli qui est près de l'aile du nez,
efflorescence pruriante par elle-même, et causant
une douleur d'excoriation quand on la touche.

Lycoperdon Bovista. — Sur les deux pieds, à la
racine des orteils, petites vésicules rouges, avec
douleur d'excoriation.

Magnes. — Près du vermeil de la lèvre supérieure, à peu de distance de l'angle, efflorescence
blanche, ou nodosité rouge et enflammée, avec
douleur d'excoriation augmentant lorsqu'on remue ou qu'on touche les parties affectées.

Efflorescences au cou, sous le menton, avec
prurit augmentant par le toucher, et simple
douleur d'excoriation.

Un cor qui d'ailleurs est indolent, cause, quand
on commence à marcher, une douleur brûlante
d'excoriation.

Magnes arcticus. — A la face, près du nez,
nodosité où le toucher produit une douleur
semblable à celle qu'on éprouve dans une plaie ;

quand on ne la touche pas, on y ressent quelques élancemens rares et lents.

Pour peu que la partie inférieure du pied soit serrée, on éprouve dans un cor jusqu'alors indolent une douleur pressive d'excoriation.

Manganum. — Aux cuisses, efflorescences dont le sommet se recouvre d'une escarre. Elles causent un prurit brûlant le matin et le soir, et une douleur d'excoriation et d'ulcération après le frottement.

A la partie postérieure de la langue, nodosité où la pression produite par le bout de la langue ou par les alimens qu'on avale, cause une douleur d'excoriation.

Natrum. — Ampoule blanche de la grosseur d'une lentille sur le vermeil de la lèvre supérieure. Elle produit une douleur brûlante d'excoriation au toucher, et plus tard elle se transforme en croûte.

Vésicules rouges, pleines de liquide, au pli du coude et à l'aine, avec douleur d'excoriation au toucher.

Bube suppurante à la nuque, avec douleur d'excoriation au toucher seulement.

Au front, nodosité rouge dont le sommet contient du pus, et qui cause une douleur brûlante d'excoriation.

Natrum muriaticum. — Sur la cuisse, grande efflorescence pruriante, avec aréole rouge, et douleur d'excoriation quand on gratte la partie affectée.

Nicotiana. — Petites vésicules pruriantes sur le tronc, entourées d'une aréole rouge, remplies d'un liquide jaunâtre, et causant une douleur d'excoriation au toucher.

Nux vomica. — Les cors sont douloureux comme une plaie ou comme un furoncle.

Oleum animale æthereum. — Deux vésicules sous la peau de l'occiput, avec douleur d'excoriation augmentée par le toucher.

Petroleum. — Le soir, au lit, picotement dans une verrue au doigt, avec douleur d'excoriation au toucher.

Rhododendron. — A la surface intérieure de la cuisse, plusieurs taches d'un rouge foncé, avec douleur d'excoriation en marchant.

Rhus. — Au bord de la lèvre inférieure, près des angles, efflorescences en pelote, d'abord remplies d'une humeur séreuse. Elles causent par elles-mêmes une mordication semblable à celle que produit le sel, et au toucher une sensation d'excoriation.

Douleur brûlante d'excoriation dans un cor.

Sabina. — A la joue, sur la partie la plus rapprochée de la bouche, et à la tempe, nodosité couverte d'une efflorescence, avec douleur d'excoriation augmentée par le toucher.

Spigelia. — Efflorescence rouge au cou, avec douleur d'excoriation au toucher.

En dedans et en dehors des narines, éruption dartreuse, avec sensation d'excoriation au toucher.

Spongia. — Vésicules au bord de la langue, avec douleur d'excoriation.

Stannum. — A la face, efflorescences pruriantes, avec douleur d'excoriation quand on les touche ou qu'on les lave.

Staphysagria. — A la partie postérieure et intérieure de la grande lèvre droite de la vulve, ampoule causant par elle-même de la mordication, et au toucher une douleur d'excoriation.

Les efflorescences à la face occasionent quelquefois par elles-mêmes une douleur tensive d'excoriation, et au toucher une douleur comme de suppuration intérieure.

Teucrium. — Au-dessous de la narine, grande efflorescence rouge, avec sensation mordicante d'excoriation au toucher.

Au lobe de l'oreille, éruption sèche, comme une dartre écailleuse; la peau est crevassée, et se détache peu à peu en petites écailles blanches; on y éprouve une douleur d'excoriation au toucher.

Thuja. — Vésicule blanche au côté de la langue, tout près de la racine, avec douleur d'excoriation.

Aux deux côtés du cou, petites efflorescences rouges formant une rangée sans intervalle, qui se dirige du derrière au devant, avec sensation d'excoriation au toucher.

Veratrum. — A la face, prurit fourmillant, plutôt mordicant que lancinant, auquel succèdent de petites efflorescences rouges dont les bords sont rouges, durs et élevés, et dont le sommet, brun dans le principe, se remplit ensuite d'un pus jaune. Ces exanthèmes, d'abord indolens, causent, à leur maturité, une douleur d'excoriation au toucher.

Douleur d'excoriation dans un cor quand on pose le pied sur les orteils.

Zincum. — Au côté du scrotum, petite efflorescence rouge autour de la racine d'un poil, avec douleur d'excoriation.

Efflorescences sur le dos, le front, et l'un des orteils, avec douleur pressive d'excoriation au toucher.

IV. **Gerçure (douleur de).**

Bryonia. — Eruption au-dessous de l'angle des lèvres, avec douleur de gerçure.

Conium. — Ampoules au bord du vermeil de la lèvre supérieure, avec douleur de gerçure.

Helleborus. — Plusieurs petites vésicules entre les articulations des doigts, avec douleur de gerçure au toucher, humides pendant quelque temps, et ensuite croûteuses.

Laurocerasus. — Petit furoncle à l'angle de la bouche, avec douleur de gerçure au toucher.

Magnes arcticus. — Douleur de gerçure et brûlement presque déchirant dans une dartre.

Natrum muriaticum. — Eruption sur le vermeil
des lèvres, avec douleur de gerçure.

Sur la racine du nez, plusieurs vésicules qui
causent une douleur de gerçure, et se transforment en croûtes.

Vésicules sur la langue, avec douleur de gerçure.

Grand nombre d'ampoules au vermeil de la
lèvre inférieure, avec brûlement et douleur de
gerçure quand la lèvre est humide.

Douleur de gerçure dans les anciennes verrues.

Nux vomica. — Pourpre pruriant sur les bras,
avec douleur de gerçure après le frottement.

Phellandrium. — Dans la narine, rangée de vésicules d'abord pruriantes, ensuite confluentes,
et causant, seulement après avoir été égratignées,
une douleur de gerçure.

Rhus. — Au carpe et sur la partie inférieure de
la joue, efflorescences qui ressemblent à la gale,
causent un prurit brûlant, et une douleur de
gerçure après le grattement.

Sabina. — Prurit aux mollets, et apparition sur
cette partie, après le grattement, d'efflorescences rouges qui occasionent une douleur de
gerçure.

Silicea. — *Au bord de la lèvre supérieure, vésicules* qui, au toucher, occasionent une douleur finement lancinante ou de gerçure.

v. **Incisive (douleur).**

Graphites. — Ampoule à la lèvre supérieure, avec douleur incisive.

Lycopodium. — Eruption au bord du vermeil de la lèvre supérieure, avec douleur incisive pendant le mouvement des lèvres ou lorsqu'on touche l'exanthème.

Phosphorus. — Dartre à l'angle de la bouche (avec douleur incisive et lancinante).

Rhus. — Au côté du menton, efflorescences dont le sommet contient du pus. Elles occasionent un brûlement continuel, et au toucher une douleur comme celle qui résulterait de l'introduction d'un instrument tranchant.

vi. **Lancination.**

Acidum muriaticum. — Furoncles au dos, avec douleur lancinante au toucher.

Acidum nitricum. — Tumeur enflammée (érysipèle) à la joue, avec douleur lancinante, nausées, frissons et chaleur.

    Elancemens, picotement et prurit dans les verrues.

Antimonium crudum. — Sur plusieurs parties

du corps, particulièrement au visage, au genou, sur le nez, petites efflorescences rouges, vésiculeuses au sommet, presque semblables à la
petite-vérole volante, et dans lesquelles la pression cause une douleur lancinante.

Au visage, plusieurs efflorescences qui produisent une douleur comme celle des piqûres
de cousin, et ne tardent pas à disparaître.

Sous le menton, un grand nombre de petits
points rouges dont le milieu est blanc, avec douleur lancinante quand on passe la main sur les
poils de la barbe.

Argilla. — Petite efflorescence à la paupière inférieure, avec douleur lancinante.

Efflorescences sur le côté du nez, avec douleur
lancinante et brûlante.

Arnica. —Efflorescence à la nuque, par côté, avec
douleur de lancination et d'ulcération au toucher.

Entre le pouce et l'index, efflorescence pruriante, avec douleur finement lancinante au
toucher, comme si elle renfermait un corps
étranger.

Belladona. — Sur la lèvre supérieure, efflorescences produisant par elles-mêmes une sensation
de fourmillement, et une lancination pruriante
au toucher.

Efflorescence au côté du menton, avec lancination pruriante; il y a plus d'élancement que de
démangeaison.

Au dos, et principalement aux omoplates, grandes efflorescences rouges, au sommet desquelles on éprouve une douleur finement lancinante.

Efflorescence sous le coude, avec douleur lancinante au toucher.

A l'angle de la mâchoire inférieure, bosse rouge, dure, indolente par elle-même; la pression y cause une douleur lancinante.

Bryonia. — Entre le pouce et l'index, efflorescence où le toucher produit une lancination fine, et même une douleur lancinante d'excoriation.

Au-dessous du genou, efflorescence pleine de pus, lancinante au toucher.

On éprouve une douleur brûlante et lancinante dans un cor lorsqu'on le touche très-légèrement, mais une forte pression la fait cesser à l'instant.

Calcarea. — La marche produit au talon des ampoules qui se transforment en une espèce de gros furoncle causant une douleur lancinante et pruriante.

Efflorescence très-douloureuse dans la narine, avec sensation pruriante et lancinante.

Abcès sur la joue, avec douleur lancinante.

Furoncle sur le dos de la main, avec douleur lancinante.

Nodosité au bord de la lèvre de la vulve, avec douleur lancinante et brûlante.

Capsicum. — Efflorescences sur le bout de la langue, avec douleur lancinante au toucher.

Causticum. — Efflorescences rouges et pleines de pus au côté du front, à la tempe, sur le nez, et sur le milieu du menton, avec douleur lancinante au toucher. En se guérissant, elles se couvrent d'une croûte.

Efflorescence à l'angle de la bouche, avec douleur lancinante et fourmillante.

Nodosités sous la peau, qui atteignent jusqu'à la grosseur d'une noisette, et ont leur siége à la mamelle droite, sous le bras droit, sur le côté droit du dos, et au pli du coude, avec douleur de lancination au toucher, et d'excoriation quand on presse sur la partie affectée; plus tard elles causent par elles-mêmes une douleur lancinante.

Elancemens, ou térébration, ou brûlement dans les cors.

Chamomilla. — *Vésicules sur et sous la langue, avec douleur lancinante.*

Clematis. — Efflorescences nombreuses, principalement sur le front. Elles causent, à leur naissance, une lancination fine, et sont un peu douloureuses au toucher.

Daphne. — Efflorescences isolées et élevées autour des cuisses, avec douleur lancinante au toucher.

Datura. — Une foule de nodosités semblables à des tumeurs urticaires, paraissent sur plusieurs parties du corps, et jusque dans la paume de la main, avec prurit semblable à celui que produisent les orties, et qui est augmenté par le frottement.

Drosera.—A la face, petites efflorescences isolées, avec sensation finement lancinante seulement au toucher, et au milieu desquelles se forme une vésicule remplie de pus.

Au dos de la main et derrière le poignet, taches rouges, élevées, de la grandeur d'une lentille, d'abord douloureuses; ensuite l'une d'elles cause des élancemens prurians qui sont augmentés par le frottement.

Dulcamara. — Au pli du coude, efflorescences rouges, visibles le matin et le soir à la chaleur de la chambre; elles occasionent un prurit finement lancinant, et du brûlement après qu'on s'est gratté.

Bosses (tumeurs urticaires) au front, avec douleur lancinante au toucher.

Aux bras et aux cuisses, éruption semblable à des tumeurs urticaires blanches, avec aréole rouge, prurit lancinant qui n'affecte que les tumeurs elles-mêmes, et brûlement après qu'on les a frottées.

Graphites. —Grosses ampoules pleines de pus aux petits orteils, avec douleur lancinante.

Erysipèle sur les deux côtés du visage, avec douleur brûlante et lancinante.

Helleborus. — Efflorescence au bout de la langue, avec douleur lancinante au toucher.

Hepar Sulphuris. — Sur la dernière côte droite, abcès lancinant par lui-même, et très-douloureux au toucher.

Une pression légère cause dans un cor indolent jusqu'alors une douleur de brûlement accompagnée d'une sensation lancinante.

Inflammation d'une verrue, et élancemens comme si elle devait entrer en suppuration.

Kali carbonicum. — A l'anus, efflorescences ulcéreuses, avec lancination.

Kali nitricum. — Sur l'épaule, petite efflorescence qui cause une violente douleur de lancination, et excite à se gratter.

Ledum. — Nodosités rouges à la face, avec douleur lancinante au toucher.

Lycoperdon Bovista. — Lancination dans les cors.

Lycopodium. — Plusieurs petits furoncles sur les mains, avec douleur lancinante au toucher.

Sur l'omoplate, gros furoncle entouré d'inflammation, avec douleur brûlante et lancinante.

Lancination dans les cors.

Magnes arcticus. — Efflorescences à la narine, avec sensation lancinante et pruriante.

A la face, près du nez, nodosité où le toucher produit une douleur semblable à celle qu'on éprouve dans une plaie; quand on ne la touche pas, on y ressent quelques élancemens rares et lents.

Magnesia. — Devant l'épaule, nodosité dure, qui a son siége dans la profondeur du tissu de la peau, est accompagnée de rougeur, et cause, seulement quand on presse dessus, une douleur charbonneuse et des élancemens.

Manganum. — Efflorescence à l'angle des lèvres, avec douleur tensive, corrosive, et lancinante, quand on remue la bouche ou qu'on touche la partie affectée.

Mercurius. — Sur la fesse, efflorescence rouge, dont le sommet est blanc, avec douleur lancinante.

Petites taches rouges et élevées, avec douleur pruriante et lancinante.

Natrum muriaticum. — Dans la région du creux de l'estomac, petites taches rouges finement lancinantes au toucher, qui obligent à se frotter, et se transforment plus tard en pustules pruriantes.

Eruption pourpreuse sur tout le corps, avec lancination dans la peau.

Elancemens sourds dans les cors.

Nux vomica. — Furoncles à la cuisse, avec violente douleur de lancination.

Au bord de la lèvre, éruption de croûtes ulcéreuses qui causent une douleur lancinante à leur apparition.

Petroleum. — Au-dessus de la lèvre supérieure, efflorescence croûteuse, avec douleur lancinante qui cesse lorsqu'on touche la partie affectée.

Efflorescence à l'angle de la bouche, avec douleur lancinante.

Furoncle sur l'avant-bras, avec douleur lancinante au toucher.

Elancemens dans les cors.

hosphorus. — Dartre à l'angle de la bouche (avec douleur incisive et lancinante).

Sur l'un des seins, éruption accompagnée de tuméfaction, de rougeur, de brûlement, et de lancination. Cet exanthème se transforme en abcès suppurant.

Pression pénible et lancinante dans les cors, comme si l'on perçait la chair avec un canif.

latina. — Vésicule au bord interne de la lèvre supérieure, avec douleur lancinante au moindre toucher.

Pulsatilla. — Entre les doigts, efflorescences qui contiennent une humeur séreuse, et causent, lorsqu'on les touche, ou qu'on remue les doigts, une douleur finement lancinante comme celle qu'occasionerait un corps étranger enfoncé dans la peau.

Rhododendron. — La nuit, au lit, douleur lancinante dans un cor.

Elancemens passagers dans les cors.

Rhus. — Nodosités dures sur les mains, avec prurit lancinant et corrosif.

Sepia. — Efflorescence de forme aiguë aux mollets, jusqu'aux genoux, avec prurit, et lancination dans celles qui sont pressées par les habits.

Gros furoncle au cou, au-dessous de la mâchoire inférieure, avec douleur lancinante.

Lancination dans les cors, même pendant le repos; quand on les atteint, on y éprouve des élancemens qui font jeter les hauts cris.

Silicea. — *Au bord de la lèvre supérieure, vésicules* qui, au toucher, occasionent une douleur finement lancinante ou de gerçure.

Furoncle au menton, avec douleur lancinante au toucher.

Elancemens dans les cors.

Spongia. —Vésicules à la surface intérieure de la joue et au bord de la langue, avec douleur lancinante et brûlante.

Squilla. — Sur le dos, éruption d'efflorescences entièrement rouges, dont le sommet est rempli d'une petite quantité de pus, avec prurit lancinant auquel se joint du brûlement après qu'on les a grattées.

Au-dessus du milieu de la lèvre supérieure, éruption humide et corrosive qui ressemble à un ulcère, avec prurit lancinant.

Staphysagria. — A la surface intérieure des gencives, ampoule qui se convertit en ulcère, et cause une douleur lancinante et tractive.

Vésicule au bord du vermeil de la lèvre inférieure, avec brûlement lancinant au toucher.

A la face, particulièrement au front, aux joues, et près des angles de la bouche, petites efflorescences qui causent un prurit lancinant, et au toucher une douleur de suppuration intérieure.

Sur les côtes inférieures, éruption dartreuse de petites efflorescences rouges et rapprochées, avec lancination fine, brûlante et pruriante comme par des orties; la place est douloureuse après le frottement; frissonnement dans cette région et sur l'épigastre.

Sulphur. — Au front, efflorescences pruriantes dans lesquelles le frottement cause de la lancination.

On éprouve souvent dans les cors une lancination violente.

Brûlement lancinant dans un cor.

Thuja. — Petite vésicule peu élevée au gland, avec douleur lancinante quand on urine.

Au mollet, nodosités blanches de la grosseur d'une noisette, avec prurit violent sur une grande surface, et douleur lancinante et brûlante après le frottement.

Elancemens déchirans dans un cor.

Veratrum. — Tout autour du cou et à la poitrine, rougeur, et élevures pourpreuses perceptibles seulement au toucher, avec lancination fine comme par des orties, et soulagement quand on passe la main sur la partie affectée.

Elancemens violens dans un cor pendant qu'on est assis.

Verbascum. — Efflorescence à la joue, devant l'oreille, avec douleur lancinante au toucher.

Viola tricolor. — Pourpre sur tout le corps, avec sensation lancinante et corrosive qui n'excite pas à se gratter.

VII. Mordication.

Argilla. — Mordication dans les dartres.

Arnica. — Dans et sous le nez, efflorescences dont le sommet se remplit de pus, et qui causent une douleur mordicante.

Arsenicum. — Petite bosse sur le front, avec douleur mordicante.

Eruption de petites bosses très-rapprochées, de la couleur du reste de la peau, de la grosseur d'une lentille et au-dessous, avec douleur mordicante, surtout la nuit.

Belladona. — Aux lèvres, petites efflorescences couvertes de croûtes, avec douleur mordicante.

Entre la lèvre et le menton, efflorescence remplie de pus, avec douleur mordicante et brûlante, surtout la nuit.

Au-dessous de la lèvre inférieure, par côté, efflorescence causant une douleur mordicante corrosive.

Bryonia. — Eruption à la lèvre inférieure, hors du vermeil, avec douleur mordicante et pruriante.

Eruption autour du cou, surtout après la sueur, avec prurit mordicant.

Dans le pli et sur les côtés des jarrets, éruption sèche qui, le soir, cause de la démangeaison, prend une couleur rouge, et produit une douleur mordicante après le grattement.

Éruption au bas-ventre et au dos, jusqu'à la nuque et aux avant-bras, avec douleur brûlante et mordicante avant minuit et le matin.

Ampoules au bord intérieur de la langue, avec mordication brûlante.

Chamomilla. — Exanthèmes peu saillans à la nuque, avec sensation mordicante qui oblige à se gratter.

Sur les vertèbres lombaires et le côté du bas-ventre, éruption d'*efflorescences* rouges, rapprochées, réunies sur une tache rouge, pruriantes et un peu mordicantes, principalement la nuit. De temps en temps, surtout le soir, horripilation autour de la partie affectée.

Chelidonium. — Sur les deux cuisses, efflorescences rouges, dont le sommet est blanc, avec prurit mordicant et corrosif.

Colocynthis. — Sur la joue, efflorescence qui cause une douleur mordicante lorsqu'on la touche, et suinte, après le grattement, une humeur séreuse.

A la face, principalement entre l'œil et l'oreille, sur le front et au menton, efflorescences blanches, un peu pruriantes, avec douleur mordicante au toucher.

Digitalis. — Grande efflorescence sous l'une des narines, avec douleur mordicante.

Sur le front, nodosité rouge, avec douleur brûlante et mordicante dont le toucher augmente la violence.

Kali carbonicum. — Efflorescences brûlantes et mordicantes aux parties génitales.

Ledum. — Taches rouges et pourpre sur la poitrine, avec prurit mordicant.

Nodosités au front, comme chez les buveurs, et prurit mordicant sur la poitrine, comme par des pous, avec taches rouges et pourpre.

Mercurius. — Efflorescences au-dessous du vermeil de la lèvre inférieure et près de l'angle de la bouche, avec douleur mordicante au toucher.

A la lèvre supérieure, surtout au bord, exanthèmes couverts de croûtes jaunes, avec douleur brûlante et mordicante.

Platina. — Quelques vésicules au bord externe de la lèvre inférieure. Ces vésicules causent une douleur mordicante, s'ouvrent d'elles-mêmes, et il s'en écoule une sérosité limpide.

Pulsatilla. — Eruption croûteuse au tragus, avec douleur brûlante et mordicante, et suintement d'un liquide séreux.

Rhododendron. — A la face interne de la lèvre inférieure et sous la langue, petites vésicules causant, lorsqu'on mange, une douleur mordicante.

Rhus. — Au bord de la lèvre inférieure, près des angles, efflorescences en pelote, d'abord remplies d'une humeur séreuse. Elles causent par

elles-mêmes une mordication semblable à celle
que produit le sel, et au toucher une sensation
d'excoriation.

Spigelia. — Au second orteil, excroissance qui ressemble à une verrue, cause par elle-même une
douleur mordicante, et une douleur brûlante
quand elle est pressée par le soulier. Elle laisse
une cicatrice épaisse de couleur blanche.

Staphysagria. — A la partie postérieure et intérieure de la grande lèvre droite de la vulve,
ampoule causant par elle-même de la mordication, et au toucher une douleur d'excoriation.

Teucrium. — Au-dessous de la narine, grande
efflorescence rouge, avec sensation mordicante
d'excoriation au toucher.

VIII. **Pression.**

Antimonium crudum. — Douleur de pression dans
un cor.

Aurum. — Sur le nez, taches sombres, d'un rouge
brunâtre, peu élevées, avec douleur pressive au
toucher seulement.

Bryonia. — Un cor indolent jusqu'alors devient
pressif et douloureux, surtout quand on marche
dessus, mais aussi en l'absence de cette cause.

Chelidonium. — A la partie cartilagineuse de la
paupière supérieure, efflorescence qui contient
du pus, avec douleur pressive au toucher et
quand on ferme l'œil.

12*

Euphorbium. — Nodosité rougeâtre au côté droit
du menton, avec douleur pressive et charbonneuse au toucher.

Magnes arcticus. — La moindre excitation à la
plante du pied produit dans un cor jusqu'alors
indolent une douleur pressive d'excoriation.

Mercurius. — Immédiatement au-dessus de l'anus,
éruption variolique, avec douleur pressive qui
augmente lorsqu'on est assis.

Sur le cuir chevelu, éruption humide dont
l'action corrosive détruit les cheveux, avec pression sensible, principalement sur les parties excoriées.

Paris. — Efflorescences au front, avec douleur
pressive au toucher.

Petroleum. — Au genou, grande tache rouge qui au
bout de quelque temps cause une douleur pressive.

Phosphorus. — Pression pénible et lancinante
dans les cors, comme si l'on perçait la chair
avec un canif.

Rhus. — Au côté du menton, efflorescences dont le
sommet contient du pus. Elles occasionent un
brûlement continuel, et, seulement au toucher,
une douleur comme celle qui résulterait de l'introduction d'un instrument tranchant.

Sepia. — Douleur pressive et brûlante dans un cor.

Stannum. — Efflorescence dans le sourcil, causant
par elle-même une douleur brûlante, et une
douleur pressive au toucher.

Sulphur. — *Douleurs dans les cors comme s'ils étaient pressés par des souliers étroits.*

Taraxacum. — Efflorescence dans le milieu des poils du sourcil, avec douleur pressive au toucher.

Zincum. — Efflorescences sur le dos, le front, et l'un des orteils, avec douleur pressive d'excoriation au toucher.

IX. Prurit.

Acidum muriaticum. — Nodosités de la grosseur d'un pois au coude et à l'avant-bras, avec prurit, ou brûlement pruriant.

Acidum nitricum. — Eruption humide, croûteuse et pruriante sur le cuir chevelu.

Efflorescences pruriantes au gland.

Eruption aux mains et entre les doigts, avec prurit brûlant.

Elancemens, picotement et prurit dans les verrues.

Démangeaison des dartres.

Acidum phosphoricum. — A la face, efflorescences rouges, moins grandes qu'une lentille, contenant une petite quantité de pus, et pruriantes au toucher.

Vésicules dans la région du frein, pruriantes seulement lorsqu'on les touche.

Efflorescence au genou et au mollet, avec prurit violent, et brûlement après qu'on les a grat-

tées. Elles deviennent confluentes, et se transforment en ulcères saignans.

Aconitum. — Efflorescences pruriantes à la lèvre
supérieure.

Efflorescences rougeâtres, pruriantes, remplies
d'une humeur mordicante.

Agaricus. — Efflorescences pruriantes sur le cuir
chevelu, au front, et à la partie postérieure de
la coquille de l'oreille.

Efflorescences et prurit brûlant au mamelon.

Nodosités sur diverses parties, avec prurit brûlant.

Aux bras, petites efflorescences grosses comme
des grains de millet, avec prurit brûlant.

Ambra. — Prurit et efflorescences dans les favoris.

Petite dartre pruriante entre le pouce et l'index.

Anacardium. — Autour de la bouche, peau rude
et gratteleuse, présentant l'apparence d'une
dartre, avec coliques.

Petites éminences à la surface supérieure des
doigts, avec prurit lancinant et voluptueux. Il
se forme un point blanchâtre rempli de pus,
avec aréole rouge. Plus tard il s'en écoule une
lymphe jaune.

Antimonium crudum. — Apparition, après le
prurit, d'ampoules sur les bras et sur d'autres
parties du corps.

Sur les deux joues, petites efflorescences pruriantes au toucher, sans rougeur, peu élevées, et qui diminuent promptement en se couvrant d'une croûte mince et jaunâtre.

Petits points fins et rouges sur la poitrine, avec démangeaison comme celle qui est produite par le pourpre.

A la jambe gauche, bosses dures de la forme d'une lentille, de couleur blanche, causées par le prurit, et entourées d'un cercle rouge.

Argilla. — Vésicule pruriante à l'un des côtés du nez.

A l'angle de la bouche, vésicules pruriantes, que la pression rend confluentes.

Démangeaison des efflorescences dartreuses, surtout vers le soir.

Arnica. — Efflorescence pruriante au prépuce.

Entre le pouce et l'index, efflorescence pruriante, avec douleur finement lancinante au toucher, comme si elle renfermait un corps étranger.

Tache rouge et pruriante sur le gland.

Arsenicum. — On éprouve un prurit brûlant comme celui que produisent des piqûres de cousin, et il paraît en même temps aux mains, entre les doigts, et au bas-ventre, des efflorescences blanchâtres, pointues, et dont le sommet contient de la sérosité.

Baryta. — Efflorescences pruriantes à la nuque, tout près des cheveux.

Belladona. — Sur la lèvre supérieure, efflorescences produisant par elles-mêmes une sensation de fourmillement, et une lancination pruriante au toucher.

Au côté du menton, efflorescence avec lancination pruriante; il y a plus d'élancement que de
démangeaison.

Bryonia. — Eruption à la lèvre inférieure, hors
du vermeil, avec douleur mordicante et pruriante.

Eruption autour du cou, surtout après la sueur,
avec prurit mordicant.

Dans le pli et sur les côtés des jarrets, éruption sèche qui, le soir, cause de la démangeaison,
prend une couleur rouge, et produit une douleur
mordicante après le grattement.

Eruption sur tout le corps, principalement
au dos, et jusqu'au-dessus du cou, avec prurit si violent, que le malade est tenté de se
gratter jusqu'au sang.

Efflorescences au bas-ventre et sur les hanches,
avec prurit brûlant, et douleur de gerçure quand
on les a grattées.

Aux jambes, autour des genoux, et aux cuisses,
petites efflorescences rouges, élevées, qui paraissent après la démangeaison et le grattement, et
causent une douleur brûlante.

Aux bras, à la partie antérieure de la poitrine, et au-dessus des genoux, pourpre qui,

le soir, avant qu'on se mette au lit, devient rouge, pruriant, et brûlant, et disparaît avec la démangeaison quand on s'est réchauffé dans le lit.

Caladium. — Pourpre démangeant et brûlant à l'avant-bras et à la poitrine. Sa disparition est immédiatement suivie d'une violente oppression de poitrine.

Au carpe, à l'avant-bras, et au coude, pourpre accompagné de vésicules blanches, pruriant à la chaleur, pendant la nuit, et brûlant après le grattement.

Calcarea. — La marche produit au talon des ampoules qui se transforment en une espèce de gros furoncles causant une douleur lancinante et pruriante.

Espèce d'*ampoules* sur tout le corps, principalement au-dessus des hanches, *avec prurit.*

Efflorescences nombreuses et pruriantes sur toute la face.

Efflorescence très-douloureuse dans la narine, avec sensation pruriante et lancinante.

Taches blanches et pruriantes à la face.

Aux jambes, grandes taches légèrement pruriantes, d'un rouge foncé, et accompagnées d'un peu de tuméfaction.

Sur le tibia, strie rouge composée de boutons de pourpre, avec prurit violent, et brûlement après qu'on l'a frottée.

Cantharides. — Petites vésicules sur la joue, avec prurit, et brûlement après qu'on les a grattées.

À la surface intérieure des bras et sur le milieu de la poitrine, efflorescences pruriantes, brûlantes après le grattement.

Capsicum. — Dartre au front, avec prurit corrosif; points rouges à la face.

Carbo animalis. — Plusieurs petites nodosités au carpe et à la nuque, et nodosité de la grosseur d'une noisette sur le pied, avec prurit violent, qui devient brûlant après le grattement.

Sur le dos des mains, nodosité blanche, pruriante, qui devient rouge et brûlante après le grattement.

Sur le pied, nodosité de la grosseur d'un pois, dure, pruriante, qui le lendemain atteint la grosseur d'une noisette, augmente en dureté, devient blanche, et cause un prurit plus violent.

Carbo vegetabilis. — *Eruption fine et pruriante aux mains.*

À la partie supérieure du bras, efflorescences nombreuses et pruriantes.

Espèce de dartre pruriante à l'angle de la bouche.

Prurit pénible d'une dartre avant les règles.

Au cou, petites taches isolées, éparses et inégales, avec prurit sensible.

Tumeurs urticaires pruriantes aux mollets.

Causticum. — Exanthèmes de la grosseur d'une

tête d'épingle, sans humidité, creux au sommet,
causant une démangeaison violente, et du brûlement après qu'on s'est gratté. Ils ont leur siége
sur le front, la nuque, les omoplates, les bras,
l'hypogastre, et plus particulièrement sur les
cuisses et dans le pli des jarrets, et démangent
surtout à la chaleur; hors de la chaleur et avant
le grattement ils sont presque entièrement cachés dans la peau, et d'une couleur blanchâtre;
mais le moindre grattement les fait paraître, et
ceux qu'on a écorchés laissent des taches rouges.

Efflorescences à la joue, avec prurit pénible.

Efflorescence à l'angle de la bouche, avec douleur lancinante et fourmillante.

Efflorescences sur différentes parties du corps,
avec prurit cuisant et corrosif, et brûlement après
qu'on s'est gratté.

Dartre violemment pruriante et humide à la
nuque.

Dartre pruriante sur les doigts et aux fesses.

Les anciennes éphélides brunes deviennent saillantes, et causent un prurit corrosif.

Pourpre à la nuque, entre les omoplates, et
sur les joues, avec prurit.

Croûtes pruriantes à la peau intérieure du
prépuce.

Chamomilla. — Sur les vertèbres lombaires et le
côté du bas-ventre, éruption d'*efflorescences*
rouges, rapprochées, réunies sur une tache rouge,

13

pruriantes et un peu mordicantes, principalement la nuit. De temps en temps, surtout le soir, horripilation autour de la partie affectée.

Sur divers points du visage, nodosités pustuleuses qui ne causent point de douleur, et sont pruriantes au toucher.

Chelidonium. — Sur les deux cuisses, efflorescences rouges, dont le sommet est blanc, avec prurit mordicant et corrosif.

China. — Petites vésicules contenant une humeur séreuse, ayant leur siége au jarret et sur la face intérieure des bras, avec prurit brûlant à la chaleur, et au lit pendant la nuit.

Après avoir éprouvé de la démangeaison et s'être gratté, on voit paraître des ampoules comme celles que produisent les orties.

Cicuta. — Vésicule à la lèvre supérieure, au bord du vermeil, avec prurit brûlant.

Cina. — Le soir, éruption d'efflorescences rouges, pruriantes, qui disparaissent promptement.

Cocculus. — Sorte de pustules dures, sans liquide, semblables à des nodosités, entourées d'un cercle rouge, causant tout le jour de la démangeaison avec douleur brûlante, ayant leur siége sur les membres, et en particulier sur le poignet et sur la face extérieure des doigts.

A la face, au dos, et sur la poitrine, éruption d'efflorescences miliaires rouges, avec prurit à la chaleur.

Conium. — Eruption fine, à peine visible, à la face, au dos, et sur le reste du corps, produisant du prurit, et une sensation comme de quelque chose qui court sous la peau.

Efflorescences pruriantes à la face.

Efflorescence pruriante sous la plante du pied.

Apparition fréquente de taches rouges et pruriantes sur le tronc.

Cyclamen. — Vésicule rouge paraissant, après démangeaison, sur l'articulation moyenne du petit doigt.

Après du prurit, on remarque sur le doigt annulaire une efflorescence rouge qui ne tarde pas à prendre une couleur blanche comme celle d'une hydatide, en conservant seulement une aréole rouge.

Daphne. — Eminences de la grosseur d'une lentille à l'avant-bras. Elles causent de violentes démangeaisons, et durcissent après le grattement.

Pustules rouges au côté extérieur des bras et des pieds, avec brûlement titillant quand on se déshabille.

Aux articulations des doigts, éruption d'efflorescences et d'ulcères, avec prurit le soir.

Exanthèmes rouges et prurians de l'aspect du pourpre, qui affectent le bras, la tête, et tout le tronc, sont en partie isolés, et en partie réunis en groupes qui forment des taches.

Datura. — Une foule de nodosités semblables à des tumeurs urticaires, paraissent sur plusieurs parties du corps, et jusque dans la paume de la main, avec prurit semblable à celui que produisent les orties, et qui est augmenté par le frottement.

Dulcamara. — Efflorescences pruriantes au menton.

Au pli du coude, efflorescences rouges, visibles le matin et le soir à la chaleur de la chambre; elles occasionent un prurit finement lancinant, et du brûlement après qu'on s'est gratté.

Petites efflorescences à la poitrine et au bas-ventre, avec prurit modéré.

Eruption violemment pruriante de taches rouges et de vésicules.

Aux bras et aux cuisses, éruption semblable à des tumeurs urticaires blanches, avec aréole rouge, prurit lancinant qui n'affecte que les tumeurs elles-mêmes, et brûlement après qu'on les a frottées.

Euphorbium. — Efflorescences au-dessus du sourcil, avec prurit qui excite à se gratter; le sommet est rempli de pus; elles répandent après le grattement une sérosité sanguinolente.

Graphites. — Petites efflorescences nombreuses, rouges, pruriantes, dont le sommet est rempli de pus. Elles sont brûlantes après le grattement, et disparaissent ensuite.

A la face, efflorescence pruriante, qui suinte après le grattement.

Dans l'une des narines et sur la lèvre supérieure, efflorescences d'abord pruriantes, et ensuite brûlantes.

Sur la face intérieure de la cuisse, à la hauteur du scrotum, tache (dartre) rouge, rude, qui démange ordinairement un peu le matin.

Un grand nombre de taches rouges et pruriantes sur tout le corps, principalement aux mollets.

Sur plusieurs parties du corps, nodosités pruriantes qui contiennent une sérosité mordicante, et disparaissent au bout de douze heures.

Hepar Sulphuris. — Prurit brûlant sur le tronc, principalement le matin. Après le grattement il se montre des ampoules blanches qui laissent échapper des gouttes de la même couleur, et ensuite ne tardent pas à disparaître.

Petits exanthèmes graveleux, avec prurit sur la main et le carpe.

Bosse rouge et pruriante sur le haut de la fesse.

Iodium. — Aux bras, à la poitrine, et au dos, petites efflorescences rouges, sèches, et pruriantes dans le principe.

Eminence pruriante sur le nez.

Kali carbonicum. — Eruption pruriante et excoriation entre les jambes pendant les règles.

Le vermeil de la lèvre inférieure est couvert de vésicules douloureuses et pruriantes au toucher.

Vésicules pruriantes à la paume de la main.

Efflorescences aux lèvres, avec sensation pru-
rianté et mordicante.

Sur les deux lèvres, tout autour de la bouche,
petites efflorescences de forme aiguë, pruriantes
et humides.

Efflorescence pruriante et douloureuse à la partie supérieure du bras.

*Petites efflorescences sur le dos, avec pru-
rit violent le matin et le soir.*

Prurit dans une ancienne verrue.

Kali hydriodicum. — Au menton, petite pustule
très-pruriante, et dont il sort une humeur séreuse.

Sur la joue, dartre sèche de la grandeur d'un
fenin, et violemment pruriante.

Dartre pruriante au visage.

Kali nitricum. — Petites taches rouges sur divers
points du tibia, avec prurit violent.

Lamium album. — Au pli qui est près de l'aile du
nez, efflorescence pruriante par elle-même, et
causant une douleur d'excoriation quand on la
touche.

Laurocerasus. — Rougeur entre les doigts, accompagnée de petites vésicules perceptibles seulement au toucher, avec prurit violent, et brûlement après qu'on s'est gratté.

A la lèvre, efflorescences violemment pruriantes, qui disparaissent après le grattement.

Efflorescences pruriantes à la partie supérieure
du bras.

Ledum. — Eruption pruriante au pli du jarret.

Sur le dos, petites efflorescences rouges, constamment pruriantes.

Sur le pied, éruption d'efflorescences fines, pruriantes le soir.

Efflorescence remplie de pus au bord de la lèvre supérieure, avec prurit brûlant qui oblige à se gratter, et augmente par le grattement.

Dartre sèche, violemment pruriante, avec anxiété.

Taches rouges et pourpre sur la poitrine, avec prurit mordicant.

Pourpre pruriant au poignet.

Nodosités au front, comme chez les buveurs, et prurit mordicant sur la poitrine, comme par des pous, avec taches rouges et pourpre.

Sur le tronc, petites bosses rouges, comme des grains de millet, avec prurit pendant le jour, et quelquefois pendant la nuit. Le grattement ne soulage que pour peu de temps.

Lycoperdon Bovista. — Petites vésicules rougeâtres et démangeaison pénible sur le cuir chevelu.

Vésicules blanches à la main, avec aréole rouge et prurit violent.

Petite bube pruriante et suppurante sur le front.

Petites efflorescences et prurit sur la tête.

Efflorescences pruriantes sur diverses parties du corps.

Sur la poitrine, sur la main et au pied, éruption d'efflorescences grosses comme des lentilles, rouges, dures, très-pruriantes et brûlantes.

Depuis les pieds inclusivement, jusqu'au milieu des mollets, petites efflorescences rouges, de la nature du pourpre, avec douleur brûlante et pruriante.

Sous le menton, place rude, ressemblant à une dartre, et violemment pruriante.

Le soir, prurit sur tout le corps, avec éruption d'efflorescences dartreuses.

Peau graveleuse sur le tronc, avec prurit violent.

Lycopodium. — Eruption pruriante à la face.

Eruption pruriante autour de l'anus, avec douleur au toucher.

Prurit sur toute la face; efflorescences qui contiennent du pus au sommet, et ont leur siége sur les joues, au front, et principalement aux tempes.

Efflorescences pruriantes sur la lèvre supérieure et autour du menton.

Grosses nodosités couvertes d'efflorescences rouges tout autour du cou, avec prurit.

Efflorescences pruriantes sur les mains.

Aux deux côtés du cou et sur le dos, petites taches dartreuses et pruriantes.

Apparition subite de grandes taches d'un rouge clair à l'épigastre, autour du creux de l'estomac,

et sur l'articulation du pouce, avec prurit et brûlement.

Prurit pénible aux jambes, au dos, aux fesses,
le soir dans le lit; après le grattement il se forme
des tumeurs urticaires qui ne tardent pas à disparaître.

Magnes. — A l'antitrague, efflorescence pruriante,
douloureuse après le grattement.

Efflorescences au cou, sous le menton, avec
prurit augmentant par le toucher, et simple
douleur d'excoriation.

Magnes arcticus. — Efflorescences à la narine,
avec sensation lancinante et pruriante.

Magnes australis. — Petites efflorescences à la
nuque, avec brûlement pruriant.

Magnesia. — Pendant la nuit, vésicule violemment pruriante au côté du cou; tache rouge
après le grattement.

Efflorescence pruriante à la surface intérieure
de l'avant-bras.

Entre les doigts, efflorescences qui ne contiennent pas de liquide, et sont très-pruriantes.

Sous l'orifice des narines, pustule d'abord
pruriante, suppurante le second jour, et ensuite
croûteuse avec brûlement.

Au carpe, nodosité pruriante d'où la pression fait sortir une sérosité limpide.

Manganum. — Aux cuisses, efflorescences dont le
sommet se recouvre d'un escarre. Elles causent

13*

un prurit brûlant le matin et le soir, et une douleur d'excoriation et d'ulcération après le frottement.

A la surface intérieure de l'avant-bras, dartre de la largeur d'un gros, disparaissant au bout de trois jours, et revenant huit jours plus tard avec prurit violent, qui le devient encore davantage par le grattement. La place reste rude et inégale quelque temps après la guérison.

Mercurius. — A la tête, éruption produisant une démangeaison qui oblige à se gratter.

Le soir, éruption aux deux cuisses, avec prurit, et suintement d'une sérosité brûlante après qu'on s'est gratté ; à minuit, après la démangeaison, sueur au bas-ventre et aux cuisses : le tout sans soif.

Eruption pruriante aux membres inférieurs, principalement à la surface intérieure des cuisses.

Eruption pruriante, qui ressemble à la gale, sur le bas-ventre et les membres inférieurs.

Eruption aux jambes, aux parties sexuelles, aux jarrets, au cou, et au bas-ventre ; elle est rouge, humide, pruriante, très-élevée, et a sur plusieurs points l'aspect de la gale grasse.

Pustules aux membres supérieurs et inférieurs, avec prurit, et pus au sommet.

Au lobe de l'oreille droite, efflorescence brûlante, corrosive, pruriante et humide, d'un aspect écailleux, et ressemblant à une petite dartre.

À l'avant-bras droit, dartre qui s'excorie, dont la peau se lève, et qui occasione un prurit volup-tueux.

Dartres sèches et élevées sur tout le corps, particulièrement aux jambes, aux bras, aux poi-gnets, aux mains, et même entre les doigts, avec prurit brûlant.

Petites taches rouges et élevées, avec douleur pruriante et lancinante.

Pourpre pruriant à l'avant-bras.

Au bras gauche, principalement sur le coude, éruption de petites éminences rouges, sans inflam-mation, dont le sommet devient blanc et pru-riant, et qui sont brûlantes après le grattement.

Sur le cuir chevelu, un grand nombre de croûtes pruriantes par elles-mêmes, et brûlantes après le grattement.

Murias Magnesiæ. — On éprouve dans une dartre située derrière l'oreille un prurit violent, et du brûlement après qu'on s'est gratté.

Sur le front, quelques petites efflorescences causent le soir un prurit qui augmente après le grattement.

Entre les épaules et sur la poitrine, petites efflorescences violemment pruriantes, et brû-lantes après le grattement.

Petites efflorescences pruriantes au dos.

Nodosités pruriantes entre les épaules.

Nodosités pruriantes à la cuisse.

Natrum. — Éruption sèche et démangeaison aux fesses et au coccyx.

Vésicule sur le dos, avec prurit violent qui force à se gratter, surtout le soir.

Efflorescences pruriantes et bosses sur le cuir chevelu, sur la poitrine, et au bas-ventre.

Éruption pruriante et humide au nez et à la bouche.

Après un prurit pénible au bas-ventre, aux parties génitales, et aux jambes, le grattement produit des tumeurs urticaires qui ne tardent pas à disparaître.

Natrum muriaticum. — Éruption pruriante à l'extrémité de la partie chevelue de la nuque et des tempes, et dans les sourcils.

Ampoules pruriantes aux poignets et aux mains. Ces ampoules sèchent peu à peu, et ensuite la peau s'enlève.

Vésicules pruriantes sur les doigts.

Efflorescences sur le dos, avec prurit le soir au lit.

Sur la cuisse, grande efflorescence pruriante, avec aréole rouge, et douleur d'excoriation quand on gratte la partie affectée.

Sur les bras, plusieurs taches dartreuses excoriées et pruriantes.

Après une sensation de chaleur à la face, au ventre, aux bras, et aux jambes, taches rouges du diamètre d'une tête d'épingle, et pruriantes, sur tout le corps, qui devient entièrement rouge après le grattement.

Aux jambes, éruption pourpreuse composée de groupes en forme d'îles, avec prurit corrosif surtout au toucher.

Tumeurs urticaires blanchâtres et pruriantes aux bras et aux mains; le grattement donne à cette éruption une couleur plus rouge, et rend le prurit plus violent.

Après qu'on a pris beaucoup d'exercice, éruption urticaire qui démange pendant une heure.

Niccolum. — Petites efflorescences au côté intérieur du genou, avec prurit violent.

Efflorescences pruriantes aux jambes.

Aux deux hanches, dartres constamment pruriantes.

Nicotiana. — Éruption rouge et pruriante sur tout le dos.

Petites vésicules pruriantes sur le tronc, entourées d'une aréole rouge, remplies d'un liquide jaunâtre, et causant une douleur d'excoriation au toucher.

Efflorescences nombreuses au front, avec prurit.

Efflorescences pruriantes sur la poitrine, aux reins, au dos, et aux doigts.

Nux vomica. — Éruption à la vulve, avec prurit corrosif.

Efflorescences pruriantes au-dessus du bord de la lèvre supérieure.

Au menton, efflorescences pruriantes dont les plus grandes sont entourées de rougeur.

A la fesse, efflorescences pruriantes et corrosives.

Pourpre pruriant sur les bras, avec douleur de gerçure après le frottement.

Pourpre sur les deux cuisses pendant les règles, avec prurit brûlant.

Eruption pourpreuse au genou, avec prurit brûlant.

Oleander. — Efflorescences pruriantes sur le cuir chevelu.

Vésicules pruriantes sur les fesses.

Prurit brûlant au front, à la joue, et au bout du menton; à cette démangeaison succèdent de petites nodosités indolentes dont le bord est dur et élevé.

Oleum animale æthereum. — Vésicule à la joue, avec sensation pruriante.

Efflorescence pruriante au pli du coude.

Paris. — Petites efflorescences sèches, pruriantes et corrosives au-dessus du sourcil; le grattement empire la corrosion, et il semble alors qu'un corps étranger soit enfoncé dans la peau.

Au côté du menton, efflorescence pruriante, douloureuse après le grattement.

Efflorescences pruriantes aux mains.

A la joue et aux rameaux maxillaires inférieurs, taches rouges pruriantes, sans humidité, semblables à des grains de millet, et douloureuses quand on les frotte ou qu'on les gratte.

Petroleum. — Eruption rougeâtre sur le gland, avec prurit.

Dans l'angle entre le haut de la cuisse et les bourses, petites efflorescences pruriantes.

Prurit d'une place rouge (dartreuse) à la partie supérieure et intérieure de la cuisse.

Nodosités aux deux mollets, avec prurit.

Phellandrium. — Dans la narine, rangée de vésicules d'abord pruriantes, ensuite confluentes, et causant, seulement après avoir été égratignées, une douleur de gerçure.

Phosphorus. — Au pli du coude, tache de la grandeur de la main, et parsemée de petits points rouges, avec prurit corrosif.

Petites bosses pruriantes sur le cuir chevelu; le toucher y produit une douleur semblable à celle que causent de petits furoncles.

Sur tout le corps, même au visage, éruption urticaire pruriante, sous forme de grosses ampoules.

Pulsatilla. — Efflorescence pruriante au côté du cou.

Prurit au cou et aux joues, et apparition d'efflorescences quand on gratte ces parties.

Ratanhia. — A la hanche, grosse nodosité très-pruriante, et semblable à un furoncle.

Rheum. — Pourpre pruriant au front et au bras.

Rhus. — Au carpe et sur la partie inférieure de la joue, efflorescences qui ressemblent à la gale, avec prurit brûlant, et sensation de gerçure après le grattement.

Eruption dartreuse autour de la bouche et du nez, quelquefois avec douleur spasmodique, démangeante et brûlante.

Prurit corrosif sur le cuir chevelu, sur le front, à la face, et autour de la bouche, et apparition d'efflorescences pourpreuses sur ces parties.

Nodosités dures sur les mains, avec prurit lancinant et corrosif.

Erysipèle, tuméfaction, pustules aux bras et aux mains, avec brûlement et prurit.

Sabadilla. — Sur les deux avant-bras, petites efflorescences qui ont leur siége dans l'intérieur du tissu de la peau, avec prurit brûlant.

Prurit violent à la joue. A la face, peau tavelée, efflorescences dartreuses.

Sassaparilla. — Vésicule pruriante sous le menton.

Au côté intérieur du poignet, derrière le petit doigt, grosse ampoule de couleur claire, paraissant tout-à-coup, d'abord pruriante, puis brûlante, répandant une sérosité limpide quand on l'ouvre, après quoi elle devient encore plus brûlante, et reste long-temps enflammée.

Prurit; un grand nombre d'efflorescences rouges au-dessus du genou.

Sur le dos et sur les cuisses, efflorescences rouges de la grosseur d'une tête d'épingle, sans humidité, pruriantes seulement à la chaleur.

Senega. — Vésicules à la lèvre supérieure, près du nez et de l'angle de la bouche, avec sensation de brûlement, pruriantes au toucher.

Sepia. — Eruption pruriante sur le dos.

Grosse ampoule sur le pouce, avec prurit.

Ampoules et tumeurs urticaires pruriantes à la face, aux mains, et sur les pieds.

Grosse bube à la partie supérieure de chaque bras, avec prurit violent.

Efflorescences un peu pruriantes à la face.

Un grand nombre d'efflorescences pruriantes aux jambes.

Efflorescences pruriantes aux articulations et aux mains.

Efflorescences de forme aiguë aux mollets, jusqu'aux genoux, avec prurit et lancination dans celles qui sont pressées par les habits.

Tache d'un rouge clair, de forme à peu près ronde, et de la grandeur d'un gros, à la partie inférieure de la paume de main, avec prurit violent.

Silicea. — *Au bord du vermeil de la lèvre supérieure, vésicules d'abord pruriantes, puis, après être devenues croûteuses, causant seulement une douleur de gerçure.*

Sur tout le corps, éruption qui ressemble à la petite-vérole volante, avec prurit violent.

Efflorescences pruriantes sur le cuir chevelu.

A la nuque, efflorescences pruriantes, semblables à une éruption urticaire.

Pourpre pruriant aux mollets.

Nodosités pruriantes sur la tête et à la nuque.

A l'avant-bras, depuis le poignet jusqu'au coude, un grand nombre de nodosités dures de la grosseur d'un pois, qui ont l'aspect d'ampoules, sont placées sur un fond rouge, causent un prurit brûlant, et ne durent qu'une nuit.

Croûtes humides et pruriantes.

Teigne.

Tache pruriante et humide au scrotum.

Spigelia. — Nodosité dure et rougeâtre à la paume de la main, sur un point où l'on éprouvait la veille un prurit brûlant.

Spongia. — On éprouve d'abord une sensation comme de quelque chose qui rampe dans la peau; puis la peau devient rouge et chaude; ensuite on ressent une mordication pruriante comme celle que causerait une puce qui se meut; après quoi on voit paraître des vésicules pourpreuses sur le point affecté.

Squilla. — Sur le dos, éruption d'efflorescences entièrement rouges, dont le sommet est rempli d'une petite quantité de pus, avec prurit lancinant auquel se joint du brûlement après qu'on les a grattées.

Au-dessus du milieu de la lèvre supérieure,

éruption humide et corrosive qui ressemble à un ulcère, avec prurit lancinant.

Stannum. — Eruption pruriante sur le tronc.

A la face, efflorescences pruriantes, avec douleur d'excoriation quand on les touche ou qu'on les lave.

Efflorescence pruriante à la cuisse.

Petites tumeurs urticaires au carpe, avec prurit qui empire quand on les frotte.

Staphysagria. — *Efflorescences pruriantes à la nuque.*

Efflorescences pruriantes sur le coude, et à la partie postérieure de l'avant-bras.

Efflorescences à la jambe, avec douleur brûlante et pruriante.

A la face, particulièrement au front, aux joues, et près des angles de la bouche, petites efflorescences qui causent un prurit lancinant, et au toucher une douleur de suppuration intérieure.

Sur les côtes inférieures, éruption dartreuse de petites efflorescences rouges et rapprochées, avec lancination fine, brûlante et pruriante comme par des orties; la place est douloureuse après le frottement; frissonnement dans cette région et sur l'épigastre.

Sur les mains, dartres (*efflorescences dartreuses*) pruriantes le soir, et brûlantes après le grattement.

Sur la poitrine, pourpre qui devient rouge et pruriant à la chaleur.

Sur tout le ventre et sur les cuisses, éruption de nodosités grosses comme des pois, pruriantes par elles-mêmes, avec suintement accompagné de douleur brûlante quand on les a écorchées en se grattant.

Sur le cuir chevelu, ainsi qu'à la partie située immédiatement au-dessus de l'oreille, et encore derrière cet organe, éruption pruriante et croûteuse.

Sur le cuir chevelu, prurit violent, croûtes, et suintement d'un liquide séreux.

Strontiana. — Petites efflorescences rougeâtres à l'articulation et au dos du pied, avec prurit excessivement brûlant, dont la violence augmente encore après le grattement.

Nodosités pruriantes de la grosseur d'un pois sous la peau des jambes, avec douleur compressive aux reins et aux cuisses.

Sulphur. — Eruption avec démangeaison brûlante.

Ampoules pleines de pus et violemment pruriantes au pli du coude.

Ampoules pruriantes sur le dos de la main.

Prurit, surtout aux mains, aux articulations des mains et des coudes, principalement le soir. Il paraît, sur divers points, de petites vésicules qui renferment une sérosité jaunâtre.

Au front, efflorescences pruriantes dans lesquelles le frottement cause de la lancination.

Sulphur occasione dans les dartres invétérées

une démangeaison violente qui oblige à les gratter jusqu'au sang.

Ephélides sur le dos et la poitrine, avec prurit le soir.

Espèce de pourpre sur tout le corps, avec prurit pénible, et enlèvement de la peau.

Taraxacum. — Quelques vésicules pruriantes sur le pied.

Tartarus emeticus. — A la partie supérieure du bras, et à celle de l'avant-bras qui est la plus rapprochée du carpe, éruption d'efflorescences ressemblant à la gale, avec prurit qui cesse après le grattement.

Thuja. — Efflorescences pruriantes sur la fesse, avec brûlement au toucher et après le grattement.

Entre les sourcils, efflorescences légèrement pruriantes, et dont le sommet contient du pus.

Dans l'enfoncement qui est derrière l'aile du nez, efflorescence rouge un peu pruriante, et remplie d'une humeur séreuse.

Efflorescence pruriante vers le milieu du bord de la lèvre supérieure.

Près des reins, furoncle pruriant, avec large bord rouge.

Au mollet, nodosités blanches de la grosseur d'une noisette, avec prurit violent sur une grande surface, et douleur lancinante et brûlante après le frottement.

Eruption croûteuse et pruriante à la joue, à peu de distance de l'angle de la bouche.

Veratrum. — A la face, prurit fourmillant, plutôt mordicant que lancinant, auquel succèdent de petites efflorescences rouges dont les bords sont rouges, durs, et élevés, et dont le sommet, brun dans le principe, se remplit ensuite d'un pus jaune. Ces exanthèmes, d'abord indolens, causent à leur maturité une douleur d'excoriation au toucher.

Eruption pourpreuse pruriante même pendant le jour lorsqu'on a chaud. Après le grattement on éprouve du brûlement dans les points affectés, et l'on voit paraître des tumeurs semblables à celles que produisent les orties.

Viola tricolor. — Efflorescence pruriante à l'articulation antérieure de l'index.

Quelques tumeurs urticaires sur la joue, accompagnées d'un prurit violent qui oblige à se gratter avec force.

Prurit insupportable (brûlant), principalement la nuit, sur toute la face, même derrière les oreilles; croûte compacte, épaisse, gercée sur divers points, et d'où s'échappe un pus jaune et visqueux qui devient dur comme de la résine.

Zincum. — Plusieurs petites vésicules pleines de pus et rapprochées, sous le menton, avec prurit pénible.

Efflorescences pruriantes sur le cuir chevelu.

Presque au milieu du menton, efflorescence très-pruriante.

Efflorescences à l'avant-bras, avec prurit violent pendant le jour, indépendamment de l'influence de la chaleur extérieure.

A la seconde phalange du quatrième doigt, prurit lancinant sur un point où s'élève au bout de deux jours une efflorescence rouge et douloureuse dont le sommet se remplit de pus au quatrième, et qui cause une douleur pulsative et brûlante.

Aux cuisses et aux mollets, autour des genoux, éruption de petites efflorescences, avec prurit violent qui cesse après le grattement.

Au vermeil de la lèvre inférieure, nodosité d'abord pruriante, et ensuite brûlante.

Le soir, prurit violent aux cuisses et aux jarrets; le grattement y fait venir des tumeurs semblables à celles que produisent les orties.

x. Tension.

Acidum muriaticum. — Vésicules à la lèvre supérieure. Le mouvement de la lèvre affectée cause une douleur d'ulcération, et le toucher produit dans les vésicules une douleur tensive.

Nodosités rouges et tensives au cou.

Acidum phosphoricum. — Le dos du nez est tuméfié, et l'on y voit paraître des taches rouges qui causent une sensation tensive.

Argilla. — Groupe d'efflorescences au cuir chevelu, derrière les oreilles, avec douleur tensive.

Arnica. — Efflorescence dans l'enfoncement du milieu de la lèvre supérieure, avec rougeur tout à l'entour, et douleur tensive.

Carbo vegetabilis. — Gros furoncle à la partie supérieure du bras, avec un grand nombre d'efflorescences pruriantes autour de cette partie.

Cocculus. — Au-dessous de l'angle extérieur de la bouche, efflorescence suppurante, avec aréole rouge, et douleur tensive au toucher.

Conium. — Efflorescence sur le front, avec douleur tensive et tractive.

Nodosité sur le front, causant par elle-même une douleur tensive, pendant et après le toucher une douleur déchirante à la circonférence.

Lycoperdon Bovista. — Aux lèvres, plusieurs efflorescences tensives.

Magnesia. — Vésicules de couleur claire, avec douleur tensive, à l'angle gauche de la lèvre supérieure.

Manganum. — Efflorescence rouge à la lèvre inférieure, près de l'angle de la bouche, et causant par elle-même une douleur tensive.

Efflorescence à l'angle des lèvres, avec douleur tensive, corrosive, et lancinante, quand on remue la bouche ou qu'on touche la partie affectée.

Au menton, efflorescence suppurante, causant par elle-même une douleur tensive, et laissant après elle une tache rouge.

Murias Magnesiæ. — Un grand nombre de grosses ampoules tensives, brûlantes, de couleur claire, se montrent tout-à-coup sur le vermeil de la lèvre supérieure.

Au nez, plusieurs petites vésicules tensives au toucher.

Niccolum. — Nodosités de la grosseur d'un pois derrière l'oreille, avec douleur tensive au toucher.

Phosphorus. — Vésicules de couleur claire au nez et à l'angle de la bouche, avec sensation tensive.

Staphysagria. — Les efflorescences à la face occasionent quelquefois par elles-mêmes une douleur tensive d'excoriation, et au toucher une douleur comme de suppuration intérieure.

XI. **Térébration.**

Causticum. — Elancemens, ou térébration, ou brûlement dans les cors.

Natrum. — Douleur térébrante dans les cors.

Natrum muriaticum. — Douleur térébrante dans un cor.

Phosphorus. — Pression pénible et lancinante dans les cors, comme si l'on perçait la chair avec un canif.

XII. **Ulcération (douleur d').**

Acidum muriaticum. — Vésicules à la lèvre supérieure. Le mouvement de la lèvre affectée cause

14

une douleur d'ulcération, et le toucher produit dans les vésicules une douleur tensive.

Argentum. — Efflorescence à la tempe gauche, avec douleur d'ulcération au toucher.

Arnica. — Efflorescence à la nuque, par côté, avec douleur de lancination et d'ulcération au toucher.

Arsenicum. — Sur le cuir chevelu, efflorescences innombrables, très-rouges, où le frottement et le toucher causent une douleur de suppuration intérieure.

Baryta. — Une éminence invétérée et jusqu'alors indolente sur le cuir chevelu commence à grossir, et à causer une douleur de suppuration intérieure au toucher.

Belladona. — A la racine du nez, bosses rouges, avec douleur de suppuration intérieure au toucher.

Calcarea. — Bosse devant l'oreille gauche, avec douleur charbonneuse au toucher.

Une verrue située dans le pli du coude s'enflamme, cause une douleur charbonneuse, sèche, et disparaît.

Cicuta. — Sous et devant les oreilles, boutons remplis de pus au sommet, avec douleur d'abcès.

Dulcamara. — Efflorescence à la surface intérieure de l'aile du nez, avec douleur d'ulcération.

Euphorbium. — Nodosité rougeâtre au côté droit du menton, avec douleur pressive et charbonneuse au toucher.

Graphites. — Eruption humide à la tête, sans prurit, mais avec douleur de suppuration intérieure au toucher.

Laurocerasus. — Petit furoncle rouge devant l'oreille, avec douleur d'ulcération au toucher.

Magnesia. — Devant l'épaule, nodosité dure, qui a son siége dans la profondeur du tissu de la peau, est accompagnée de rougeur, et cause, seulement quand on presse dessus, une douleur charbonneuse et des élancemens.

Manganum. — Aux cuisses, efflorescences dont le sommet se recouvre d'une escarre. Elles causent un prurit brûlant le matin et le soir, et une douleur d'excoriation et d'ulcération après le frottement.

Nux vomica. — Les cors sont douloureux comme une plaie ou comme un furoncle.

Phosphorus. — Petites bosses pruriantes sur le cuir chevelu; le toucher y produit une douleur semblable à celle que causent de petits furoncles.

Pulsatilla. — Petites tumeurs sur le cuir chevelu, avec douleur d'ulcération.

Sepia. — Efflorescences au menton, avec douleur d'ulcération au toucher.

Staphysagria. — A l'avant-bras, éminence rouge au milieu de laquelle est une vésicule remplie de pus. Cet exanthème produit par lui-même, pendant le repos, une douleur de brûlement, et au toucher une douleur d'ulcération.

A la face, particulièrement au front, aux joues, et près des angles de la bouche, petites efflorescences qui causent un prurit lancinant, et au toucher une douleur de suppuration intérieure.

Taraxacum. — Efflorescence sur le cuir chevelu, au-dessus de la tempe, avec douleur de suppuration intérieure au toucher.

Zincum. — Au côté de la nuque, nodosité où la pression cause une douleur d'ulcération.

✽✽✽✽✽✽✽✽✽✽✽✽✽✽✽✽✽✽✽✽✽✽✽✽✽✽✽✽✽✽✽✽✽✽✽✽✽✽✽

TROISIÈME PARTIE.

ÉRUPTIONS
CONSIDÉRÉES SOUS LE RAPPORT
DES DIVERSES PARTIES
QU'ELLES AFFECTENT.

I. Bouche et Langue.

Acidum muriaticum. —Vésicules brûlantes sur le bout de la langue.

Acidum nitricum. — *Vésicules brûlantes sur la langue.*

Acidum sulphuricum. — Aphthes.

Agaricus. — Au bout de la langue, aphthes d'un jaune sale.

Ambra. — Vésicules dans la bouche, avec douleur de brûlure.

Nodosités sous la langue, avec douleur d'excoriation.

Ammonium. — Boutons indolens à la surface intérieure des joues.

Vésicules brûlantes sur la face interne de la lèvre inférieure.

14*

Argentum. — Petite vésicule à la langue, avec douleur brûlante d'excoriation.

Belladona. — Vésicule à la gencive, sous l'une des dents de devant, avec douleur de brûlure.

Bryonia. — Ampoules au bord du bout de la langue, avec mordication brûlante.

Calcarea. — Sur la langue, ampoules qui empêchent de manger.

Vésicules sur la langue, avec sensation brûlante, et chaleur dans la bouche.

Dans la bouche, ampoules qui crèvent, et forment des ulcères à la surface intérieure de la joue.

Petites vésicules aux points où les dents touchent la surface intérieure de la joue.

Cantharides. — Sur la gencive, petite vésicule avec des points rouges. Au bout de quinze heures la vésicule a disparu, en laissant seulement une tache rouge. Tuméfaction considérable, mais peu douloureuse, de la lèvre supérieure.

Capsicum. — Eruption d'efflorescences à la surface intérieure des joues.

Efflorescences sur le bout de la langue, avec douleur lancinante au toucher.

Carbo animalis. — Vésicules sur la langue, avec douleur de brûlure.

Ampoules brûlantes dans la bouche.

Un grand nombre de petites ampoules sur les deux bords de la langue.

Carbo vegetabilis. — *Ampoule remplie de pus à la gencive.*

Causticum. — Ampoules douloureuses au bord et au bout de la langue.

Chamomilla. — *Vésicules sur et sous la langue, avec douleur lancinante.*

China. — Vésicule sous la langue, avec douleur pendant le mouvement de cet organe.

Daphne. — A la joue et à l'angle intérieur de la bouche, petites vésicules blanches, indolentes, ressemblant à de petits ulcères.

Vésicules sur la langue et les gencives, avec douleur de brûlement.

Dulcamara. — Efflorescences et petits ulcères à la surface interne de la lèvre supérieure, à la partie antérieure du palais, et autour de la bouche à l'extérieur, avec douleur déchirante pendant le mouvement des parties affectées.

Helleborus. — Vésicules sur la langue.

Efflorescence au bout de la langue, avec douleur lancinante au toucher.

Iodium. — A la surface intérieure de la joue, dans la région de la dernière molaire supérieure, quelques petites éminences qui causent d'abord, seulement au toucher, une légère douleur pressive d'excoriation. Au bout de quelques jours l'une de ces éminences produit une douleur d'ulcération, surtout quand ou ouvre fortement la bouche, quand on mange, ou qu'on lit à haute voix; on y éprouve en même temps une douleur lancinante et incisive comme dans un abcès qui approche de sa maturité. Les parties environnantes sont enflammées.

On remarque de temps en temps des vésicules dans la bouche, et de la tuméfaction aux gencives.

Kali carbonicum. — Vésicules douloureuses sur la langue et aux gencives.

Efflorescence douloureuse au bout de la langue.

Kali hydriodicum. — Ampoule sur le bout de la langue, avec douleur brûlante.

Lycopodium. — A la surface interne de la lèvre supérieure, espèce de bube blanche, avec douleur brûlante pendant le repos, et sans douleur lorsqu'on mange.

Nodosités sur la langue.

Magnes arcticus. — Petites efflorescences à la face interne de la lèvre supérieure, vis-à-vis de la gencive.

Magnesia. — Un grand nombre de nodosités semblables à des grains de millet, à la langue, et à la surface intérieure des deux joues; elles saignent au moindre contact, et causent une douleur brûlante quand on mange.

A la partie antérieure du bord de la langue et à la lèvre inférieure, petites vésicules brûlantes qui entrent en suppuration le troisième jour.

Ampoules à la partie antérieure du bord de la

langue et à l'angle de la bouche, avec douleur tensive.

Ampoules au palais le matin. On y éprouve, en mangeant du pain, une douleur comme si la peau s'enlevait, et le lendemain une douleur d'excoriation.

Mercurius. — Vésicules dans la bouche.

A la surface intérieure des joues, ampoules élevées, blanches, rondes, se dépouillant d'elles-mêmes de leur peau, et causant une douleur de brûlement.

Espèce d'aphthes dans la bouche.

Murias Magnesiæ. — Efflorescences blanches à la surface interne de la lèvre supérieure.

Natrum.—Vésicule tensive de courte durée au bord de la langue.

A la surface intérieure de la joue, grosse ampoule d'où la pression fait sortir une humeur séreuse.

Natrum muriaticum. — Ampoules remplies de sang et douloureuses au toucher, à la surface interne de la lèvre supérieure.

Ampoules sur la langue.

Ampoules à la langue, avec douleur de brûlement en mangeant.

Ampoules et excoriation très-douloureuses dans la bouche.

Niccolum. — Petites efflorescences brûlantes à la face interne de la lèvre inférieure.

Petites nodosités à la surface interne de la lèvre supérieure, avec brûlement lorsqu'on mange.

Nux vomica. — Tuméfaction douloureuse des gencives, avec efflorescences douloureuses à la surface intérieure de la lèvre et à la langue.

Efflorescences douloureuses à la partie antérieure du palais, derrière les incisives supérieures.

Vésicules douloureuses à la langue.

Paris. — Vésicule à la surface interne de la lèvre inférieure.

Langue rude, et chargée d'une matière blanche semblable à des grains de millet.

Phellandrium. — Vésicules rouges, brûlantes comme du feu, au bord de la langue, vers l'extrémité de cet organe.

Phosphorus. — La partie antérieure de la langue est parsemée de petits points rouges qui causent un brûlement violent, et dont quelques-uns saignent.

Au bout de la langue, deux vésicules brûlantes, de couleur claire, et de la grosseur d'une tête d'épingle.

Ampoules blanches et brûlantes à la surface interne de la lèvre inférieure.

Nodosité douloureuse à la surface intérieure de la joue.

Au palais, vésicules qui percent et suppurent.

Pulsatilla. — Vésicule douloureuse au côté du bout de la langue.

Ratanhia. — Nodosité à la surface interne de la lèvre inférieure.

Rhododendron. — A la face interne de la lèvre inférieure et sous la langue, petites vésicules causant, lorsqu'on mange, une douleur mordicante.

Sepia. — Vésicules brûlantes au toucher sur les gencives.

Langue couverte de vésicules, avec douleur de brûlure.

Vésicules douloureuses à la surface supérieure et à la surface inférieure du bout de la langue.

Spigelia. — Sur la langue ou au palais, vésicules produisant une sensation brûlante au toucher.

Spongia. — Vésicules au bord de la langue, avec douleur d'excoriation.

Vésicules à la surface intérieure de la joue et au bord de la langue, avec douleur lancinante et brûlante qui ne permet de prendre aucun aliment solide.

Squilla. — Vésicules sur la langue.

Staphysagria. — Au vermeil de la lèvre supérieure, efflorescence couverte d'une croûte, avec sensation brûlante.

A la surface intérieure des gencives, ampoule qui se convertit en ulcère, et cause une douleur lancinante et tractive.

A la gencive, nodosité indolente par elle-même,

et douloureuse quand on presse dessus avec un corps dur.

Ampoule dans la bouche.

Strontiana. — Nodosité douloureuse à la surface intérieure de la joue.

Sulphur. — Vésicules dans la bouche, avec douleur brûlante.

Langue rouge, et couverte de points très-blancs, semblables à des aphthes.

Teplitzenses Thermæ. — Petites ampoules sur toute la langue.

Teucrium. — Aux deux côtés de la surface interne de la lèvre inférieure, quelques raies dont les bords sont élevés; et à gauche, une très-petite efflorescence indolente; quand on passe la langue sur la partie affectée, celle-ci semble excoriée et veloutée, mais on n'y éprouve aucune douleur.

Thuja. — Vésicule blanche au côté de la langue, tout près de la racine, avec violente douleur d'excoriation.

II. **Bras.**

Acidum muriaticum. — Nodosités de la grosseur d'un pois au coude et à l'avant-bras, avec prurit, ou brûlement pruriant.

Acidum phosphoricum. — Aux membres supérieurs et inférieurs, taches rouges qui brûlent comme du feu.

A l'avant-bras et au cou, petits boutons rouges, lisses, entourés de rougeur, insensibles par eux-mêmes, et causant une douleur d'excoriation au toucher.

Acidum sulphuricum. — A l'avant-bras, petites taches bleuâtres semblables à des meurtrissures.

Agaricus. — A l'avant-bras et à la jambe, apparition, après le grattement, d'une foule de nodosités blanches, grosses comme des grains de millet, après quoi la peau se lève.

Ammonium. — Vésicules pruriantes aux avant-bras.

A la nuque et aux avant-bras, efflorescences comme des grains de millet, avec brûlement.

Antimonium crudum. — Sur le muscle deltoïde, vésicules pourpreuses qui ne causent pas de prurit bien sensible.

A la surface intérieure du bras, près de l'articulation, prurit que le frottement ne fait point cesser; et ensuite apparition d'une ampoule qui démange quelque temps, est rouge comme une piqûre de moucheron, et augmente en grandeur.

Les bras sont couverts de petites taches d'un brun clair, du diamètre d'une tête d'épingle, et semblables à de petites éphélides.

Arsenicum. — Espèce d'éruption mordicante et sans couleur sur les épaules, tout autour et sur les côtés du cou.

Belladona. — A la nuque et au bras, efflorescences qui au bout de fort peu de temps se remplissent de pus et se couvrent d'une croûte.

Au bras, sous l'articulation du coude, efflorescence d'un rouge foncé, sans suppuration, insensible par elle-même, causant une douleur d'excoriation au toucher.

Efflorescence sous le coude, avec douleur lancinante au toucher.

Bryonia. — Aux bras, à la partie antérieure de la poitrine, et au-dessus des genoux, pourpre qui, le soir, avant qu'on se mette au lit, devient rouge, pruriant, et brûlant, et disparaît avec la démangeaison quand on s'est réchauffé dans le lit.

Prurit titillant aux bras, avec efflorescences pourpreuses.

Sur la peau des bras, taches de couleur rouge, de forme ronde, de la grandeur d'une lentille et au-dessus, qui ne produisent aucune sensation, et que la pression ne fait pas disparaître.

Petites taches rouges sur la peau des bras et des pieds, avec douleur comme celle que produisent les piqûres d'orties. La pression les fait disparaître instantanément.

Eruption au bas-ventre et au dos, jusqu'à la nuque et aux avant-bras, avec douleur brûlante et mordicante avant minuit et le matin.

Caladium. — Pourpre démangeant et brûlant à

l'avant-bras et à la poitrine. Sa disparition est immédiatement suivie d'une violente oppression de poitrine.

Cantharides. — A la surface intérieure des bras et sur le milieu de la poitrine, efflorescences pruriantes, brûlantes après le grattement.

Carbo vegetabilis. — Gros furoncle à la partie supérieure du bras, avec un grand nombre d'efflorescences pruriantes autour de cette partie.

Causticum. — Nodosités sous la peau, qui atteignent jusqu'à la grosseur d'une noisette, et ont leur siége à la mamelle droite, sous le bras droit, sur le côté droit du dos, et au pli du coude, avec douleur de lancination au toucher, et d'excoriation quand on presse sur la partie affectée; plus tard elles causent par elles-mêmes une douleur lancinante.

China. — Petites vésicules contenant une humeur séreuse, ayant leur siége au jarret et sur la face intérieure des bras, avec prurit brûlant à la chaleur, et au lit pendant la nuit.

Cocculus. — A l'avant-bras, nodosités douloureuses quand on passe la main dessus.

Daphne. — Sur la peau de l'avant-bras, éminences de la grosseur d'une lentille, qui démangent violemment, et durcissent après le grattement.

Pustules rouges au côté extérieur des bras et des pieds, avec brûlement titillant quand on se déshabille.

Dulcamara. — Au pli du coude, efflorescences rouges, visibles le matin et le soir à la chaleur de la chambre; elles occasionent un prurit finement lancinant, et du brûlement après qu'on s'est gratté.

Aux bras et aux cuisses, éruption semblable à des tumeurs urticaires blanches, avec aréole rouge, prurit lancinant qui n'affecte que les tumeurs elles-mêmes, et brûlement après qu'on les a frottées.

Gratiola. — Efflorescences dartreuses et scabieuses à la surface antérieure de la partie supérieure du bras, au-dessus du coude.

Helleborus. — Aux bras, efflorescences dartreuses jaunâtres, à peu près rondes, d'où le grattement fait sortir une humeur séreuse.

Hyosciamus. — Au coude, quelques efflorescences causant une douleur d'excoriation au toucher.

Iodium. — Aux bras, à la poitrine, et au dos, petites efflorescences rouges, sèches, et pruriantes dans le principe.

Kali carbonicum. — Efflorescence pruriante et douloureuse à la partie supérieure du bras.

Efflorescences sur l'épaule, avec prurit violent qui se change en brûlement après qu'on les a grattées, mais ne tarde pas à se manifester de nouveau.

Laurocerasus. — Efflorescences pruriantes à la partie supérieure du bras.

Prurit à la partie supérieure du bras; après le grattement, efflorescences brûlantes.

Prurit à l'avant-bras; après le grattement, efflorescence qui ne tarde pas à disparaître.

Ledum. — Sur la poitrine et la partie inférieure des bras, bubes ressemblant à la clavelée, et dont la peau s'enlève au bout de cinq jours.

Petites taches rouges, rondes, insensibles, à la surface intérieure des bras, au bas-ventre et aux pieds.

Lycopodium. — A l'avant-bras, gros furoncle qui cause de la raideur dans tout le bras.

Magnesia. — Sous l'aisselle et au-dessus de l'articulation du coude, grosses nodosités sous-cutanées, avec douleur lancinante.

Efflorescence pruriante à la surface intérieure de l'avant-bras.

Manganum. — A la surface intérieure de l'avant-bras, dartre de la largeur d'un gros, disparaissant au bout de trois jours, et revenant huit jours plus tard avec prurit violent, qui le devient encore davantage par le grattement. La place reste rude et inégale quelque temps après la guérison.

Mercurius. — Au bras gauche, principalement sur le coude, éruption de petites éminences rouges, sans inflammation, dont le sommet devient blanc et pruriant, et qui sont brûlantes après le grattement.

Pourpre pruriant à l'avant-bras.

A l'avant-bras droit, dartre qui s'excorie, dont la peau se lève, qui occasione un prurit voluptueux, et dure dix-huit jours.

A l'avant-bras et au carpe, grandes taches rouges, excoriées, écailleuses, d'un pouce de diamètre, avec douleur brûlante.

Dartres sèches et élevées sur tout le corps, particulièrement aux jambes, aux bras, aux poignets, aux mains, et même entre les doigts, avec prurit brûlant.

Au côté extérieur de l'avant-bras, deux nodosités très-douloureuses, semblables à des furoncles.

Natrum. — Vésicules rouges, pleines de liquide, au pli du coude et à l'aine, avec douleur d'excoriation au toucher.

Natrum muriaticum. — Sur les bras, plusieurs taches dartreuses rondes et pruriantes.

Tumeurs urticaires blanchâtres et pruriantes aux bras et aux mains ; le frottement donne à cette éruption une couleur plus rouge, et rend le prurit plus violent.

Nicotiana. — A l'épaule, taches rouges, brûlantes au toucher.

Nux vomica. — Pourpre pruriant sur les bras, avec douleur de gerçure après le frottement.

Sur le côté intérieur de l'avant-bras, efflorescence dartreuse sans prurit.

Oleum animale æthereum. — Efflorescence pruriante au pli du coude.

Petroleum. — Taches jaunes au bras.

Furoncle sur l'avant-bras, avec douleur lancinante au toucher.

Phosphorus. — Prurit au pli du coude; apparition, après le grattement, de stries rouges et d'une foule de nodosités qui ne tardent pas à disparaître.

Quelques vésicules creuses et pruriantes au côté intérieur de l'avant bras.

Au pli du coude, tache de la grandeur de la main, et parsemée de petits points rouges, avec prurit corrosif.

Pulsatilla. — Au-dessus de l'articulation du coude, petites tumeurs sous-cutanées, douloureuses au toucher.

Rheum. — Pourpre pruriant aux bras.

Rhododendron. — A l'avant-bras, plusieurs efflorescences indolentes et remplies de pus.

Rhus. — Erysipèle, tuméfaction, pustules aux bras et aux mains, avec brûlement et prurit.

Sabadilla. — On remarque sur la peau du bras des places entièrement rouges et quelques points de la même couleur. Ni les uns ni les autres ne sont élevés. Ils ne produisent qu'une sensation de chaleur, sans prurit, et persistent au grand air.

Sur les deux avant-bras, petites efflorescences

qui ont leur siége dans la peau, avec prurit brûlant.

Sepia. — Grosse bube à la partie supérieure de chaque bras, avec prurit violent.

Au coude, taches brunes, grandes comme des lentilles, et peau dartreuse tout à l'entour.

Au pli du coude, prurit et efflorescences pruriantes qui augmentent le soir et le matin.

Silicea. — Un grand nombre de furoncles au bras; très-gros furoncles à l'avant-bras.

A l'avant-bras, depuis le poignet jusqu'au coude, un grand nombre de nodosités dures de la grosseur d'un pois, qui ont l'aspect d'ampoules, sont placées sur un fond rouge, causent un prurit brûlant, et ne durent qu'une nuit.

Spongia. — Grosses ampoules à l'avant-bras.

Staphysagria. — Efflorescences pruriantes sur le coude, et à la partie postérieure de l'avant-bras.

A l'avant-bras, éminence rouge au milieu de laquelle est une vésicule remplie de pus. Cet exanthème produit par lui-même, pendant le repos, une douleur de brûlement, et au toucher une douleur d'ulcération.

Sulphur. — Le soir, à l'avant-bras, efflorescences rouges, avec prurit violent.

Au côté intérieur de l'avant-bras, efflorescences pruriantes qui disparaissent la nuit.

Ampoules pleines de pus et violemment pruriantes au pli du coude.

Pourpre aux bras, avec corrosion pénible.

Tartarus emeticus. — Pourpre aux bras.

A la partie supérieure du bras, et à celle de l'avant-bras qui est la plus rapprochée du carpe, éruption d'efflorescences ressemblant à la gale, avec prurit qui cesse après le grattement.

Thuja. — Sur l'avant-bras, tache indolente marbrée de rouge.

Sur des points isolés des cuisses, des coudes et des avant-bras, bubes ressemblant à la petite-vérole volante, pleines de pus au sommet, et entourées d'une large bordure rouge.

Valeriana. — Au bras et sur la poitrine, exanthèmes qui se réunissent d'abord en une seule tache rouge, après quoi il se forme une foule de petites nodosités blanches, dures et élevées.

Zincum. — Petites efflorescences charbonneuses sur les deux épaules.

Gros furoncle à la partie supérieure du bras.

Efflorescences à l'avant-bras, avec prurit violent pendant le jour, indépendamment de l'influence de la chaleur extérieure.

III. Cou et Nuque.

Acidum muriaticum. — Nodosités rouges et tensives au cou.

Acidum phosphoricum. — Au cou, à la poitrine, et au dos, efflorescences rouges, sensibles seulement au toucher et au frottement, et paraissant principalement le soir.

Petits boutons rouges, lisses, entourés de rougeur, insensibles par eux-mêmes, et causant une douleur d'excoriation au toucher.

Ammonium. — Vésicules à la nuque et derrière l'oreille, avec douleur brûlante.

Antimonium crudum. — Au cou et sous le menton, plusieurs petites efflorescences douloureuses au toucher; elles sont dures, et finissent par se remplir de pus dans toute leur étendue.

Sous le menton, un grand nombre de petits points rouges dont le milieu est blanc, avec douleur lancinante quand on passe la main sur les poils de la barbe.

Argilla. — Vésicules au côté du cou.

Nodosités au front et au cou.

Arnica. — Efflorescence à la nuque, par côté, avec douleur de lancination et d'ulcération au toucher.

Arsenicum. — Tout autour du cou et sur les épaules, espèce d'éruption mordicante et sans couleur.

Aurum. — A la face, au cou, et sur la poitrine, efflorescences fines dont le sommet est rempli de pus.

Baryta. — Efflorescences pruriantes à la nuque, tout près des cheveux.

Belladona. — A la nuque et au bras, efflorescences qui au bout de fort peu de temps se remplissent de pus et se couvrent d'une croûte.

Bryonia. — Taches rouges à la face et au cou.

Eruption autour du cou, surtout après la sueur, avec prurit mordicant.

Pourpre rouge au cou.

Carbo vegetabilis. — Au cou, petites taches rouges, isolées, éparses et inégales, avec prurit sensible.

Le soir, taches rouges au cou et à la nuque, avec prurit lancinant.

Causticum. — Pourpre à la nuque, entre les omo-plates, et sur les joues, avec prurit.

Dartre violemment pruriante et humide à la nuque.

Chamomilla. — Exanthèmes peu saillans à la nuque, avec sensation mordicante qui oblige à se gratter.

Cocculus. — Eruption de taches rouges, insensibles, incirconscrites, sans chaleur, de couleur de vin, sur toute la poitrine, et sur les parties latérales postérieures et supérieures du cou.

Daphne. — Sur l'un des côtés du cou, efflorescence rouge, lisse, avec douleur d'excoriation au toucher, mais sans suppuration. Elle se transforme au bout de plusieurs jours en une nodosité indolente située sous la peau, et qui dure plusieurs semaines.

Hepar Sulphuris. — Sur le cuir chevelu et à la nuque, efflorescences qui ressemblent à des tumeurs urticaires, avec douleur d'excoriation au toucher seulement.

Petites efflorescences nombreuses et indolentes à la nuque et aux deux côtés du cou.

Iodium. — Taches jaunes au cou.

Kali carbonicum. — A la nuque, petites efflorescences pruriantes qui disparaissent le soir du jour suivant.

Lycoperdon Bovista. — Petites bubes pruriantes au cou.

Efflorescence sur le devant du cou, avec prurit qui augmente après le grattement.

Lycopodium. — Eruption douloureuse au cou et sur la poitrine.

Grosses nodosités couvertes d'efflorescences rouges tout autour du cou, avec prurit.

Larges efflorescences entre les omoplates et à la nuque, avec sensation brûlante.

Aux deux côtés du cou et sur le dos, petites taches dartreuses et pruriantes.

Magnes. — Efflorescences au cou, sous le menton, avec prurit augmentant par le toucher, et simple douleur d'excoriation.

Magnes australis. — Petites efflorescences à la nuque, avec brûlement pruriant.

Deux petites bubes douloureuses au côté du cou, au-dessous de l'oreille.

Magnesia. — Pendant la nuit, vésicule violemment pruriante au côté du cou; tache rouge après le grattement.

Le matin, quelques vésicules de couleur claire, insensibles, au côté de la nuque.

Petit furoncle au côté du cou.

Mercurius. — Sous le menton, éruption de croûtes jaunes de trois lignes de hauteur, presque sans douleur.

Eruption au cou; elle est rouge, humide, pruriante, très-élevée, paraît excoriée, et a sur plusieurs points l'aspect de la gale grasse.

Natrum. — Bube suppurante à la nuque, avec douleur d'excoriation au toucher seulement.

Natrum muriaticum. — Petite nodosité dure à la nuque, avec douleur brûlante au toucher.

Petroleum. — Eruption sur la tête et à la nuque.

Dartres à la nuque et sur la poitrine.

Phellandrium. — Au côté du cou, efflorescence insensible qui ressemble à une verrue.

Au cou, petites taches bleues, semblables à des pétéchies; elles sont insensibles, et disparaissent le jour suivant sans desquamation.

Phosphorus. — Au cou, au-dessous du menton, nodosité dure de la grosseur d'une noisette, et douloureuse au toucher.

Furoncles à la nuque.

Pulsatilla. — Efflorescence au côté du cou, avec prurit simple que le frottement et le grattement ne font pas cesser.

Pendant le jour, prurit au cou et aux joues; le grattement fait paraître des efflorescences.

　　Au cou, au-dessous du menton, effloresceuces douloureuses au toucher.

Sassaparilla.—Vésicule pruriante sous le menton.

Sepia.— Gros furoncle au cou, au-dessous de la mâchoire inférieure, avec douleur lancinante.

　　Efflorescence pruriante à la nuque.

Silicea. — Nodosités pruriantes à la nuque.

　　A la nuque, efflorescences pruriantes semblables à une éruption urticaire.

　　Furoncle à la nuque.

Spigelia. — Efflorescences rouges au cou, avec douleur d'excoriation au toucher.

Spongia.—Au cou, au-dessous du menton, plusieurs grandes efflorescences où la pression cause de la douleur.

Squilla. — Efflorescences qui augmentent jusqu'au septième jour, et que le frottement seul rend douloureuses.

Stannum. — Sur le devant du cou, tache rouge, un peu élevée, ayant au milieu une efflorescence blanche qui est indolente même au toucher.

Staphysagria. — *Efflorescences pruriantes à la nuque.*

　　Efflorescences au cou.

Tartarus emeticus. — Au cou et à la poitrine, grosses pustules semblables à la petite-vérole, qui ont une aréole rouge, se couvrent d'une croûte au bout de trois semaines, et laissent une profonde cicatrice.

Teplitzenses Thermæ. — Tout le cou est couvert de bubés blanches; éruption à l'extérieur de la bouche.

Thuja. — Aux deux côtés du cou, petites efflorescences rouges formant une rangée sans intervalle, qui se dirige du derrière au devant, avec sensation d'excoriation au toucher.

Veratrum. — Tout autour du cou et à la poitrine, rougeur, et élevures pourpreuses perceptibles seulement au toucher, avec lancination fine comme par des orties, et soulagement quand on passe la main sur la partie affectée.

Verbascum. — Au cou, près du cartilage thyroïde, grosse nodosité rouge où la pression cause de la douleur.

Zincum. — Au côté du cou, efflorescence entourée d'une aréole rouge, et qui se remplit de pus.

Au côté de la nuque, nodosité où la pression cause une douleur d'ulcération.

Plusieurs petites vésicules pleines de pus et rapprochées, sous le menton, avec prurit pénible.

IV. Cuir chevelu.

Acidum nitricum. — Eruption humide, croûteuse et pruriante sur le cuir chevelu.

Agaricus. — Efflorescences.

Anacardium. — Sur le cuir chevelu, bosses de

la grosseur d'une lentille, avec douleur d'excoriation quand on les gratte, et même quand on les touche.

Antimonium crudum. — Sur divers points du cuir chevelu, nodosités plates de la grosseur d'une lentille. La pression y cause de la douleur, les aplatit encore davantage, et, lorsqu'elle est prolongée, produit un fourmillement dans la peau environnante.

Argilla. — Groupe d'efflorescences au cuir chevelu, derrière les oreilles, avec douleur tensive.

Arsenicum. — Eruption pustuleuse sur le cuir chevelu et à la face, avec douleur brûlante.

Le cuir chevelu est couvert d'une croûte ulcéreuse qui s'étend jusqu'au milieu du front.

Sur le cuir chevelu, efflorescences innombrables, très-rouges, où le frottement et le toucher causent une douleur de suppuration intérieure.

Sur l'os latéral gauche de la tête, efflorescence croûteuse qui oblige à se gratter, et où le frottement cause une douleur de suppuration intérieure.

Baryta. — Efflorescences aux côtés de la tête.

Calcarea. — Eruption à la tête, avec bubons au cou.

Croûte mince et humide sur le cuir chevelu.

Cicuta. — Eruption considérable sur le cuir chevelu et à la face.

Cyclamen. — A l'occiput, quelques efflorescences insensibles, sans douleur même au toucher.

Daphne. — Petites croûtes sèches sur le sommet de la tête.

Graphites. — Teigne.

Place croûteuse sur le sommet de la tête, avec violente douleur d'excoriation au toucher.

Sur le vertex, éruption humide, douloureuse au toucher.

Eruption humide à la tête, sans prurit, mais avec douleur de suppuration intérieure au toucher.

Douleur aux parties croûteuses de la tête; suintement sous ces croûtes et sous celles des oreilles.

Hepar Sulphuris. — Sur le cuir chevelu et à la nuque, efflorescences qui ressemblent à des tumeurs urticaires, avec douleur d'excoriation au toucher seulement.

Kali carbonicum. — Efflorescences sur le cuir chevelu.

Lycoperdon Bovista. — Petites vésicules rougeâtres et démangeaison pénible sur le cuir chevelu.

Petites efflorescences et prurit sur la tête.

Petites places excoriées sur le cuir chevelu, avec prurit.

Lycopodium. — Le cuir chevelu, chez les enfans, est couvert d'une croûte qu'ils font saigner en l'écorchant pendant la nuit. Cette éruption est accompagnée de gonflement des glandes du cou, et d'un ulcère purulent à l'occiput.

Eruption à la tête, avec suppuration considérable.

Mercurius. — A la tête, éruption produisant une démangeaison qui oblige à se gratter.

Eruption sèche sur toute la tête, avec douleur générale dans cette partie quand on la touche sur un seul point.

Entre les cheveux, petites croûtes élevées et adhérentes.

Sur le cuir chevelu, un grand nombre de croûtes pruriantes par elles-mêmes, et brûlantes après le grattement.

Sur le cuir chevelu, éruption humide dont l'action corrosive détruit les cheveux, avec pression sensible, principalement sur les parties excoriées.

Murias Magnesiæ. — A l'occiput, grosse nodosité causant par elle-même une douleur qui augmente au toucher, avec déchirement dans les parties environnantes.

Deux furoncles au vertex.

Natrum. — Efflorescences pruriantes et bosses sur le cuir chevelu.

Natrum muriaticum. — Croûtes sur le cuir chevelu.

Eruption pruriante à l'extrémité de la partie chevelue de la nuque et des tempes, et dans les sourcils.

Nux vomica. — Sur le cuir chevelu et à la face, nodosités ou efflorescences rouges, douloureuses, dont le sommet finit par s'emplir de pus.

Oleander. — Efflorescences pruriantes sur le cuir chevelu.

Oleum animale æthereum. — Deux vésicules sous la peau de l'occiput, avec douleur d'excoriation augmentée par le toucher.

Paris. — Petites croûtes isolées sur la tête.

Petroleum. — Eruption sur la tête et à la nuque. Croûtes sur le cuir chevelu.

Phosphorus. — Petites bosses pruriantes sur le cuir chevelu; le toucher y produit une douleur semblable à celle que causent de petits furoncles.

Pulsatilla. — Petites tumeurs sur le cuir chevelu, avec douleur d'ulcération.

Rhus. — Prurit corrosif sur le cuir chevelu, et apparition d'efflorescences pourpreuses sur cette partie.

Sepia. — Suintement du cuir chevelu.

Silicea. — Croûtes humides et pruriantes.
Teigne.
Eminences tubéreuses sur le cuir chevelu.
Efflorescences pruriantes sur le cuir chevelu.
Nodosités pruriantes sur la tête et à la nuque.

Staphysagria. — Sur le cuir chevelu, ainsi qu'à la partie située immédiatement au-dessus de l'oreille, et encore derrière cet organe, éruption pruriante et croûteuse.

Sur le cuir chevelu, prurit violent, croûtes, et suintement d'un liquide séreux.

Taraxacum. — Efflorescence sur le cuir chevelu, au-dessus de la tempe, avec douleur de suppuration intérieure au toucher.

Zincum. — Efflorescences pruriantes sur le cuir chevelu.

v. **Cuisses, Genoux, Jambes et Pieds.**

Acidum nitricum. — Excoriation aux jambes et au-dessous des mamelles.

Furoncles à la jambe et à la fesse.

Acidum phosphoricum. — Efflorescences au genou et au mollet, avec prurit violent, et brûlement après qu'on les a grattées; elles deviennent confluentes, et se transforment en ulcères saignans.

Aux membres inférieurs, taches rouges qui brûlent comme du feu.

Agaricus. — A la jambe, apparition, après le grattement, d'une foule de nodosités blanches, grosses comme des grains de millet, après quoi la peau se lève.

Ambra. — Excoriation aux jarrets, avec douleur qui se fait sentir surtout le soir.

Ammonium. — Vésicules brûlantes aux mollets.

Antimonium crudum. — Au genou, petites efflorescences rouges, vésiculeuses au sommet, presque semblables à la petite-vérole volante; et dans lesquelles la pression cause une douleur lancinante.

Apparition sur le genou d'une bosse comme après une piqûre de cousin, et ensuite douleurs tiraillantes sur le même point.

A la jambe gauche, bosses dures de la forme d'une lentille, de couleur blanche, causées par le prurit, et entourées d'un cercle rouge.

Prurit le matin au côté intérieur du genou; le frottement y fait venir une grosse ampoule.

Bryonia. — Au-dessous du genou, efflorescence pleine de pus, lancinante au toucher.

Au-dessus des genoux, pourpre qui, le soir, avant qu'on se mette au lit, devient rouge, pruriant, et brûlant, et disparaît avec la démangeaison quand on s'est réchauffé dans le lit.

Aux jambes, autour des genoux et aux cuisses, petites efflorescences rouges, élevées, qui paraissent après la démangeaison et le grattement, et causent une douleur brûlante.

Prurit titillant aux pieds, avec efflorescences pourpreuses.

Petites taches rouges sur la peau des pieds, avec douleur comme celle que produisent les piqûres d'orties. La pression les fait disparaître instantanément.

Dans le pli et sur les côtés des jarrets, éruption sèche qui, le soir, cause de la démangeaison, prend une couleur rouge, et produit une douleur mordicante après le grattement.

Calcarea. — Taches rouges aux jambes.

Efflorescences sur les cuisses.

Sur le tibia, strie rouge composée de boutons de pourpre, avec prurit violent, et brûlement après qu'on l'a frottée.

Aux jambes, grandes taches légèrement pruriantes, d'un rouge foncé, et accompagnées d'un peu de tuméfaction.

Cannabis. — A la cuisse, petites efflorescences blanches, avec large bord rouge et lisse, qui brûlent comme du feu, surtout quand on est couché dessus ou qu'on les touche; elles laissent des taches d'un rouge brunâtre, douloureuses au toucher.

Cantharides. — Au genou, petite bube douloureuse, surtout au toucher, et empêchant le mouvement.

Carbo animalis. — Sur le pied, nodosité de la grosseur d'un pois, dure, pruriante, qui le lendemain atteint la grosseur d'une noisette, augmente en dureté, devient blanche, et cause un prurit plus violent.

Carbo vegetabilis. — Tumeurs urticaires pruriantes aux mollets.

Causticum. — Sur le tibia, tache rouge et douloureuse qui augmente en longueur, et dont la disparition est accompagnée de prurit.

Chelidonium. —Sur les deux cuisses, efflorescences rouges, dont le sommet est blanc, avec prurit mordicant et corrosif.

China. — Petites vésicules contenant une humeur séreuse, ayant leur siége au jarret et sur la face intérieure des bras, avec prurit brûlant à la chaleur, et au lit pendant la nuit. Elles disparaissent à l'air froid.

Clematis. — Furoncle à la cuisse.

Cocculus. — Furoncle à la surface intérieure de la cuisse.

Efflorescences au côté intérieur des cuisses, avec douleur lancinante au toucher.

Conium. —Efflorescence pruriante sous la plante du pied.

Vésicules pleines de pus au bas des pieds.

Cyclamen. — Sur les cuisses, taches d'un demi-pouce de diamètre, d'un rouge vif, semblables à des taches de brûlure.

Sur les orteils, pustules précédées et accompagnées de prurit.

Daphne. —Efflorescences isolées et élevées autour des cuisses, avec douleur lancinante au toucher.

Pustules rouges, au côté extérieur des bras et des pieds, avec brûlement titillant quand on se déshabille.

Dulcamara. — Aux cuisses, éruption semblable à des tumeurs urticaires blanches, avec aréole rouge, prurit lancinant qui n'affecte que les tumeurs elles-mêmes, et brûlement après qu'on les a frottées.

Graphites. — Dartre sur la cuisse.

Sur la face intérieure de la cuisse, à la hauteur du scrotum, tache (dartre) rouge, rude, qui démange ordinairement un peu le matin.

Les cuisses sont parsemées de petits points rouges dont quelques-uns seulement sont prurians.

Taches rouges à la cuisse et sur le tibia, sans douleur.

Grosses ampoules pleines de pus aux petits orteils, avec douleur lancinante.

Hyosciamus. — Furoncle à la cuisse.

Taches et vésicules gangréneuses, surtout aux membres inférieurs.

Grosses pustules groupées sur plusieurs points, depuis la région située au-dessus des hanches jusqu'aux genoux. Elles ressemblent à la petite-vérole confluente, ne contiennent point de liquide, et s'écaillent au bout de quatre jours.

Ignatia. — Furoncles à la surface intérieure de la cuisse.

Kali carbonicum. — Eruption pruriante et excoriation entre les jambes pendant les règles.

Eruption au pli du jarret.

Dartre à la jambe.

Nodosité pruriante et trois vésicules, avec aréole enflammée, sur le tibia.

Kali nitricum. — Prurit qui oblige à se gratter jusqu'au sang; on voit çà et là des taches rouges, surtout aux jambes.

Ledum. — Eruption pruriante au pli du jarret.

Sur le pied, éruption d'efflorescences fines, pruriantes le soir.

Petites taches rouges, rondes, insensibles, à la surface intérieure des bras, au bas-ventre et aux pieds.

Lycoperdon Bovista. — Au pied, éruption d'efflorescences grandes comme des lentilles, rouges, dures, très-pruriantes et brûlantes. Elles disparaisssent au bout de quelques jours.

Efflorescence pruriante au-dessus du genou.

Efflorescences au tibia, avec sensation de brûlure.

Depuis les pieds inclusivement, jusqu'au milieu des mollets, petites efflorescences rouges, de la nature du pourpre, avec douleur brûlante et pruriante.

Sur les deux pieds, à la racine des orteils, petites vésicules rouges, avec douleur d'excoriation.

Lycopodium. — Grandes taches rouges aux jambes, sans douleur ni prurit.

Prurit pénible aux jambes, le soir dans le lit; après le grattement il se forme des tumeurs urticaires qui ne tardent pas à disparaître.

Magnesia. — Furoncles à la jambe.

16

Efflorescences insensibles et de peu de durée au-dessus du genou.

Aux mollets, petites dartres insensibles, rouges, un peu élevées au dessus de la peau, lisses, et entrant plus tard en desquamation.

Une foule de petits furoncles à la surface postérieure du bas de la cuisse, avec rougeur, mais sans prurit; le lendemain le plus grand nombre ont disparu, et la peau est rude.

Manganum. — Aux cuisses, efflorescences dont le sommet se recouvre d'une escarre. Elles causent un prurit brûlant le matin et le soir, et une douleur d'excoriation et d'ulcération après le frottement.

Mercurius. — Prurit que le grattement rend agréable, et apparition de petites éminences au côté intérieur des cuisses.

Le soir, éruption aux deux cuisses, avec prurit, et suintement d'une sérosité brûlante après qu'on s'est gratté; à minuit, après la démangeaison, sueur au bas-ventre et aux cuisses : le tout sans soif.

Éruption pruriante aux membres inférieurs, principalement à la surface intérieure des cuisses.

Petites nodosités à la surface intérieure des cuisses.

Dartre à la partie postérieure de la cuisse. Le grattement enlève l'épiderme, et cause de la douleur.

Eruption pruriante, qui ressemble à la gale, sur le bas-ventre et les membres inférieurs.

Eruption aux jambes et aux jarrets; elle est rouge, humide, pruriante, très-élevée, et a sur plusieurs points l'aspect de la gale grasse.

Petits points ronds qui ont principalement leur siége sur les jambes et les cuisses, se transforment peu à peu en taches approchant de la forme ronde, ulcéreuses, finissant par devenir croûteuses.

Dartres sèches et élevées aux jambes, avec prurit brûlant.

Murias Magnesiæ. — Quelques nodosités rouges et pruriantes sur le devant de la cuisse.

Natrum. — Après un prurit pénible aux jambes, le grattement produit des tumeurs urticaires qui ne tardent pas à disparaître.

Natrum muriaticum. — Dartres aux jarrets.

Sur la cuisse, grande efflorescence pruriante, avec aréole rouge, et douleur d'excoriation quand on gratte la partie affectée.

Furoncle au genou.

Aux jambes, éruption pourpreuse composée de groupes en forme d'îles, avec prurit corrosif surtout au toucher.

Au côté extérieur des mollets, éruption pourpreuse composée de petits boutons, et qui s'étend jusque sur les cuisses.

Niccolum. — Petites efflorescences au côté intérieur du genou, avec prurit violent que le grattement fait disparaître.

Efflorescences violemment pruriantes aux jambes.

Nux vomica. — Furoncles à la cuisse, avec violente douleur de lancination.

Pourpre sur les deux cuisses pendant les règles, avec prurit brûlant.

Eruption pourpreuse au genou, avec prurit brûlant.

Au genou, espèce de petit furoncle qui produit de la raideur dans tout le pied.

Petroleum. — Dartre au genou.

Dans l'angle entre le haut de la cuisse et les bourses, petites efflorescences pruriantes.

Gros furoncle à la cuisse.

Grande efflorescence enflammée au-dessus du genou.

Nodosités aux deux mollets, avec prurit.

Phosphorus. — Furoncles aux cuisses.

Pulsatilla. — A la jambe, efflorescences qui suintent une humeur séreuse, et causent une douleur brûlante.

Ratanhia. — A la plante du pied, furoncle qui vient à suppuration.

Rhododendron. — Petites efflorescences rouges à la surface intérieure des cuisses.

Rhus. — Taches et stries rouges et brûlantes au

côté intérieur des genoux, avec de petites ampoules qui sèchent promptement.

Sabadilla. — Sur le devant du genou, ampoule blanche avec bord rouge et douleur de brûlement.

Sabina. — Prurit aux mollets, et apparition sur cette partie, après le grattement, d'efflorescences rouges qui occasionent une douleur de gerçure.

Sassaparilla. — Sur le dos et sur les cuisses, efflorescences rouges de la grosseur d'une tête d'épingle, sans humidité, pruriantes seulement à la chaleur. Le grattement fait cesser la démangeaison pour quelques instans.

Prurit aux cuisses et aux jarrets; apparition d'une foule de petites vésicules après le grattement.

Prurit au mollet, et ensuite apparition d'une foule d'efflorescences.

Prurit; un grand nombre d'efflorescences rouges au-dessus du genou.

Deux petites bosses suppurantes, sur le dos du pied.

Sepia. — *Furoncles à la cuisse.*

Un grand nombre d'efflorescences pruriantes aux jambes.

Efflorescences de forme aiguë aux mollets, jusqu'aux genoux, avec prurit et lancination dans celles qui sont pressées par les habits.

16*

A l'articulation du bas du pied, prurit et efflorescences pruriantes qui augmentent le matin
et le soir.

Ampoules et tumeurs urticaires pruriantes sur
les pieds.

Silicea. — Furoncles à la partie postérieure des
cuisses.

Pourpre pruriant aux mollets.

Sur le tibia, tache rouge, très-sensible, avec
douleur de gerçure.

Eruption de taches rouges, grandes comme
des lentilles, couvertes d'efflorescences, sur les
cuisses, avec prurit léger.

Spigelia. — Formation, au second orteil, d'une
excroissance élevée, insensible, qui ressemble à
une verrue, et disparaît au bout de trois jours
en laissant une cicatrice blanche.

Au second orteil, excroissance qui ressemble à
une verrue, cause par elle-même une douleur
mordicante, et une douleur brûlante quand elle
est pressée par le soulier. Elle laisse une cicatrice épaisse de couleur blanche.

Squilla. — Aux pieds, petites taches rouges qui
se changent en efflorescences scabieuses ressemblant à la gale grasse, avec prurit brûlant.

Stannum. — Efflorescence pruriante à la cuisse.

Sur la jambe, petites taches jaunes, rondes,
parmi lesquelles il s'en trouve quelques-unes
d'une assez grande étendue.

Staphysagria. — **Dartres** aux jambes et aux cuisses.

Efflorescences à la jambe, avec douleur brûlante et pruriante.

Sur tout le ventre et sur les cuisses, éruption de nodosités grosses comme des pois, pruriantes par elles-mêmes, avec suintement accompagné de douleur brûlante quand on les a écorchées en se grattant.

Aux cuisses et aux jambes, un grand nombre d'efflorescences rouges et blanches dont le sommet contient un pus blanchâtre, et qui ne produisent pas la moindre sensation.

Strontiana. — Petites efflorescences rougeâtres à l'articulation et au dos du pied, avec prurit excessivement brûlant, dont la violence augmente encore après le grattement.

Nodosités pruriantes de la grosseur d'un pois sous la peau des jambes, avec douleur compressive aux reins et aux cuisses.

Sulphur. — Erysipèle à la jambe.

Efflorescences autour des chevilles des pieds.

Pourpre aux jambes, avec corrosion pénible.

Taraxacum. — Quelques vésicules pruriantes sur le pied.

Teplitzenses Thermæ. — Sur les cuisses et les jambes, taches rouges de la grandeur d'une pièce de deux gros.

Thuja. — Bubes au genou, qui ont l'aspect d'une

véritable petite-vérole, suppurent, ne démangent point, et disparaissent au bout de dix-huit heures.

Efflorescences pruriantes aux genoux, avec brûlement au toucher et après le grattement.

Au mollet, nodosités blanches de la grosseur d'une noisette, avec prurit violent sur une grande surface, et douleur lancinante et brûlante après le frottement.

Tache marbrée de rouge, indolente sur le dos du pied.

Sur des points isolés des cuisses, bubes ressemblant à la petite-vérole volante, pleines de pus au sommet, et entourées d'une large bordure rouge.

Zincum. — Le soir, prurit violent aux cuisses et aux jarrets; le grattement y fait venir des tumeurs semblables à celles que produisent les orties.

Prurit qui se manifeste cinq soirs de suite sur le devant des cuisses, au-dessus du genou, avec efflorescences sur la même partie, qui s'écorchent facilement.

Aux cuisses et aux mollets, autour des genoux, éruption de petites efflorescences, avec prurit violent qui cesse après le grattement.

Efflorescence sur l'un des orteils, avec douleur pressive d'excoriation au toucher.

VI. Dos et Epaules.

Acidum muriaticum. — Furoncles au dos, avec douleur lancinante au toucher.

Acidum phosphoricum. — Efflorescences rouges, sensibles seulement au toucher et au frottement, et paraissant principalement le soir.

Ammonium. — Nodosités dures.

Antimonium crudum. — Sur le haut de l'épaule, petites efflorescences rouges, insensibles, et que la pression fait disparaître pour un instant.

L'épaule est comme parsemée d'échauffures dont les plus grosses sont rouges, et garnies de petits points jaunes, prennent au bout de quelques jours un aspect de peau d'oie, et se terminent par la desquamation.

Sur les deux épaules, taches brunes semblables à des éphélides, mais un peu moins foncées.

Argilla. — Au-dessus des épaules, éruption de petites nodosités rouges ayant au milieu une vésicule de forme aiguë, avec un peu de brûlement le soir.

Baryta. — Au dos, éruption très-pruriante.

Belladona. — Au dos, et principalement aux omoplates, grandes efflorescences rouges, au sommet desquelles on éprouve une douleur finement lancinante.

Furoncle sur l'épaule.

Bryonia. — Eruption sur tout le corps, principalement au dos, et jusqu'au-dessus du cou, avec prurit si violent, que le malade est tenté de se gratter jusqu'au sang.

Eruption au bas-ventre et au dos, jusqu'à la nuque et aux avant-bras, avec douleur brûlante et mordicante avant minuit et le matin.

Calcarea. — Efflorescences sur les reins et les fesses.

Sur le dos, efflorescences pleines de pus.

Causticum. — Furoncle sur le dos.

Pourpre à la nuque, entre les omoplates, et sur les joues, avec prurit.

Grosses ampoules à la poitrine et au dos, avec souffrance à la poitrine, frissons, chaleur, et sueur.

Au côté gauche de la poitrine et du dos, grosses ampoules douloureuses, et qui crèvent, avec chaleur, sueur, et anxiété.

Cicuta. — *Sur l'omoplate, vésicule rouge, très-douloureuse au toucher.*

Cocculus. — Le soir, après qu'on s'est déshabillé, prurit sur le dos, avec éruption d'efflorescences rouges.

Entre les omoplates, efflorescences isolées qui se remplissent de pus, et disparaissent ensuite par le dessèchement spontané.

Au dos, éruption d'efflorescences miliaires rouges, avec prurit à la chaleur.

Conium. — Sur le dos, éruption fine, à peine

visible, produisant du prurit, et une sensation
comme de quelque chose qui court sous la peau.

Daphne. — On éprouve dans la région des omoplates une démangeaison après laquelle apparaissent sur la peau de petites éminences causant une douleur de mordication au toucher ;
le frottement des habits les écorche et les fait
saigner, sans qu'elles cessent pour cela d'être
mordicantes lorsqu'on les touche.

Iodium. — Aux bras, à la poitrine, et au dos, petites efflorescences rouges, sèches, et pruriantes
dans le principe.

Kali nitricum. — Sur l'épaule, petite efflorescence
qui cause une violente douleur de lancination, et
excite à se gratter.

Ledum. — Sur le dos, petites efflorescences rouges,
constamment pruriantes.

Furoncle sur l'omoplate.

Lycopodium. — Larges efflorescences entre les
omoplates et à la nuque, avec sensation brûlante.

Sur l'omoplate, gros furoncle entouré d'inflammation, avec douleur brûlante et lancinante.

Sur le dos, petites taches dartreuses et pruriantes.

Prurit pénible au dos, le soir dans le lit ; après
le grattement il se forme des tumeurs urticaires
qui ne tardent pas à disparaître.

Mercurius. — Eruption variolique immédiatement

au-dessus de l'anus, avec douleur pressive qui augmente lorsqu'on est assis.

Petites bosses et petits abcès sur les omoplates et le ventre.

Murias Magnesiæ. — Entre les épaules et sur la poitrine, petites efflorescences violemment pruriantes, et brûlantes après le grattement.

Petites efflorescences pruriantes au dos.

Au dos, plusieurs larges efflorescences qui ne tardent pas à disparaître.

Nodosité pruriante entre les épaules.

Natrum. — Vésicule sur le dos, avec prurit violent qui force à se gratter, surtout le soir.

Aux reins, petites pustules pleines de pus et très-sensibles au toucher.

Natrum muriaticum. — Efflorescences sur le dos, avec prurit le soir au lit.

Nicotiana. — Eruption rouge et pruriante sur tout le dos.

Efflorescences pruriantes sur la poitrine, aux reins, au dos, et aux doigts.

Rhododendron. — Sur le dos et les épaules, plusieurs grandes efflorescences qui contiennent du pus.

Sassaparilla. — Sur le dos et les cuisses, efflorescences rouges de la grosseur d'une tête d'épingle, sans humidité, pruriantes seulement à la chaleur.

Sepia. — Eruption pruriante sur le dos.

Silicea. — Eruption de taches rouges, grandes comme des lentilles couvertes d'efflorescences, sur le dos, la poitrine, et les cuisses, avec prurit léger.

Squilla. — Sur le dos, éruption d'efflorescences entièrement rouges, dont le sommet est rempli d'une petite quantité de pus, avec prurit lancinant auquel se joint du brûlement après qu'on les a grattées. Le lendemain chacune de ces efflorescences est couverte d'une petite croûte.

Entre les omoplates, tache de la grandeur d'un thaler, composée d'efflorescences ou de nodosités rapprochées, mais discrètes, avec prurit titillant comme celui que causerait une puce, qui devient brûlant et lancinant après le grattement, et reprend ensuite sa nature primitive.

Sulphur. — Prurit le soir sur tout le dos; un grattement prolongé le fait cesser; le lendemain il se forme sur la même partie une foule de petites efflorescences qui ne démangent point.

Ephélides sur le dos et la poitrine, avec prurit le soir.

Thuja. — Près des reins, furoncle pruriant, avec large bord rouge.

Zincum. — Efflorescences sur le dos, le front, et l'un des orteils, avec douleur pressive d'excoriation au toucher.

VII. Face.

Acidum muriaticum. — Au front et aux tempes, efflorescences qui suppurent sans produire aucune sensation.

Acidum nitricum. — Efflorescences au front et aux autres parties de la face.

Au menton, efflorescence avec bord rouge et dur, douloureuse au toucher, qui la fait même suppurer, et laissant après elle une induration entourée d'un cercle rouge.

Tumeur enflammée (érysipèle) à la joue, avec douleur lancinante, nausées, frissons, et chaleur.

Acidum phosphoricum. — A la face, grandes efflorescences rouges, contenant une petite quantité de pus, et pruriantes au toucher.

Agaricus. — Efflorescences pruriantes au front.

Ambra. — Sur le milieu du front, tout près des cheveux, efflorescence rouge, avec douleur d'excoriation au toucher, sans suppuration.

Efflorescences insensibles à la face.

Prurit et efflorescences dans les favoris.

Tache rouge et insensible sur les joues.

Ammonium. — Furoncles autour de l'oreille et sur les joues.

Sur les joues, petites taches blanches dartreuses de la grosseur d'une lentille, et qui s'exfolient.

Anacardium. — A la joue, dartre à écailles blanches.

Autour de la bouche, peau rude et gratteleuse, présentant l'apparence d'une dartre, avec coliques.

Antimonium crudum. — Au visage, petites efflorescences rouges, vésiculeuses au sommet, semblables à la petite-vérole volante, et dans lesquelles la pression cause une douleur lancinante.

Sur les deux joues, petites efflorescences pruriantes au toucher, sans rougeur, peu élevées, et qui diminuent promptement en se couvrant d'une croûte mince et jaunâtre.

Le matin et le soir, après démangeaison sur la poitrine, apparition, à la face, de quelques larges efflorescences ressemblant presque à des échauffures, et sensibles à la pression extérieure.

Au-dessous de l'angle de la bouche, un grand nombre de petits points rouges dont le milieu est blanc.

De chaque côté du front, place rouge un peu dure, peu élevée, qui démange comme des orties; l'exanthème revient après avoir disparu.

Bosse sur la joue, comme après une piqûre de cousin.

Au visage, plusieurs efflorescences qui produisent une douleur comme celle que causent des piqûres de cousins, et ne tardent pas à disparaître.

A la joue gauche, près du menton, petite croûte jaune qui cause une douleur pruriante au toucher, et qu'il est facile de faire tomber.

Argentum. — Efflorescence à la tempe gauche, avec douleur d'ulcération au toucher.

Argilla. — Vésicule au-dessous de l'angle de la bouche et au front.

A l'angle de la bouche, vésicules pruriantes, que la pression rend confluentes.

Tout le menton est couvert de petites efflorescences.

Petite pustule au menton.

Nodosités au front et aux joues.

Efflorescence sur la joue, avec douleur d'excoriation au toucher.

Apparition successive de furoncles sur la joue.

Tache rouge indolente sur la joue.

Arnica. — Au côté du front, efflorescences dont quelques-unes sont remplies de pus.

Sur les joues, principalement au-dessous des yeux, éruption ressemblant à la petite-vérole.

Arsenicum. — Peau rouge et dartreuse autour de la bouche.

Sur plusieurs parties du corps, entre autres au front et sous la mâchoire, petites efflorescences qui causent une douleur brûlante et peu de prurit.

Petite bosse sur le côté du front, avec douleur mordicante.

Nodosités sur le front.

Entre les sourcils, deux grandes efflorescences qui obligent à se gratter, répandent une sérosité sanguinolente, et s'emplissent de pus le lendemain.

A la tempe, efflorescences qui obligent à se gratter, répandent une sérosité sanguinolente, et causent après le frottement une douleur d'excoriation.

Aurum. — A la face, au cou, et sur la poitrine, efflorescences fines dont le sommet est rempli de pus.

Nodosité lisse et indolente sur le bord de la paupière inférieure.

Baryta. — A l'angle de la bouche, efflorescence qui se remplit de pus, et cause de la douleur au toucher.

Au-dessous de l'angle de la bouche, groupe de petites efflorescences pruriantes, avec fond rouge.

A la face, petites efflorescences qui ressemblent à des furoncles, et ne causent aucune sensation.

Sur la joue, à peu de distance de l'angle de la bouche, tache rude et sèche qui ressemble à une dartre.

Belladona. — Furoncle douloureux à la tempe.

Efflorescences rouges et indolentes à la tempe, à l'angle du côté droit de la bouche, et au men-

ton, avec écoulement de sérosité sanguinolente
quand on se gratte.

A la face, taches de couleur scarlatine.

*Sur les joues et au nez, efflorescences qui se
remplissent promptement de pus, et se recouvrent d'une croûte.*

Aux angles de la bouche, petites efflorescences insensibles, d'un rouge pâle, disparaissant promptement et sans suppuration.

Entre la lèvre et le menton, efflorescences remplies de pus, avec douleur mordicante et brûlante, surtout la nuit.

Au-dessous de la lèvre inférieure, par côté,
efflorescence causant une douleur mordicante
et corrosive.

Efflorescence au côté du menton, avec lancination pruriante; il y a plus d'élancement que de
démangeaison.

Plusieurs petites efflorescences au menton.

Au menton, petites efflorescences très-nombreuses, de la nature du pourpre, et brûlantes
au toucher.

Bryonia. — Taches rouges à la face et au cou.

A la paupière inférieure, nodosité de la grosseur d'un pois, douloureuse au toucher.

Petite dartre sur la joue.

Calcarea. — Prurit et éruption (éphélides) à la
face.

Furoncle sur le front, tout près des cheveux.

Eruption d'efflorescences au front.

Au-dessus du sourcil, efflorescences pleines de pus.

Petites efflorescences indolentes à la face.

Au milieu de la joue, efflorescence indolente, qui suinte après le grattement, et laisse une croûte verdâtre.

Taches blanches et pruriantes à la face.

Abcès sur la joue, avec douleur lancinante.

Efflorescences nombreuses et pruriantes sur toute la face.

Efflorescences sur les lèvres, autour de la bouche et aux angles de la bouche.

Efflorescence au-dessous du coin de la bouche.

Grosse croûte humide au-dessous de l'angle de la bouche.

Efflorescence au milieu du menton.

Cannabis. — Eruption au vermeil des lèvres et à l'angle de la bouche.

Cantharides. — A la face, taches rouges, brûlantes comme du feu.

Eruption aux angles de la bouche.

Efflorescences sur la paupière supérieure.

Efflorescences au front et aux joues, brûlantes seulement au toucher.

Efflorescences insensibles, de couleur claire, entre le menton et la lèvre. Elles occupent tout l'intervalle entre les deux coins de la bouche.

Entre le menton et les lèvres, et au front, vésicules brûlantes au toucher.

Petites vésicules sur la joue, avec prurit, et brûlement après qu'on les a grattées.

Capsicum. — Dartre au front, avec prurit corrosif; points rouges à la face.

Efflorescences douloureuses au-dessous des narines.

Curbo animalis. — Visage couperosé.

Efflorescences nombreuses et insensibles au visage.

Eruption d'une sorte de taches rouges sur les joues.

Petites pustules à la joue et au front.

Au côté droit du menton, petite nodosité jaune au sommet, et rouge dans le reste de sa surface.

Carbo vegetabilis. — Petite bosse sur le front, près des cheveux, avec douleur d'excoriation quand on presse sur la partie affectée.

Efflorescences rouges, lisses et indolentes, éparses sur le front.

Dans la peau du front, petites nodosités blanches ressemblant à de petites glandes.

Efflorescences indolentes au front.

Efflorescences nombreuses à la face et au front.

Aux tempes, petites nodosités blanches et isolées.

Efflorescence blanche au bas de la joue.

Espèce de dartre pruriante à l'angle de la bouche.

Causticum. — Efflorescences rouges et pleines de pus au côté du front, à la tempe, sur le nez, et sur le milieu du menton, avec douleur lancinante au toucher. En se guérissant, elles se couvrent d'une croûte.

Eruption fine au visage. Elle est plus perceptible au toucher qu'à la vue.

Eruption de vésicules brûlantes *au visage.* Le toucher en fait sortir une sérosité corrosive qui forme une croûte en séchant.

Efflorescences à la joue, avec prurit pénible.

Efflorescence à l'angle de la bouche, avec douleur lancinante et fourmillante.

Vésicules à l'angle de la bouche, avec douleur violente quand on mange.

Au menton, près de la lèvre inférieure, efflorescence suppurante, entourée d'une aréole rouge.

Pourpre sur la joue, avec prurit.

Chamomilla. — *Pourpre rouge sur les joues.*

Sur divers points du visage, nodosités pustuleuses qui ne causent point de douleur, et sont pruriantes au toucher.

Pourpre rouge sur les joues et le front, sans chaleur.

Chelidonium. — A la partie cartilagineuse de la paupière supérieure, efflorescence qui contient

17*

du pus, avec douleur pressive au toucher et quand on ferme l'œil.

China. — Furoncle sur la joue.

Cicuta. — Eruption considérable à la face et sur le cuir chevelu.

Sur tout le visage, éminences de la grosseur d'une lentille. A leur apparition elles causent une douleur brûlante, puis deviennent confluentes, prennent une couleur rouge foncée, durent neuf jours, et se dépouillent ensuite de leur peau.

Cina. — A la joue, apostème entouré de dureté.

Clematis. — Efflorescences au front.

Efflorescences nombreuses, principalement sur le front. Elles causent, à leur naissance, une lancination fine, et sont douloureuses au toucher.

Au-dessus des sourcils, à la racine du nez, au menton, au bout du nez, efflorescences contenant du pus, indolentes par elles-mêmes, et douloureuses au toucher.

Cocculus. — Au-dessus du nez et aux tempes, efflorescences isolées qui se remplissent de pus, et disparaissent ensuite par le dessèchement spontané.

Colocynthis. — Sur la joue, efflorescence qui cause une douleur mordicante lorsqu'on la touche, et suinte, après le grattement, une humeur séreuse.

A la face, principalement entre l'œil et l'oreille, sur le front et au menton, efflorescences blanches, un peu pruriantes, avec douleur mordicante au toucher.

Efflorescence suppurante à l'angle de la bouche.

Conium. — Efflorescences pruriantes à la face.

Au-dessus du front, nodosités dont l'une atteint en quinze jours la grosseur d'une noisette, et cause de la douleur quand on en touche le sommet.

Nodosité sur le front, causant par elle-même une douleur tensive, pendant et après le toucher une douleur déchirante à la circonférence.

Efflorescence sur le front, avec douleur tensive et tractive.

A la joue, efflorescences sur une lentille chronique.

A la face, éruption fine, à peine visible, avec prurit, et sensation comme de quelque chose qui court sous la peau.

Crocus. — Taches rouges circonscrites au visage, avec brûlement.

Digitalis. — Sur le milieu du front, nodosité rouge, avec douleur brûlante et mordicante dont le toucher augmente la violence.

Drosera. — Au milieu du menton, immédiatement au-dessous de la lèvre inférieure, efflorescence rouge, insensible, et couverte d'une peau à écailles blanches.

A la face, petites efflorescences isolées, avec sensation finement lancinante seulement au toucher, et au milieu desquelles se forme une vésicule remplie de pus.

Dulcamara. — Bosses (tumeurs urticaires) au front, avec douleur lancinante au toucher.

Eruption humide sur la joue.

Efflorescences et petits ulcères autour de la bouche, avec douleur déchirante pendant le mouvement des parties affectées.

Efflorescences pruriantes au menton.

Euphorbium. — Efflorescences au-dessus du sourcil, avec prurit qui excite à se gratter; le sommet est rempli de pus; elles répandent après le grattement une sérosité sanguinolente.

Tumeur inflammatoire érysipélateuse, avec ampoules de la grosseur d'un pois, remplies d'une humeur jaune.

Nodosité rougeâtre au côté droit du menton, avec douleur pressive et charbonneuse au toucher.

Graphites. — A la face, efflorescence pruriante, qui suinte après le grattement.

Erysipèle sur les deux côtés du visage, avec douleur brûlante et lancinante. Rhume pendant un jour, avec lancination dans les gencives.

Eruption aux angles de la bouche, aux lèvres, et au menton.

Guajacum. — Dans le sourcil, efflorescence dure, blanche au sommet, avec douleur d'ulcère malin et d'excoriation au toucher.

Helleborus. — Petites tumeurs dans la peau du

front, avec douleur de brisement ou de contusion.

Efflorescence sur le front, avec douleur de
brisement quand on appuie un peu fortement
dessus.

Hepar Sulphuris. — Au côté du front, efflorescences nombreuses qui empirent surtout dans la
chambre, et s'améliorent promptement au grand
air.

Deux éminences indolentes au front, avec tuméfaction.

Efflorescences sur les paupières supérieures et
au-dessous des yeux.

Vésicules et ulcères au côté droit du menton,
vers la lèvre inférieure, avec sensation brûlante.

Au menton, au-dessus et au-dessous de la
bouche, et au cou, efflorescences qui ressemblent
à des tumeurs urticaires, et causent une douleur
d'excoriation au toucher.

Hyosciamus. — Aux joues et au menton, pustules
rapprochées, remplies d'un pus jaune, et dont
l'apparition est suivie d'ulcération du nez.

Ignatia. — Efflorescences autour d'un œil malade.

Au-dessous de la lèvre inférieure, nodosités
de la nature des efflorescences, et douloureuses
seulement au toucher.

Kali carbonicum. — Sur la bosse frontale, grosse
efflorescence rouge, douloureuse au toucher. Plus
tard elle contient du pus.

Efflorescence dans le sourcil.

A la face, efflorescences dont le sommet contient du pus.

La joue et le nez se gonflent, deviennent rouges, et se couvrent de petites efflorescences.

Nodosité indolente à la partie de la joue située devant l'oreille et plus bas que cet organe.

Au milieu du front, petite pustule rouge qui disparaît le lendemain.

Un grand nombre d'éphélides à la face.

La face est continuellement affectée d'efflorescences dont le nombre varie de temps en temps.

Kali hydriodicum. — A la joue, nodosité sensible, entourée de rougeur et d'enflure.

Au-dessous de l'angle de la bouche, nodosité brûlante qui a son siége dans le tissu de la peau.

Au menton, petite pustule très-pruriante, et dont il sort une humeur séreuse.

Plusieurs efflorescences au menton et au nez.

Sur la joue, dartre sèche de la grandeur d'un fenin, et violemment pruriante.

Kali nitricum. — Il se forme de petites vésicules suppurantes à la face et sur d'autres parties de la peau.

Laurocerasus. — Les *éphélides* du visage semblent devenir plus visibles.

Prurit autour de la mâchoire inférieure; ap-

parition, après le grattement, d'efflorescences
pruriantes; brûlement après qu'on s'est long-
temps gratté.

Vésicule de couleur claire à l'angle de la
bouche.

Entre le menton et la lèvre inférieure, efflorescence douloureuse seulement au toucher.

Efflorescences pruriantes entre le menton et
la lèvre inférieure; le grattement fait cesser le
prurit.

Brûlement dans les efflorescences situées entre
la lèvre inférieure et le menton.

Petit furoncle à l'angle de la bouche, avec
douleur de gerçure au toucher.

Ledum. — Efflorescences et furoncles au front.

Nodosités rouges à la face, avec douleur lancinante au toucher.

Nodosités au front, comme chez les buveurs,
et prurit mordicant sur la poitrine, comme
par des poux, avec taches rouges et pourpre.

Sur le front, principalement au milieu, efflorescences sèches, insensibles, et semblables à
des grains de millet.

Lycoperdon Bovista. — Sur le front, grosses
efflorescences isolées, semblables à des tannes,
sans prurit.

Petite bube pruriante et suppurante sur le
front.

Petite bube douloureuse à la tempe.

Eruption aux angles de la bouche.

Petites bubes suppurantes à l'angle de la bouche, au front, et au menton.

Autour de l'angle de la bouche, petites pustules nombreuses et contenant une humeur séreuse.

Plusieurs efflorescences près de la bouche, sans prurit.

Lycopodium. — Eruption pruriante à la face.

Prurit sur toute la face; efflorescences qui contiennent du pus au sommet, et ont leur siége sur les joues, au front, et principalement aux tempes.

Taches d'un rouge foncé, couvertes d'efflorescences remplies de pus, au visage, qui est rouge et bouffi.

Face couverte d'efflorescences et d'éphélides.

Ephélides plus nombreuses sur le côté gauche du visage et sur le nez que sur les autres parties de la face.

Paupières couvertes d'efflorescences remplies de pus.

Eruption autour de la bouche.

Eruption fine à la bouche.

Efflorescences pruriantes autour du menton.

Magnes arcticus. — Au bord de la paupière supérieure, vésicule produisant de la pression sur l'œil.

A la face, près du nez, nodosité où le toucher

produit une douleur semblable à celle qu'on éprouve dans une plaie; quand on ne la touche pas, on y ressent quelques élancemens rares et lents.

Magnes australis. — Au menton, éruption douloureuse au toucher.

Magnesia. — Éruption fine à la bouche.

Vésicules suppurantes aux côtés du front et à l'angle de la bouche, ou au nez.

Au-dessus du menton, un grand nombre de petites efflorescences insensibles qui sèchent au bout de vingt-quatre heures.

Au côté droit du menton, une foule d'efflorescences qui disparaissent presque chaque jour pour faire place à de nouvelles.

Petite pustule insensible devant l'oreille.

Nodosité dure à la tempe, au-dessus de l'oreille, avec douleur au toucher.

Apparition de nodosités dures aux angles de la bouche.

Petit furoncle au côté du front.

Manganum. — Au menton, efflorescence suppurante, causant par elle-même une douleur tensive, et laissant après elle une tache rouge.

Mercurius. — Taches rouges à la face.

Sur le zygoma, tache dartreuse rude, en partie rougeâtre et en partie blanchâtre.

Grosse nodosité sous la peau de la joue gauche.

Efflorescences au-dessous du vermeil de la

lèvre inférieure et près de l'angle de la bouche, avec douleur mordicante au toucher.

Au menton, pustule remplie de pus, et de la grosseur d'un pois.

Petits abcès rouges, suppurans, indolens, au côté du menton.

Murias Magnesiæ. — Sur le front, quelques petites efflorescences causant le soir un prurit qui augmente après le grattement.

Efflorescence près de l'angle de la bouche.

Petite nodosité qui affecte profondément la peau du menton.

Natrum. — Efflorescence au menton, avec douleur brûlante.

Quelques efflorescences pruriantes au-dessous de la lèvre inférieure.

Ampoule de la grosseur d'un pois, près et au-dessous de l'angle de la bouche. Elle sèche au bout de vingt-quatre heures.

Au-dessous de l'angle de la bouche, ampoule de couleur claire, qui contient du pus.

Au-dessus du menton, furoncle rouge, indolent même au toucher, et qui disparaît sans suppuration.

Taches jaunes sur le front et sur la lèvre supérieure.

Ephélides à la face.

Au front, nodosité rouge dont le sommet contient du pus, et qui cause une douleur brûlante d'excoriation.

Eruption pruriante et humide au nez et à la bouche.

Natrum muriaticum. — Efflorescences au front.

Petites nodosités dures au milieu du front et à la nuque, avec douleur brûlante au toucher.

A la peau du front, éruption pourpreuse perceptible seulement au toucher.

Efflorescences à la face.

Abcès sur la joue.

Au-dessus de l'œil, furoncle d'où il sort beaucoup de pus.

Efflorescence au bord de la paupière inférieure.

Niccolum. — Sur les deux joues, dartres sèches semblables à de grosses lentilles.

Nicotiana. — Taches rouges au visage.

Efflorescences nombreuses au front, avec prurit que le frottement fait cesser.

Eruption aux angles de la bouche.

Sur les deux joues, au-dessous des yeux, éminences graveleuses perceptibles seulement au toucher.

Nux vomica. — Sur le cuir chevelu et à la face, nodosités ou efflorescences rouges, douloureuses, dont le sommet finit par s'emplir de pus.

Petites tumeurs douloureuses au front.

Petites efflorescences pleines de pus sur les joues.

Dans la peau de la mâchoire inférieure, nodosité douloureuse au toucher.

Au menton, efflorescences pruriantes dont les plus grandes sont entourées de rougeur.

Eruption dartreuse à la partie inférieure du menton.

Oleander. — Prurit brûlant au front, à la joue, et au bout du menton ; à cette démangeaison succèdent de petites nodosités indolentes dont le bord est dur et élevé.

Efflorescences suppurantes au menton.

Oleum animale æthereum. — Efflorescence à la joue.

Vésicule à la joue, avec sensation pruriante.

Paris. — Petites efflorescences sèches, pruriantes et corrosives au-dessus du sourcil ; le grattement empire la corrosion, et il semble alors qu'une pointe fine soit enfoncée dans la peau.

A la joue et aux rameaux maxillaires inférieurs, taches rouges pruriantes, sans humidité, semblables à des grains de millet, et douloureuses quand on les frotte ou qu'on les gratte.

Au côté du menton, efflorescence pruriante, douloureuse après le grattement.

Petroleum. — Efflorescences au visage, particulièrement autour des yeux et sur les paupières.

Efflorescence à l'angle de la bouche, avec douleur lancinante.

Phosphorus. — Un grand nombre de vésicules insensibles aux deux côtés du front et aux tempes.

À l'angle de la bouche, quelques petites vésicules de couleur claire, avec sensation tensive; elles entrent en suppuration le lendemain, et sèchent le troisième jour.

Efflorescences à la face.

Efflorescences rouges et isolées à la face.

Eruption graveleuse fine au front et au menton.

Efflorescences sur les joues.

Dartre sur la lèvre supérieure.

Dartre à l'angle de la bouche (avec douleur incisive et lancinante).

Efflorescence à l'angle de la bouche.

Furoncles au front.

Plumbum. — Vésicules au front et au nez.

Pulsatilla. — Prurit aux joues pendant le jour; le grattement y fait former des efflorescences.

Ratanhia. — Deux nodosités dans la peau de la tempe.

Au menton, nodosité indolente qui ne tarde pas à disparaître.

Rheum. — Pourpre pruriant au front.

Rhododendron. — Efflorescences suppurantes au front.

Plusieurs efflorescences suppurantes et douloureuses au front.

Au-dessus des arcs superciliaires et au-dessous de l'angle de la bouche, efflorescences douloureuses au toucher.

Eruption d'efflorescences indolentes autour de l'angle extérieur de la bouche.

Rhus. — **Prurit corrosif et apparition d'efflorescences pourpreuses au front, à la face, et autour de la bouche.**

Eruption dartreuse autour de la bouche et du nez, quelquefois avec douleur spasmodique, démangeante et brûlante.

Au côté du menton, efflorescences dont le sommet contient du pus. Elles occasionent un brûlement continuel, et, seulement au toucher, une douleur comme celle qui résulterait de l'introduction d'un instrument tranchant.

Sur la partie inférieure de la joue, efflorescences qui ressemblent à la gale, avec prurit brûlant, et sensation de gerçure après le grattement.

Tuméfaction érysipélateuse de la face; sorte d'érysipèle pustuleux et flegmoneux; apparition de vésicules pleines d'une sérosité jaune, qui crèvent, et suintent quelque peu.

Sabadilla. — **Prurit violent à la joue; visage tavelé; efflorescences dartreuses qui ne disparaissent qu'au bout de plusieurs jours.**

Sabina. — **De petites efflorescences situées entre le menton et la lèvre inférieure forment, après** qu'on en a fait sortir un bourbillon qu'elles contenaient, de petits ulcères qui durent plusieurs jours.

Dans la partie des joues la plus rapprochée du nez, crinons faciles à extraire.

A la joue, sur la partie la plus rapprochée de la bouche, et à la tempe, nodosité couverte d'une efflorescence, avec douleur d'excoriation augmentée par le toucher.

Sambucus. — Taches rouges éparses sur les joues, avec sensation de brûlement.

Sassaparilla. — Pustules insensibles à la face.

Plusieurs efflorescences pruriantes au menton.

Petite pustule au milieu du front.

Senega. — Il se forme une efflorescence au bord de la paupière inférieure de l'œil droit.

Sepia. — *Eruption de petites efflorescences rouges au front; rudesse de la peau du front.*

Sur la paupière, tache dartreuse rouge, gratteleuse, dont la peau se lève.

Plusieurs efflorescences sur la joue.

Efflorescences un peu pruriantes à la face.

A l'angle de la bouche, éruption douloureuse au toucher.

Places dartreuses et élevées autour de la bouche.

Dartre à la bouche.

Efflorescences au menton, avec douleur d'ulcération au toucher.

Silicea. — Dartre au menton.

Efflorescences sur le front, au-dessus du nez, et au sourcil.

Près du nez, sur la joue, gros furoncle peu douloureux.

Des taches blanches paraissent de temps en temps sur les joues.

Ulcération, prurit et croûtes à l'angle de la bouche.

Furoncle au menton, avec douleur lancinante au toucher.

Efflorescence au menton.

Spigelia. — Au menton, plusieurs petites efflorescences qui contiennent du pus, et sont presque insensibles même au toucher.

Spongia. — Eruption de croûtes jaunes à l'arc superciliaire, avec un peu de douleur au toucher.

Stannum. — A la face, efflorescences pruriantes, avec douleur d'excoriation quand on les touche ou qu'on les lave.

Efflorescence dans le sourcil, causant par elle-même une douleur brûlante, et une douleur pressive au toucher.

Staphysagria. — A la face, éruption de petites efflorescences distantes les unes des autres.

Efflorescences autour d'un œil enflammé.

A la face, particulièrement au front, aux joues, et près des angles de la bouche, petites efflorescences qui causent un prurit lancinant, et au toucher une douleur de suppuration intérieure.

A la région du carpe, et à la face, particulièrement au front, aux joues, et autour de la bouche, efflorescences occasionant un prurit tractif que le grattement fait cesser pour peu de temps, et qui revient ensuite accompagné de lancination.

Les efflorescences à la face occasionent quelquefois par elles-mêmes une douleur tensive d'excoriation, et au toucher une douleur comme de suppuration intérieure.

Strontiana. — Petites vésicules rouges et indolentes au front.

Nodosité à l'angle de la bouche, et prurit au menton.

Sulphur. — Autour du menton, efflorescences rouges et pruriantes, brûlantes après le grattement.

Au front, efflorescences pruriantes dans lesquelles le frottement cause de la lancination.

Au front, nodosités douloureuses au toucher.

Vésicule blanche sur le blanc de l'œil, en contact immédiat avec la cornée.

Pourpre à la face, avec corrosion pénible.

Taraxacum. — Efflorescence dans le milieu des poils du sourcil, avec douleur pressive au toucher.

Efflorescence suppurante à la partie supérieure de la joue, avec circonférence rouge, et douleur cuisante au toucher.

18

Efflorescence suppurante à l'angle de la bouche.

Tartarus emeticus. — Au côté du menton, efflorescences qui ressemblent à des pustules varioliques, et produisent une sensation titillante.

Teucrium. — Au milieu de la joue, tache d'un demi-pouce de diamètre, d'un rouge clair, ayant au centre une petite élevure de forme aiguë. Cette tache est indolente; la pression du doigt lui fait perdre sa couleur, mais elle la reprend à l'instant.

Teplitzenses Thermæ. — Tout le visage est couvert de taches scarlatines.

Abcès sur la joue, à la mâchoire supérieure.

Erysipèle sur la joue quand on a mal aux dents.

Thuja. — Trois nodosités rouges et douloureuses aux deux tempes.

Nodosité rouge sur le bord de la paupière inférieure.

Eruption croûteuse et pruriante à la joue, à peu de distance de l'angle de la bouche.

Entre les sourcils, efflorescences légèrement pruriantes, et dont le sommet contient du pus.

Efflorescences sur toute la face.

Efflorescences pruriantes au menton.

Veratrum. — A peu de distance de l'angle de la bouche, au bord du vermeil de la lèvre, efflorescence douloureuse par elle-même, et encore plus au toucher.

A la face, prurit fourmillant, plutôt mordicant que lancinant, auquel succèdent de petites
efflorescences rouges dont les bords sont rouges,
durs, et élevés, et dont le sommet, brun dans
le principe, se remplit ensuite d'un pus jaune.
Ces exanthèmes, d'abord indolens, causent à leur
maturité une douleur d'excoriation au toucher.

Taches pourpreuses très-rapprochées sur la
joue, avec douleur à la face.

Couperose au visage, particulièrement autour
de la bouche et du menton.

Vésicules à l'angle de la bouche.

Eruption rouge autour de la bouche et au
menton.

A la mâchoire inférieure, nodosité qui est
indolente par elle-même, cause, au toucher, une
douleur contractive, et se transforme ensuite en
une efflorescence pleine de pus et entourée d'un
bord rouge.

Verbascum. — Efflorescence à la joue, devant l'o-
reille, avec douleur lancinante au toucher.

Viola tricolor. — Prurit insupportable (brûlant),
principalement la nuit, sur toute la face, même
derrière les oreilles; croûte compacte, épaisse,
gercée sur divers points, et d'où s'échappe un
pus jaune et visqueux qui devient dur comme de
la résine.

Au-dessous du zygoma gauche, efflorescence

insensible par elle-même, et causant une douleur simple au toucher.

Quelques tumeurs urticaires sur la joue, accompagnées d'un prurit violent qui oblige à se gratter avec force, et revient immédiatement après qu'on s'est gratté.

Zincum. — Efflorescences au-dessus et au-dessous de l'angle de la bouche. Elles contiennent du pus le lendemain, et sont indolentes même lorsqu'on presse dessus.

Efflorescences rouges à la face et à la poitrine.

Efflorescences indolentes à la tempe et au front.

Quelques efflorescences indolentes à la joue.

Au menton et au front, petites efflorescences blanches contenant un peu d'humeur.

Presque au milieu du menton, efflorescence très-pruriante.

Efflorescence sur le front, avec douleur pressive d'excoriation au toucher.

VIII. **Fesses et Hanches.**

Antimonium crudum. — A la fesse, large efflorescence très-dure, causant une douleur d'ulcère brûlant, avec prurit et tension.

Petite bosse à la fesse.

Bryonia. — Efflorescences au bas-ventre et sur les hanches, avec prurit brûlant, et douleur de gerçure quand on les a grattées.

Calcarea. — Efflorescences sur les reins et les fesses.

Espèce d'*ampoules* sur tout le corps, principalement au-dessus des hanches, *avec prurit.*

Cannabis. — A la fesse et sur les cuisses, petites efflorescences blanches, avec large bord rouge et lisse, qui brûlent comme du feu, surtout quand on est couché dessus ou qu'on les touche; elles laissent des taches d'un rouge brunâtre, douloureuses au toucher.

Cantharides. — Petite bube brûlante sur la fesse.

Causticum. — Dartre pruriante sur les fesses.

Chamomilla. — Sur les vertèbres lombaires et le côté du bas-ventre, éruption d'*efflorescences* rouges, rapprochées, réunies sur une tache rouge, pruriantes et un peu mordicantes, principalement la nuit. De temps en temps, surtout le soir, horripilation autour de la partie affectée.

Clematis. — Eruption, principalement dans la région des reins, de grosses pustules très-douloureuses au toucher.

Daphne. — A la fesse, démangeaison suivie de l'apparition de petites éminences mordicantes au toucher, même après que le frottement des habits en a fait sortir quelques gouttes de sang.

Graphites. — Furoncle sur la fesse.

Sur les fesses, efflorescences douloureuses au toucher.

Gratiola. — Pustule scabieuse sous la fesse; quand

on la gratte pendant la nuit par inadvertance, elle cause une douleur brûlante, et dure huit jours.

Hepar Sulphuris. — Deux furoncles sur la fesse.

Bosse rouge et pruriante sur le haut de la fesse.

Hyosciamus. — Grosses pustules groupées sur plusieurs points, depuis la région située au-dessus des hanches jusqu'aux genoux. Elles ressemblent à la petite-vérole confluente, ne contiennent point de liquide, et se terminent par la desquamation.

Lycopodium. — Furoncle à la fesse.

Le soir, au lit, prurit pénible aux fesses; apparition de tumeurs urticaires après le grattement.

Manganum. — Trois ou quatre nodosités sur chaque fesse, causant par elles-mêmes une douleur tensive, et une douleur d'ulcération quand on presse dessus.

Mercurius. — Sur la fesse, efflorescence rouge, dont le sommet est blanc, avec douleur lancinante.

Murias Magnesiæ. — A la fesse, nodosité pruriante, qui devient brûlante après le grattement.

Natrum. — Eruption sèche aux fesses et au coccyx, avec prurit violent le matin en se levant.

Niccolum. — Aux deux hanches, dartres constamment pruriantes.

Nux vomica. — A la fesse, efflorescences pruriantes et corrosives.

Oleander. — Vésicules pruriantes sur les fesses.

Ratanhia. — A la hanche, grosse nodosité très-pruriante, et semblable à un furoncle.

Sepia. — Taches rougeâtres, dartreuses, au-dessus des hanches.

Thuja. — Efflorescences pruriantes sur la fesse, avec brûlement au toucher et après le grattement.

IX. Lèvres.

Acidum muriaticum. — Efflorescences aux lèvres.

Vésicules à la lèvre supérieure. Le mouvement de la lèvre affectée cause une douleur d'ulcération, et le toucher produit dans les vésicules une douleur tensive.

A la lèvre inférieure, ampoules de la grosseur d'un pois, jaunes et brûlantes.

Acidum phosphoricum. — Sur la lèvre inférieure, éruption brune-jaunâtre, croûteuse, qui contient du pus, et n'occasione aucune douleur.

Eruption au bord de la lèvre inférieure.

Aconitum. — Efflorescences pruriantes à la lèvre supérieure.

Ammonium. — Eruption à la bouche, vésicules brûlantes aux lèvres.

Antimonium crudum. — Au milieu et à l'angle

de la lèvre supérieure, petites efflorescences
rouges, où la pression produit une douleur
sourde que l'on éprouve même en l'absence de
cette cause.

Argilla. — Tuméfaction et vésicules aux lèvres.

Eruption croûteuse à la lèvre inférieure.

Arnica. — Efflorescences aux deux côtés de la
lèvre supérieure.

Efflorescence dans la rigole de la lèvre supérieure, avec rougeur tout à l'entour, et douleur
tensive.

Arsenicum. — Eruption indolente au bord du
vermeil des lèvres.

Peau rouge et dartreuse autour de la bouche.

Baryta. — Sous la peau de la lèvre supérieure,
large tumeur urticaire invisible, et très-douloureuse au toucher.

A l'angle de la bouche, efflorescence qui se
remplit de pus, et cause de la douleur au toucher.

Ampoule à la lèvre inférieure.

Belladona. — Petites efflorescences mordicantes
dont l'une est située sur la lèvre supérieure,
près de l'aile du nez, et couverte d'une croûte,
et une autre à la surface interne de la lèvre
inférieure.

Sur la lèvre supérieure, efflorescence produisant par elle-même une sensation de four-

millement, et une lancination pruriante au toucher.

Petites vésicules et douleur de brûlement au
bord extérieur de la lèvre inférieure.

Au bord de la lèvre, à égale distance du milieu
et de l'angle, efflorescence qui se transforme en
ulcère recouvert d'une croûte, et produit une
douleur semblable à celle qu'on ressent dans une
partie enflammée.

Bryonia. — Vésicule au vermeil de la lèvre inférieure, avec douleur de brûlement.

Eruption au-dessous de l'angle des lèvres, avec
douleur de gerçure.

Eruption à la lèvre inférieure, hors du vermeil, avec douleur mordicante et pruriante.

Calcarea. — Quelques efflorescences à la lèvre
supérieure.

Efflorescences sur les lèvres, autour de la
bouche et aux angles de la bouche.

Efflorescences au-dessous de l'angle de la
bouche.

Large croûte humide au-dessous de l'angle
de la bouche.

Efflorescence croûteuse au bord du vermeil
de la lèvre inférieure.

Eruption au vermeil de la lèvre inférieure.

Cannabis. — Eruption au vermeil des lèvres et à
l'angle de la bouche.

Cantharides. — Efflorescences au bord de la lèvre supérieure.

Capsicum. —Aux lèvres, éruption ulcéreuse, avec douleur pendant le mouvement.

Carbo animalis. —Ampoules à la lèvre inférieure.

A la lèvre supérieure, vésicule brûlante au toucher.

A la lèvre supérieure, vésicule de couleur claire, qui sèche pendant la nuit.

Carbo vegetabilis. —Le vermeil de la lèvre supérieure est couvert d'efflorescences douloureuses.

Espèce de dartre pruriante à l'angle de la bouche.

Causticum. — Sur la lèvre supérieure, tache rouge qui paraît crevassée, et cause une douleur brûlante.

Efflorescence à la lèvre inférieure, avec tuméfaction, fourmillement, et lancination.

Espèce d'efflorescence à l'angle de la bouche, avec douleur lancinante et fourmillante.

A l'angle de la bouche, vésicules très-douloureuses quand on mange.

Cicuta. — Vésicule à la lèvre supérieure, au bord du vermeil, avec prurit brûlant.

Clematis. — A la lèvre inférieure, immédiatement au-dessous du vermeil, ampoule légèrement pruriante. Après avoir répandu une humeur séreuse, cette ampoule se recouvre d'une peau jaune et visqueuse.

Cocculus. — Au-dessous de l'angle extérieur de la bouche, efflorescence suppurante, avec aréole rouge, et douleur tensive au toucher.

Colocynthis. — Efflorescence suppurante à l'angle de la bouche.

Conium. — Ampoules au bord du vermeil de la lèvre supérieure, avec douleur de gerçure.

Daphne. — Eruption aux lèvres, hors du vermeil, avec rhume violent accompagné d'écoulement par le nez.

Graphites. — Ampoule à la lèvre supérieure, avec douleur incisive.

Quelques petites bosses blanches sur la lèvre supérieure.

A la lèvre supérieure, efflorescence d'abord pruriante, et ensuite brûlante.

Eruption à l'angle de la bouche.

Helleborus. — Au vermeil de la lèvre supérieure, le matin après le réveil, efflorescence qui ressemble à une ampoule.

Hepar Sulphuris. — Eruption à l'angle des lèvres, avec sensation de chaleur.

Hyosciamus. — A la lèvre, efflorescences douloureuses, provenant d'échauffement.

Kali carbonicum. — Efflorescences aux lèvres, avec sensation pruriante et mordicante.

Sur les deux lèvres, tout autour de la bouche, petites efflorescences de forme aiguë, pruriantes et humides.

Le vermeil de la lèvre inférieure est couvert de vésicules douloureuses et pruriantes au toucher.

Au côté gauche de la lèvre inférieure, vésicules qui disparaissent en peu de temps.

Quelques vésicules de couleur claire au vermeil de la lèvre supérieure.

Laurocerasus. — **Près de la lèvre inférieure,** vésicules pruriantes, à peine visibles, et que le grattement ne fait pas disparaître.

Petites vésicules insensibles au bord de la lèvre supérieure.

A la lèvre, efflorescences violemment pruriantes, qui disparaissent après le grattement.

Ledum. — Efflorescence remplie de pus au bord de la lèvre supérieure, avec prurit brûlant qui oblige à se gratter, et augmente par le grattement.

Lycoperdon Bovista. — Eruption aux angles de la bouche.

Petites bubes suppurantes et pustules contenant une humeur séreuse aux angles de la bouche.

Aux lèvres, plusieurs efflorescences tensives.

Lycopodium. — Eruption fine à la bouche.

Efflorescence pruriante sur la lèvre supérieure.

Eruption au bord du vermeil de la lèvre supérieure, avec douleur incisive pendant le mouvement des lèvres ou lorsqu'on touche l'exanthème.

A la surface interne de la lèvre supérieure, espèce de bube blanche, avec douleur brûlante pendant le repos, et sans douleur lorsqu'on mange.

Magnes. — Près du vermeil de la lèvre supérieure, à peu de distance de l'angle, efflorescence blanche, ou nodosité rouge et enflammée, avec douleur d'excoriation augmentant lorsqu'on remue ou qu'on touche les parties affectées.

Magnes arcticus. — Petites efflorescences à la face interne de la lèvre supérieure, vis-à-vis de la gencive.

Magnesia. — Ampoule à la lèvre inférieure, près de l'angle de la bouche.

Vésicules de couleur claire, avec douleur tensive, à l'angle gauche de la lèvre supérieure.

Manganum. — Efflorescence rouge à la lèvre inférieure, près de l'angle de la bouche, du côté droit, et causant par elle-même une douleur tensive.

Efflorescence à l'angle des lèvres, du côté droit, avec douleur tensive, corrosive, et lancinante, quand on remue la bouche ou qu'on touche la partie affectée.

Efflorescence suppurante à la lèvre inférieure, près de l'angle de la bouche, avec aréole rouge, causant une douleur tensive et brûlante qui est augmentée par le toucher.

Quelques vésicules de couleur claire au côté

19

de la lèvre inférieure ; en même temps le côté de la lèvre supérieure est tuméfié, et couvert de petites nodosités où la pression cause une douleur tensive.

Les deux côtés de la lèvre supérieure sont couverts de vésicules de couleur claire, pruriantes, qui, après avoir séché, sont remplacées par de nouvelles ; le prurit est plus violent le soir que dans les autres momens de la journée.

Mercurius. — Efflorescences au-dessous du vermeil de la lèvre inférieure et près de l'angle de la bouche, avec douleur mordicante au toucher.

A la lèvre supérieure, surtout au bord, exanthèmes couverts de croûtes jaunes, avec douleur brûlante et mordicante.

Murias Magnesiæ. — Un grand nombre de grosses ampoules tensives, brûlantes, de couleur claire, se montrent tout-à-coup sur le vermeil de la lèvre supérieure.

Efflorescences blanches à la surface interne de la lèvre supérieure.

Natrum. — Ampoule blanchâtre de la grosseur d'une lentille sur le vermeil de la lèvre supérieure. Elle produit une douleur brûlante d'excoriation au toucher, et le second jour elle se couvre d'une croûte.

Efflorescence insensible à la lèvre supérieure.

Quelques efflorescences pruriantes au-dessous de la lèvre inférieure.

Près et au-dessous de l'angle de la bouche, ampoule de la grosseur d'un pois, qui sèche au bout de vingt-quatre heures.

Taches jaunes sur la lèvre supérieure.

Efflorescence à la lèvre inférieure.

Natrum muriaticum. — Toute la partie non vermeille des lèvres est tuméfiée, et garnie de grosses ampoules; le vermeil est excorié et ulcéré; la langue est couverte de vésicules causant une douleur de gerçure.

Eruption sur le vermeil des lèvres, avec douleur de gerçure.

Grand nombre d'ampoules au vermeil de la lèvre inférieure, avec brûlement et douleur de gerçure quand la lèvre est humide.

Sur le vermeil de la lèvre inférieure, ampoules qui se changent en croûtes.

Niccolum. — Petites nodosités à la surface interne de la lèvre supérieure, avec brûlement lorsqu'on mange.

Eruption au nez et à la lèvre.

Efflorescence insensible à la lèvre inférieure, près de l'angle de la bouche.

Petites efflorescences brûlantes à la face interne de la lèvre inférieure.

Large croûte au vermeil de la lèvre inférieure.

Nicotiana. — Eruption aux angles de la bouche.

Nux vomica. — Efflorescences pruriantes au-dessus du bord de la lèvre supérieure.

Au bord de la lèvre, éruption de croûtes ulcéreuses qui causent une douleur lancinante à leur apparition.

Autour des lèvres, efflorescences miliaires, contenant du pus.

Paris. — A la lèvre supérieure, au-dessous du nez, efflorescence dont le sommet contient du pus, et qui est entourée d'une aréole rouge.

Efflorescence au milieu de la lèvre supérieure, hors du vermeil, entourée d'une aréole rouge, et contenant du pus au sommet.

Vésicule à la surface interne de la lèvre inférieure.

Petroleum. — Au-dessus de la lèvre supérieure, efflorescence croûteuse, avec douleur lancinante qui cesse lorsqu'on touche la partie affectée.

Eruption aux lèvres.

Efflorescence à l'angle de la bouche, avec douleur lancinante.

Phellandrium. — Les efflorescences qui ont leur siége sur la lèvre supérieure commencent à devenir brûlantes.

Phosphorus. — Dartre sur la lèvre supérieure.

Dartre à l'angle de la bouche (avec douleur incisive et lancinante).

Efflorescence à l'angle de la bouche.

Platina. — Quelques vésicules au bord externe de

la lèvre inférieure. Ces vésicules causent une
douleur mordicante, s'ouvrent d'elles-mêmes, et
il s'en écoule une sérosité limpide.

Vésicule au bord interne de la lèvre supérieure, avec élancemens violens au moindre toucher.

Ratanhia. — Plusieurs petites vésicules brûlantes
au toucher, sur le vermeil de la lèvre supérieure.

Quelques vésicules au-dessous du bord de la
lèvre inférieure.

Nodosité à la surface interne de la lèvre inférieure.

Rhododendron. — Eruption d'efflorescences indolentes autour de l'angle extérieur de la bouche.

Rhus. — Efflorescence au-dessous du vermeil de
la lèvre inférieure.

Au bord de la lèvre inférieure, près des angles,
efflorescences en pelote, d'abord remplies d'une
humeur séreuse. Elles causent par elles-mêmes
une mordication semblable à celle que produit
le sel, et au toucher une sensation d'excoriation.

Ruta. — Efflorescence aux lèvres.

Sambucus. — Efflorescence indolente et suppurante au côté de la lèvre inférieure, avec aréole
rougeâtre.

Sassaparilla. — Petites bubes à la lèvre supérieure.

Ampoule de couleur claire au côté droit de
la lèvre inférieure.

Senega. — Vésicules à la lèvre supérieure, près du nez et de l'angle de la bouche, avec sensation de brûlement, pruriantes au toucher.

Sepia. — Eruption dartreuse sur les lèvres.

Eruption d'efflorescences humides au bord du vermeil de la lèvre supérieure.

A l'angle de la bouche, éruption douloureuse au toucher.

La surface interne de la lèvre inférieure est comme excoriée, et couverte de vésicules douloureuses.

Silicea. — *Au bord de la lèvre supérieure, vésicules* qui, au toucher, occasionent une douleur finement lancinante ou de gerçure.

Au bord du vermeil de la lèvre supérieure, vésicule d'abord pruriante, puis, après être devenue croûteuse, causant seulement une douleur de gerçure.

Deux grandes efflorescences sur la lèvre supérieure.

Croûte pruriante sur le milieu de la lèvre supérieure, au bord du vermeil.

Ulcères à l'angle de la bouche, avec croûtes et sensation pruriante.

Efflorescence très-douloureuse au bord du vermeil de la lèvre inférieure.

Spigelia. — Efflorescence noirâtre et indolente au vermeil de la lèvre inférieure.

Spongia. — Eruption aux lèvres.

Squilla. — Au-dessus du milieu de la lèvre supérieure, éruption humide et corrosive qui ressemble à un ulcère, avec prurit lancinant.

Staphysagria. — Au vermeil de la lèvre supérieure, efflorescence couverte d'une croûte, avec sensation brûlante.

Vésicule au bord du vermeil de la lèvre inférieure, avec brûlement lancinant au toucher.

Strontiana. — A la lèvre supérieure, petite efflorescence douloureuse au toucher.

Nodosité au menton et à l'angle de la bouche.

Sulphur. — Plusieurs efflorescences rouges à la lèvre supérieure.

Ephélides sur la lèvre supérieure.

Ampoule au milieu de la lèvre inférieure.

Taraxacum. — Efflorescence suppurante à l'angle de la bouche.

Thuja. — Efflorescence pruriante vers le milieu du bord de la lèvre supérieure.

Au-dessus de la lèvre supérieure, pustules rouges qui saignent lorsqu'on les gratte.

Valeriana. — Efflorescences à la partie non vermeille de la lèvre supérieure et à la joue. Petites vésicules blanches entourées d'un bord rouge et élevé, avec douleur au toucher.

Veratrum. — A peu de distance de l'angle de la bouche, au bord du vermeil de la lèvre, efflorescence douloureuse par elle-même, et encore plus au toucher.

Zincum. — Pustule claire comme de l'eau, et insensible, au vermeil de la lèvre supérieure.

Grosses vésicules transparentes et insensibles à la lèvre supérieure. Elles suppurent au bout de quelques jours, et au bout de quatorze jours elles se couvrent d'une croûte.

Au vermeil de la lèvre inférieure, nodosité d'abord pruriante, et ensuite brûlante.

Au milieu du bord de la lèvre supérieure, efflorescence plate, rouge, et douloureuse au toucher.

Efflorescence à la lèvre supérieure.

A la lèvre supérieure, au menton, et au front, petites efflorescences blanches contenant un peu d'humeur.

x. **Mains et Doigts.**

Acidum muriaticum. — Aux mains et aux doigts, efflorescences qui deviennent confluentes, de manière à ne former plus qu'une croûte.

Acidum nitricum. — Eruption aux mains et entre les doigts, avec brûlement pruriant.

Acidum phosphoricum. — Sur le dos des doigts, petites taches rouges de la nature des efflorescences, et qui ne produisent aucune sensation.

Petites efflorescences comme la tête d'une épingle, rouges, et insensibles, entre les doigts, et à leur surface supérieure.

Acidum sulphuricum. — Sur le dos de la main,

éminence d'un rouge foncé, dont le milieu est couvert d'une croûte sous laquelle il paraît y avoir du pus.

Agaricus. — Sur le dos de la main, efflorescences emflammées, de la grandeur d'un pois.

Ambra. — Douleur d'excoriation dans une verrue au doigt.

Petite dartre pruriante entre le pouce et l'index.

Antimonium crudum. — Sur la phalange postérieure du pouce, efflorescence rouge, causant une douleur lancinante au toucher, paraissant presque scabieuse, et couverte d'une petite croûte brune.

Grande efflorescence au poignet.

Plusieurs échauffures pruriantes à la main.

Ampoules aux doigts.

Arnica. — Entre le pouce et l'index, efflorescence pruriante, avec douleur finement lancinante au toucher, comme si elle renfermait une écharde.

Arsenicum. — On éprouve un prurit brûlant comme celui que produisent des piqûres de cousin, et il paraît en même temps aux mains, entre les doigts, et au bas-ventre, des efflorescences blanchâtres, pointues, et dont le sommet contient de la sérosité. Le grattement fait sortir l'humeur, et fait cesser le prurit.

Baryta. — Il paraît une efflorescence sous l'articulation postérieure du doigt du milieu. Elle reste dans un état stationnaire pendant quelques jours, après lesquels il se forme au centre un point jaune qui, lorsqu'il est ouvert, laisse échapper du pus. Cette efflorescence, indolente par elle-même, produit au toucher une douleur d'excoriation.

Efflorescences pruriantes au poignet.

Belladona. — Le dos des deux mains est garni de petites taches rouges qui disparaissent promptement.

Bryonia. — Entre le pouce et l'index, efflorescence où le toucher produit une lancination fine, et même une douleur lancinante d'excoriation.

Prurit titillant aux mains, avec efflorescences pourpreuses.

Caladium. — Au carpe, à l'avant-bras, et au coude, pourpre accompagné de vésicules blanches, pruriant à la chaleur, pendant la nuit, et brûlant après le grattement.

Calcarea. — Furoncle sur le dos de la main, avec douleur lancinante au toucher.

Cantharides. — Efflorescences sur le dos des mains.

Vésicules à la paume de la main.

Petites efflorescences à la main entre le pouce et l'index, avec douleur brûlante au toucher.

Efflorescence à la surface extérieure du petit

doigt, avec douleur quand on presse sur la partie affectée.

Carbo animalis. — Sur le dos des mains, nodosité blanche, pruriante, qui devient rouge et brûlante après le grattement.

Carbo vegetabilis. — *Eruption fine et pruriante aux mains.*

Causticum. — **Dartre** pruriante sur le dos du doigt annulaire.

Cicuta. — Aux mains, éminences de la grosseur d'une lentille. A leur apparition elles causent une douleur brûlante, puis deviennent confluentes, prennent une couleur rouge foncée, durent neuf jours, et se dépouillent ensuite de leur peau.

Cocculus. — Ampoule remplie de sérosité sur le bord de la main, où se termine le petit doigt, paraissant pendant la nuit, et crevant le jour suivant.

Sorte de pustules dures, sans liquide, semblables à des nodosités, entourées d'un cercle rouge, causant tout le jour de la démangeaison avec douleur brûlante, ayant leur siége sur les membres, et en particulier sur le poignet et sur le dos des doigts.

Cyclamen. — **Vésicule** rouge paraissant, après une violente démangeaison, sur l'articulation moyenne du petit doigt de la main gauche.

Après un prurit violent qui oblige à se gratter, on remarque sur la dernière articulation du doigt annulaire une efflorescence rouge qui ne tarde pas à prendre une couleur blanche comme celle d'une hydatide, en conservant seulement une aréole rouge.

Daphne. — Echauffures à la paume de la main.

Aux articulations des doigts, éruption d'efflorescences et d'ulcères, avec prurit le soir.

Datura. — Une foule de nodosités semblables à des tumeurs urticaires, paraissent dans la paume de la main, avec prurit semblable à celui que produisent les orties, et qui est augmenté par le frottement.

Digitalis. — Espèce de pourpre insensible sur le dos de la main.

Drosera. — Au dos de la main et derrière le poignet, deux taches rouges, élevées, de la grandeur d'une lentille, d'abord douloureuses; ensuite l'une d'elles cause des élancemens prurians qui sont augmentés par le frottement.

Dulcamara. — Eruption dartreuse, principalement sur les mains.

Les mains se couvrent d'une espèce de verrues.

Graphites. — Erysipèle sur les mains.

Eruption graveleuse sur les doigts.

Gratiola. — Prurit entre le pouce et l'index; après le grattement on sent dans la peau deux petites vésicules presque imperceptibles; la démangeaison continue après l'apparition de ces vésicules, mais elles ne tardent pas à disparaître.

Helleborus. — Plusieurs petites vésicules entre l'articulation postérieure du quatrième et du cinquième doigt, avec douleur de gerçure au toucher, humides pendant quelque temps, et ensuite croûteuses.

Petites vésicules humides et indolentes à l'articulation moyenne du quatrième doigt. Une forte pression sur l'os produit une douleur d'excoriation.

Hepar Sulphuris. — Petits exanthèmes graveleux, avec prurit sur la main et le carpe.

Ampoules urticaires au poignet.

Iodium. — Place excoriée entre le pouce et l'index; on éprouve, surtout le premier jour, un brûlement et un prurit que soulage le frottement; et l'on y voit deux petites bubes rapprochées l'une de l'autre.

Kali carbonicum. — Vésicules pruriantes à la paume de la main.

Ampoule sur le petit doigt.

Au carpe, tache rouge, indolente, un peu élevée, de la forme d'une lentille, et disparaissant au bout de quelques heures.

Efflorescence derrière le pouce, avec prurit qui continue après le grattement.

Laurocerasus. — Rougeur entre les doigts, accompagnée de petites vésicules perceptibles seulement au toucher, avec prurit violent, et brûlement après qu'on s'est gratté.

Ledum. — Pourpre pruriant au poignet.

Lycoperdon Bovista. — Sur la main, efflorescences grosses comme des lentilles, rouges, dures, causant un prurit et un brûlement violens, et disparaissant au bout de quelques jours.

Les mains sont parsemées de petites efflorescences sèches et rougeâtres qui disparaissent peu à peu au bout de quelques jours.

Plusieurs efflorescences sans prurit sur le dos de la main, et entre le doigt du milieu et l'annulaire.

Vésicules blanches à la main, avec aréole rouge et prurit violent. Elles disparaissent au bout d'une demi-heure.

Lycopodium. — A l'index, quelques nodosités semblables à des verrues, et qui ne tardent pas à disparaître.

Efflorescences pruriantes sur les mains.

Plusieurs petits furoncles sur les mains, avec douleur lancinante au toucher.

Efflorescences pruriantes entre les doigts.

Apparition subite de grandes taches d'un rouge clair sur l'articulation du pouce, avec prurit et brûlement.

Magnesia. — Le doigt du milieu de la main droite est tuméfié, devient rouge et chaud, et se couvre de bosses pruriantes, dans les jours où l'on ne va pas à la selle.

Entre les doigts, petites efflorescences qui ne contiennent pas de liquide, et causent un prurit si violent, qu'on est tenté de les écorcher en se grattant.

Au carpe, nodosité pruriante d'où la pression fait sortir une sérosité limpide.

Manganum. — Au côté extérieur du pouce, prurit brûlant qui oblige à se gratter, après quoi il se forme une ampoule qui contient un liquide, et cause une douleur mordicante au toucher.

Le matin, après le lever, nodosité très-pruriante au carpe; après le grattement, le prurit est encore plus violent, et il se forme une tache rouge.

Mercurius. — Sur le dos de la main, nodosité rouge, causant, à sa naissance, une sensation brûlante.

Au carpe, vésicules remplies d'une humeur séreuse.

Dartres sèches et élevées aux poignets, aux mains, et même entre les doigts, avec prurit brûlant.

Murias Magnesiæ. — Tache rouge derrière le poignet, avec brûlement.

Natrum. — Sur le dos de la main, derrière le petit doigt et derrière l'index, deux taches rouges, insensibles, de la grandeur d'un fenin.

Vésicule blanche, entourée d'une large aréole rouge, sur la première articulation de l'index, avec brûlement comme celui que produisent les piqûres d'orties.

Petite vésicule à la surface intérieure de l'index, avec douleur brûlante comme celle que causerait la piqûre d'une ortie; elle disparaît quand on lave cette partie avec de l'eau froide.

Dartres sur la main.

Natrum muriaticum. — Tumeurs urticaires blanchâtres et pruriantes aux bras et aux mains; le frottement donne à cette éruption une couleur plus rouge, et rend le prurit plus violent.

Ampoules pruriantes au carpe et aux mains, comme s'il s'y formait une dartre.

Sur les mains, plusieurs petites vésicules qui sèchent peu à peu, et dont la peau s'enlève.

Vésicule pruriante au petit doigt.

Au troisième doigt, près de l'ongle, tache marbrée de rouge foncé.

Apparition, à la paume de la main, de quelques verrues que la pression rend douloureuses.

Nicotiana. — Efflorescences pruriantes aux doigts, aux reins et au dos.

Oleum animale æthereum. — Prurit sur le dos de la main; et apparition, après le grattement, de quelques petites bubes ressemblant à des boutons de gale.

Paris. — Efflorescence pruriante à l'os métacarpien de l'index et du doigt du milieu, avec douleur après le grattement.

Petroleum. — Taches brunes au carpe.

Pulsatilla. — Entre les doigts, efflorescences qui contiennent une humeur séreuse, et causent, lorsqu'on les touche, ou qu'on remue les doigts, une douleur finement lancinante comme celle qu'occasionerait une écharde enfoncée dans la peau.

Ranunculus. — *Ampoules aux doigts.* Quand on les a percées, elles répandent une lymphe jaunâtre, avec douleur de brûlement. Il se forme ensuite des *vésicules profondes, transparentes, d'un bleu foncé, peu élevées, avec prurit brûlant et insupportable.* Après le grattement elles se recouvrent *d'une croûte dartreuse ressemblant à de la corne.*

Rhus. — Nodosités dures sur les mains, avec prurit lancinant et corrosif.

Au carpe et sur la partie inférieure de la joue, efflorescences qui ressemblent à la gale, causent un prurit brûlant, et une douleur de gerçure après le grattement.

Sur l'articulation moyenne du doigt annulaire, nodosité enflammée, avec douleur pruriante et brûlante qui se transforme quelquefois en lancination lente.

Erysipèle, tuméfaction, pustules aux bras et aux mains, avec brûlement et prurit.

Sabadilla. — Le bas-ventre, les mains, et la poitrine, sont parsemés de taches rouges, non élevées, larges comme la tête d'une épingle, et qui deviennent plus rouges au grand air.

Sassaparilla. — Au côté intérieur du poignet, derrière le petit doigt, grosse ampoule de couleur claire, paraissant tout-à-coup, d'abord pruriante, puis brûlante, répandant une sérosité limpide quand on l'ouvre, après quoi elle devient encore plus brûlante, et reste long-temps enflammée. La croûte dont elle se recouvre démange fortement pendant la nuit.

Sepia. — Grosse ampoule sur le pouce, avec prurit.

Tache d'un rouge clair, de forme à peu près ronde, et de la grandeur d'un gros, à la partie inférieure de la paume de la main droite, avec prurit violent que le grattement ne fait pas cesser.

Efflorescences pruriantes aux mains.

Ampoules et tumeurs urticaires pruriantes à face, aux mains, et sur les pieds.

Spigelia. — Nodosité dure et rougeâtre à la paume de la main, sur un point où l'on éprouvait la veille un prurit brûlant. Cet exanthème dure plusieurs jours.

Au doigt du milieu, efflorescence indolente par elle-même, et d'où la pression fait sortir un pus jaune. Elle disparaît le lendemain.

Squilla. — Sur les mains, petites taches rouges

qui se changent en efflorescences scabieuses ressemblant à la gale grasse, avec prurit brûlant.

Stannum. — Petites tumeurs urticaires au carpe, avec prurit qui empire quand on les frotte.

Une foule de petites taches rouges et indolentes sur le dos des deux mains.

Staphysagria. — Sur les mains, dartres pruriantes le soir, et brûlantes après le grattement.

Sulphur. — Prurit, surtout aux mains, aux articulations des mains et des coudes, principalement le soir. Il paraît, sur divers points, de petites vésicules qui renferment une sérosité jaunâtre.

Ampoules pruriantes sur le dos de la main.

Taraxacum. — Efflorescences pruriantes aux mains, principalement aux côtés des doigts et sur le dos de la main.

Tartarus emeticus. — Taches d'un jaune foncé et d'une grande étendue sur quelques-uns des doigts.

Sur les mains, petites taches rouges et indolentes, semblables à des piqûres de puces, et disparaissant au bout de deux heures.

Teplitzenses Thermæ. — Sur la main, entre l'index et l'annulaire, quelques petites efflorescences rougeâtres que le grattement fait disparaître pour un quart d'heure.

Veratrum. — Nodosités rouges et indolentes à la surface supérieure des doigts, entre la seconde et la troisième articulation.

Viola tricolor. — Efflorescence pruriante à l'articulation antérieure de l'index.

Zincum. — Efflorescence pruriante entre le doigt du milieu et l'annulaire.

Nodosité entre la seconde phalange et la phalange antérieure du doigt annulaire, dans la peau, avec tuméfaction et sans douleur.

Apparition, le soir, de petites taches rouges, rondes et insensibles, derrière le dos de la main. Elles disparaissent le lendemain matin.

Taches d'un rouge clair, insensibles, aux articulations postérieures de quelques-uns des doigts; la pression extérieure les fait disparaître, mais elles ne tardent pas à revenir, et restent stationnaires pendant quelques heures.

Taches rouges, de forme ronde, au bord extérieur du petit doigt.

A la seconde phalange du quatrième doigt, prurit lancinant sur un point où l'on voit paraître au bout de deux jours une efflorescence rouge dont le sommet se remplit de pus le quatrième jour, qui cause une douleur pulsative et brûlante, et commence à se guérir lentement après avoir suppuré pendant huit jours.

XI. Nez.

Acidum phosphoricum. — Efflorescences sur le bout du nez, avec sensation pulsative.

Le dos du nez est tuméfié, et l'on y voit paraître des taches rouges qui causent une sensation tensive.

Anacardium. — Efflorescences à l'angle de l'aile du nez, avec aréole rouge, et pus au sommet.

Antimonium crudum. — De chaque côté du nez, efflorescence rouge, contenant du pus au sommet, et sensible à la pression.

Argilla. — Vésicule pruriante à l'un des côtés du nez.

Efflorescences sur le côté du nez, avec douleur lancinante et brûlante.

Furoncle au nez.

Arnica. — Dans et sous le nez, efflorescences dont le sommet se remplit de pus, et qui causent une douleur mordicante.

Aurum. — Sur le nez, taches sombres, d'un rouge brunâtre, peu élevées, avec douleur pressive au toucher seulement.

Belladona. — A la racine du nez, bosses rouges, avec douleur de suppuration intérieure au toucher.

Sur les joues et au nez, efflorescences qui se remplissent promptement de pus, et se recouvrent d'une croûte.

Sous l'aile du nez, efflorescence indolente, dont le sommet est blanc.

Calcarea. — Efflorescences dans les deux narines, avec croûtes.

Efflorescence très-douloureuse dans la narine gauche, avec sensation pruriante et lancinante.

Cannabis. — Au nez, grosse nodosité autour de laquelle il y a de la rougeur et de l'enflure formant une espèce de couperose.

Cantharides. — Taches au nez, avec inflammation, douleur d'excoriation, et formation de petites bubes qui tombent au bout de trois jours.

Dans la narine, efflorescence claire, brûlante au toucher.

Carbo animalis. — Dans la narine droite, petit furoncle dont le sommet contient du pus, et qui cause une douleur tensive.

Petites vésicules à la narine droite.

Causticum. — Eruption au bout du nez.

Verrues au nez ou dans les sourcils.

Efflorescence sur la racine du nez.

Efflorescences sur le bout du nez.

Conium. — Efflorescence pleine de pus dans le pli qui est près de l'aile du nez.

Digitalis. — Grande efflorescence sous l'une des narines, avec douleur mordicante.

Dulcamara. — Efflorescence à la surface intérieure de l'aile du nez, avec douleur d'ulcération.

Efflorescences dans les angles du nez.

Euphrasia. — Aux ailes du nez, efflorescences qui contiennent du pus.

Graphites. — Dans l'une des narines et sur la lèvre supérieure, efflorescence d'abord pruriante, et ensuite brûlante.

Guajacum. — Efflorescence dans le nez, avec douleur d'excoriation.

Iodium. — Eminence pruriante sur le nez.

Petite croûte dans la narine.

Tache rouge et brûlante au nez, au-dessous de l'œil.

Kali carbonicum. — Efflorescences sur le nez.

Le nez est rouge, chaud, et garni d'un grand nombre d'efflorescences blanches.

Efflorescence dans une narine.

Au-dessus de la lèvre supérieure, près de l'aile du nez, efflorescence douloureuse au toucher.

Narines croûteuses.

Kali hydriodicum. — Efflorescence très-sensible à la narine.

Lamium album. — Au pli qui est près de l'aile du nez, efflorescence pruriante par elle-même, et causant une douleur d'excoriation quand on la touche.

Lycoperdon Bovista. — Sous le nez, deux pustules plates, alongées, remplies de pus, et dont les croûtes durent plus de quinze jours.

Magnes arcticus. — Efflorescences à l'aile du nez, avec sensation pruriante et lancinante.

Magnesia. — Vésicule suppurante au bout du nez.

Vésicules au côté du nez, deux jours avant les règles, avec prurit violent.

Vésicule insensible sur le dos du nez.

Manganum. — Efflorescence suppurante à l'aile du nez.

Mercurius. — Bube très-douloureuse au nez.

Murias Magnesiæ. — Au nez, plusieurs petites vésicules tensives au toucher.

Au nez, petit furoncle qui vient à suppuration au bout de vingt-quatre heures.

Natrum. — Efflorescence indolente au côté du nez.

Petites vésicules près de l'aile du nez, avec douleur brûlante au toucher.

Au côté droit du nez, nodosité indolente qui grossit tous les jours.

A l'aile du nez, efflorescence rouge à la circonférence, et contenant du pus au sommet.

Eruption pruriante et humide au nez.

Natrum muriaticum. — Efflorescences blanches autour du nez.

Sur la racine du nez, plusieurs vésicules qui causent une douleur de gerçure, et se transforment en croûtes.

Niccolum. — Deux nodosités rouges et rapprochées au côté du nez, et une de la même nature au côté du front; elles ne produisent aucune sensation, même lorsqu'on presse dessus.

Eruption au nez et à la lèvre.

Oleum animale æthereum. — A la partie inférieure du vomer, petites efflorescences qui percent, suintent, et occasionent une douleur brûlante.

A l'orifice des narines, petite efflorescence brûlante seulement quand on presse dessus.

Petroleum. — Efflorescence dans le nez.

Vésicule pleine de pus au nez.

Vésicule pleine de pus et entourée de rougeur sur le vomer, à l'intérieur du nez.

Phellandrium. — Dans la narine droite, rangée de vésicules d'abord pruriantes, ensuite confluentes, et causant, seulement après avoir été égratignées, une douleur de gerçure.

Phosphorus. — Petite tache rouge immédiatement au-dessous du vomer, et ensuite, le matin, trois petites vésicules insensibles et de couleur claire à la même partie.

Vésicule de couleur claire dans la narine, avec douleur tensive.

Petites vésicules de couleur claire sous la narine, avec douleur brûlante.

Vésicule de couleur claire au bord et au côté du nez, avec douleur tensive au toucher.

Un grand nombre d'éphélides le matin sur le nez, après un mouvement échauffant pendant la nuit.

Plumbum. — Inflammation érysipélateuse au nez.

L'angle du nez est rouge, et il s'y forme une vésicule remplie d'un pus épais qu'on peut faire sortir au moyen d'une légère pression.

Ratanhia. — Dans la narine, efflorescences qui se changent en croûtes.

Rhus. — Eruption croûteuse près de l'aile du nez et sous le nez.

20

Sabina. — Petites vésicules en forme de grains autour de la racine du nez.

Sassaparilla. — Petite bosse pleine de pus au côté du nez.

Sepia. — *Eruption* douloureuse *sur le bout du nez.*

Près du nez, efflorescence ressemblant à une ampoule remplie de sang.

Silicea. — Efflorescences dans le nez.

Efflorescence sur le nez.

Croûtes qui ont leur siége bien avant dans le nez, et causent une douleur de gerçure.

Spigelia. — En dedans et en dehors des narines, éruption dartreuse, avec sensation d'excoriation au toucher.

Spongia. — Eruption au bout du nez.

Strontiana. — Au nez, petite efflorescence rouge, insensible, saignant au toucher.

Sulphur. — Plusieurs efflorescences rouges à la lèvre supérieure, et une sur le dos du nez.

Taraxacum. — Efflorescence suppurante à l'angle de l'aile du nez et à l'angle de la bouche.

Teplitzenses Thermæ. — Eruption au nez, légèrement pruriante, et venant à suppuration.

Teucrium. — Au-dessous de la narine, grande efflorescence rouge, avec sensation mordicante d'excoriation au toucher comme si l'on versait un acide dans une plaie.

Thuja. — Dans l'enfoncement qui est derrière l'aile

du nez, efflorescence rouge un peu pruriante, et remplie d'une humeur séreuse.

Veratrum. — Taches rouges sur le nez.

Vésicules très-rapprochées sur le nez.

Zincum. — Près de l'aile du nez, efflorescence indolente par elle-même, et causant, lorsqu'on la touche, une douleur comme celle que produirait l'arrachement d'un cheveu.

XII. **Oreilles.**

Acidum muriaticum. — A la coquille de l'oreille, aux mains, et aux doigts, efflorescences qui deviennent confluentes, de manière à ne former plus qu'une croûte.

Acidum phosphoricum. — Grosse nodosité rouge derrière le lobe de l'oreille, avec douleur d'excoriation.

Agaricus. — Efflorescences pruriantes à la partie postérieure de la coquille de l'oreille.

Ammonium. — Furoncles autour de l'oreille et sur la joue.

Antimonium crudum. — Pourpre derrière les oreilles, jusqu'à la nuque et au-dessus des omoplates.

Baryta. — Eruption sur et derrière les oreilles.

Nodosités derrière les oreilles.

Eruption au lobe de l'oreille.

China. — Vésicules remplies de sérosité derrière les oreilles.

Eruption dans la coquille de l'oreille.

Cicuta. — Eruption considérable aux oreilles.

Sous et devant les oreilles, boutons remplis de pus au sommet, avec douleur d'abcès.

Graphites. — Croûtes derrière les oreilles.

Iodium. — Petite croûte jaune à la coquille de l'oreille.

Kali carbonicum. — Efflorescences aux oreilles et sur le nez.

Laurocerasus. — Petit furoncle rouge devant l'oreille, avec douleur d'ulcération au toucher.

Magnes. — A l'antitrague, efflorescence pruriante, douloureuse après le grattement.

Magnesia. — Une efflorescence au-dessous de l'oreille droite, et une au-dessous de l'oreille gauche, avec prurit, mais sans suppuration.

Mercurius. — Nodosité fixe dans le lobe de l'oreille, avec douleur seulement dans le principe.

Au lobe de l'oreille droite, efflorescence brûlante, corrosive, pruriante, humide, d'un aspect écailleux, et ressemblant à une petite dartre.

Murias Magnesiæ. — On éprouve dans une dartre située derrière l'oreille un prurit violent, et du brûlement après qu'on s'est gratté.

Niccolum. — Ampoule insensible, de la grosseur d'un pois, dans le conduit auditif extérieur.

Deux nodosités de la grosseur d'un pois derrière l'oreille, avec douleur tensive quand on les presse.

Petroleum. — A l'oreille, efflorescence qui perce le soir même du jour de son apparition.

Phosphorus. — Vésicules derrière les oreilles.

Vésicules dans la coquille de l'oreille, avec douleur brûlante.

Pulsatilla. — Eruption croûteuse au tragus, avec douleur brûlante et mordicante, et suintement d'un liquide séreux; au cou, au-dessous de cette éruption, bubon douloureux au toucher.

Sepia. — L'extérieur de l'oreille est couvert d'exanthèmes suppurans.

Silicea. — Croûtes derrière les oreilles.

Spongia. — A la sinuosité antérieure de l'oreille, rougeur et tuméfaction, avec une efflorescence qui suinte comme un ulcère.

Dans la coquille de l'oreille, à l'orifice du conduit auditif, nodosité inflammatoire qui finit par se couvrir d'une croûte, et cause de la douleur au toucher.

A l'oreille, bosses douloureuses au toucher.

Staphysagria. — Sur le cuir chevelu, ainsi qu'à la partie située immédiatement au-dessus de l'oreille, et encore derrière cet organe, éruption pruriante et croûteuse.

Dans l'enfoncement situé derrière le lobe de l'oreille, grosse nodosité indolente, couverte d'une efflorescence blanche.

Sulphur. — Deux petites efflorescences insensibles derrière l'oreille.

20*

Teucrium. — Au lobe de l'oreille, éruption sèche, comme une dartre écailleuse; la peau est crevassée, et se détache peu à peu en petites écailles blanches; on y éprouve une douleur d'excoriation au toucher.

XIII. **Organes génitaux et urinaires.**

Acidum nitricum. — Petites vésicules dans l'orifice de l'urèthre et au prépuce. Elles se transforment en ulcères, et causent une douleur lancinante et déchirante.

Efflorescences pruriantes au gland.

Sur le gland, taches rouges qui se couvrent d'une croûte.

Sur la couronne du gland, taches douloureuses, d'un rouge brunâtre, et de la grandeur d'une lentille.

A la couronne du gland, excroissances de couleur de chair, qui répandent une humeur fétide, et saignent quand on les touche.

Acidum phosphoricum. — Vésicules dans la région du frein, pruriantes seulement lorsqu'on les touche.

Petites efflorescences rouges au scrotum et à la partie postérieure de la verge, avec sensation de chaleur.

Douleur d'excoriation dans les verrues humides, quand on marche ou qu'on est assis.

Arnica. — Efflorescence pruriante au prépuce.

Tache rouge et pruriante sur le gland.

Belladona.—Nodosité molle et indolente au gland.

Bryonia. — Le gland est couvert de boutons de pourpre rouges et prurians.

Tuméfaction de l'une des grandes lèvres de la vulve ; et ensuite apparition d'une pustule noire, dure, semblable à un bouton, et sans inflammation ni douleur.

Caladium. — Le gland est très-sec, très-rouge, et parsemé de petits points fins d'un rouge encore plus vif ; en même temps le bord du prépuce est considérablement tuméfié, excorié, et très-douloureux.

Calcarea. — Nodosité au bord de la lèvre de la vulve, avec douleur lancinante et brûlante.

Cannabis. — La peau du gland est couverte de taches de la grandeur d'une lentille, et d'un rouge plus clair que celui du gland.

Carbo vegetabilis. — Prurit violent au prépuce ; vésicule et place excoriée à la surface intérieure de cette partie.

Causticum. — Grandes taches rouges au membre viril.

Sous le prépuce, ampoules qui se transforment en ulcères suppurans.

Croûtes pruriantes à la peau intérieure du prépuce.

Conium. — Au mont-de-Vénus, grande efflorescence très-douloureuse au toucher.

Dulcamara. — Eruption dartreuse sur les grandes lèvres de la vulve.

Kali carbonicum. — Efflorescences brûlantes et mordicantes aux parties génitales.

Magnes australis. — A la couronne du gland et à l'intérieur du prépuce, place rouge insensible, qui ressemble à une efflorescence.

Mercurius. — A la partie antérieure du gland, vésicules gagnant en profondeur et en largeur; plusieurs petites vésicules blanches qui suintent, mais qui ne tardent pas à disparaître.

Efflorescences aux lèvres de la vulve.

Aux parties sexuelles, éruption rouge, humide, pruriante, très-élevée, et qui a sur plusieurs points l'aspect de la gale grasse.

Natrum. — A l'aine, vésicules rouges, pleines de liquide, avec douleur d'excoriation au toucher.

Après un prurit pénible aux parties génitales, le grattement produit des tumeurs urticaires qui ne tardent pas à disparaître.

Natrum muriaticum. — Petites taches rouges au gland.

Nux vomica. — Eruption à la vulve, avec prurit corrosif.

Petroleum. — Tache rouge et lisse sur le gland.

Eruption rougeâtre sur le gland, avec prurit.

Rhus. — Taches rouges à la surface intérieure du prépuce, près du frein.

Eruption effrayante aux parties génitales.

Eruption au scrotum, avec suintement abondant, et tuméfaction du prépuce et du gland.

Sepia. — Au gland, chaleur, et éruption d'un rouge pâle qui cause quelquefois de la démangeaison.

Petits points rouges sur le gland.

Staphysagria. — Deux excroissances humides et molles, l'une dans la rigole et l'autre à la couronne du gland, avec prurit occasioné par le frottement de la chemise.

A la partie postérieure et intérieure de la grande lèvre droite de la vulve, ampoule causant par elle-même de la mordication, et au toucher une douleur d'excoriation.

Thuja. — Efflorescence humide au scrotum.

A la surface intérieure du prépuce, petites bubes enfoncées au milieu, humides, suppurantes, douloureuses seulement au toucher.

Derrière le gland, sous le prépuce, quelques excroissances rouges, lisses, causant une sensation fourmillante.

A l'intérieur du prépuce, excroissance rouge ressemblant à une verrue humide.

Petite vésicule peu élevée au gland, avec douleur lancinante quand on urine.

Zincum. — Au côté du scrotum, petite efflorescence rouge autour de la racine d'un poil, avec douleur d'excoriation.

XIV. **Poitrine.**

Acidum nitricum. — Excoriation au-dessous des mamelles.

Acidum phosphoricum. — A la poitrine, efflorescences rouges, sensibles seulement au toucher et au frottement, et paraissant principalement le soir.

Agaricus. — Efflorescences et prurit brûlant au mamelon.

Ammonium. — Pourpre rouge sur la poitrine.

Antimonium crudum. — Petits points fins et rouges sur la poitrine, avec démangeaison comme celle qui est produite par le pourpre.

Argilla. — Bubes à la poitrine et au cou, avec douleur de brûlement, ardeur au visage, et frissons dans les autres parties du corps.

Aurum. — Sur la poitrine, à la face, et au cou, efflorescences fines dont le sommet est rempli de pus.

Belladona. — Efflorescences éparses sur la poitrine des femmes, avec prurit fourmillant qui est soulagé par le frottement.

Bryonia. — A la partie antérieure de la poitrine, pourpre qui, le soir, avant qu'on se mette au lit, devient rouge, pruriant, et brûlant, et disparaît avec la démangeaison quand on s'est réchauffé dans le lit.

Caladium. — Pourpre alternant avec asthme.

Cantharides. — Sur la poitrine, efflorescences pruriantes, brûlantes après le grattement.

Causticum. — Grosses ampoules à la poitrine et au dos, avec anxiété à la poitrine, frissons, chaleur, et sueur.

Nodosités sous la peau, qui atteignent jusqu'à la grosseur d'une noisette, et ont leur siége à la mamelle droite, sous le bras droit, sur le côté droit du dos, et au pli du coude, avec douleur de lancination au toucher, et d'excoriation quand on presse sur la partie affectée; plus tard elles causent par elles-mêmes une douleur lancinante.

Cocculus. — Sur la poitrine, efflorescences isolées qui se remplissent de pus, et disparaissent ensuite par le dessèchement spontané.

Sur la poitrine, éruption d'efflorescences miliaires rouges, avec prurit à la chaleur.

Éruption de taches rouges, insensibles, incirconscrites, sans chaleur, de couleur de vin, sur toute la poitrine, et sur les parties latérales postérieures et supérieures du cou.

Conium. — Sur la poitrine, efflorescences douloureuses au toucher.

Daphne. — Sur la poitrine, taches rouges qui ressemblent à des piqûres de puces, causent un brûlement violent, et obligent à se gratter.

Dulcamara. — Petites efflorescences à la poitrine et au bas-ventre, avec prurit modéré.

Gratiola. — Sur la poitrine, efflorescences insensibles, de la grandeur d'un grain de millet, jaunes au sommet, et brûlantes après le grattement.

Hepar Sulphuris. — Au sternum, deux efflorescences causant une douleur très-sensible, comme celle que produit une plaie, et contenant du pus au sommet.

Iodium. — A la poitrine, aux bras, et au dos, petites efflorescences rouges, sèches, et pruriantes dans le principe.

Kali carbonicum. — Prurit à la mamelle, où le frottement fait paraître une éruption fine.

Ledum. — Taches rouges et pourpre sur la poitrine, avec prurit mordicant.

Sur la poitrine et la partie inférieure des bras, bubes ressemblant à la clavelée, et dont la peau s'enlève au bout de cinq jours.

Lycoperdon Bovista. — Sur la poitrine, éruption d'efflorescences grosses comme des lentilles, rouges, dures, très-pruriantes, et brûlantes, qui disparaissent au bout de quelques jours.

Lycopodium. — Eruption douloureuse au cou et sur la poitrine.

Apparition subite de grandes taches d'un rouge clair à l'épigastre, autour du creux de l'estomac, et sur l'articulation du pouce, avec prurit et brûlement.

Magnesia. — Grand nombre de petites taches rouges qui ne sont ni saillantes ni pruriantes.

Sur la poitrine et aux mollets, petites dartres

insensibles, rouges, un peu élevées au-dessus de la peau, lisses, et entrant plus tard en desquamation.

Au côté de la poitrine, petit furoncle qui suppure le lendemain.

Manganum. — Petites nodosités au côté de la poitrine.

Murias Magnesiæ. — Sur la poitrine, petites efflorescences violemment pruriantes, et brûlantes après le grattement.

A la clavicule, pustule venant à suppuration.

Natrum. — Efflorescences pruriantes et bosses sur la poitrine.

Nicotiana. — Efflorescences pruriantes sur la poitrine.

Petroleum. — Dartre sur la poitrine.

Phellandrium. — Petites taches bleues, semblables à des pétéchies, sur le haut de l'entre-deux des mamelles, et au cou; elles sont insensibles, et disparaissent le jour suivant sans desquamation.

Phosphorus. — Eruption sur l'un des seins, avec tuméfaction, rougeur, brûlement, et lancination. Cet exanthème se transforme en abcès suppurant.

Furoncles sur la poitrine.

Rhus. — Sur le côté droit de la poitrine, et jusqu'au milieu du dos, éruption d'efflorescences qui causent une douleur d'excoriation comme si la peau était enlevée, avec élancemens fins de dedans en dehors.

Sabadilla. — Le bas-ventre, les mains, et la poitrine, sont parsemés de taches rouges, non élevées, larges comme la tête d'une épingle, et qui deviennent plus rouges au grand air.

Silicea. — Eruption de taches rouges, grandes comme des lentilles, couvertes d'efflorescences, sur la poitrine, les cuisses et le dos, avec prurit léger.

Squilla. — Petites taches rouges qui se changent en efflorescences scabieuses, ressemblant à la gale grasse, avec prurit brûlant.

Sur les côtes inférieures, éruption dartreuse de petites efflorescences rouges et rapprochées, avec lancination fine, brûlante et pruriante comme par des orties; la place est douloureuse après le frottement; frissonnement dans cette région et sur l'épigastre.

Strontiana. — Sur la poitrine, efflorescence rouge dont le sommet est rempli de pus.

Sulphur. — Ephélides sur la poitrine et le dos, avec prurit le soir.

Tartarus emeticus. — Pourpre rougeâtre.

A la poitrine et au cou, grosses pustules semblables à la petite-vérole, et entourées d'une aréole rouge, qui se couvrent d'une croûte au bout de trois semaines, et laissent une profonde cicatrice.

Valeriana. — Sur la poitrine et au bras, exanthèmes qui se réunissent d'abord en une seule

tache rouge, après quoi il se forme une foule
de petites nodosités blanches, dures et élevées.

Veratrum. — Tout autour du cou et à la poitrine,
rougeur, et élevures pourpreuses perceptibles
seulement au toucher, avec lancination fine
comme par des orties, et soulagement quand on
passe la main sur la partie affectée.

Zincum. — Eruption d'efflorescences rouges à la
poitrine et à la face.

Efflorescence le matin sur le haut du sternum, avec aréole rouge.

FIN DES MALADIES DE LA PEAU.

L'HOMŒOPATHIE

APPLIQUÉE AUX

MALADIES
VÉNÉRIENNES.

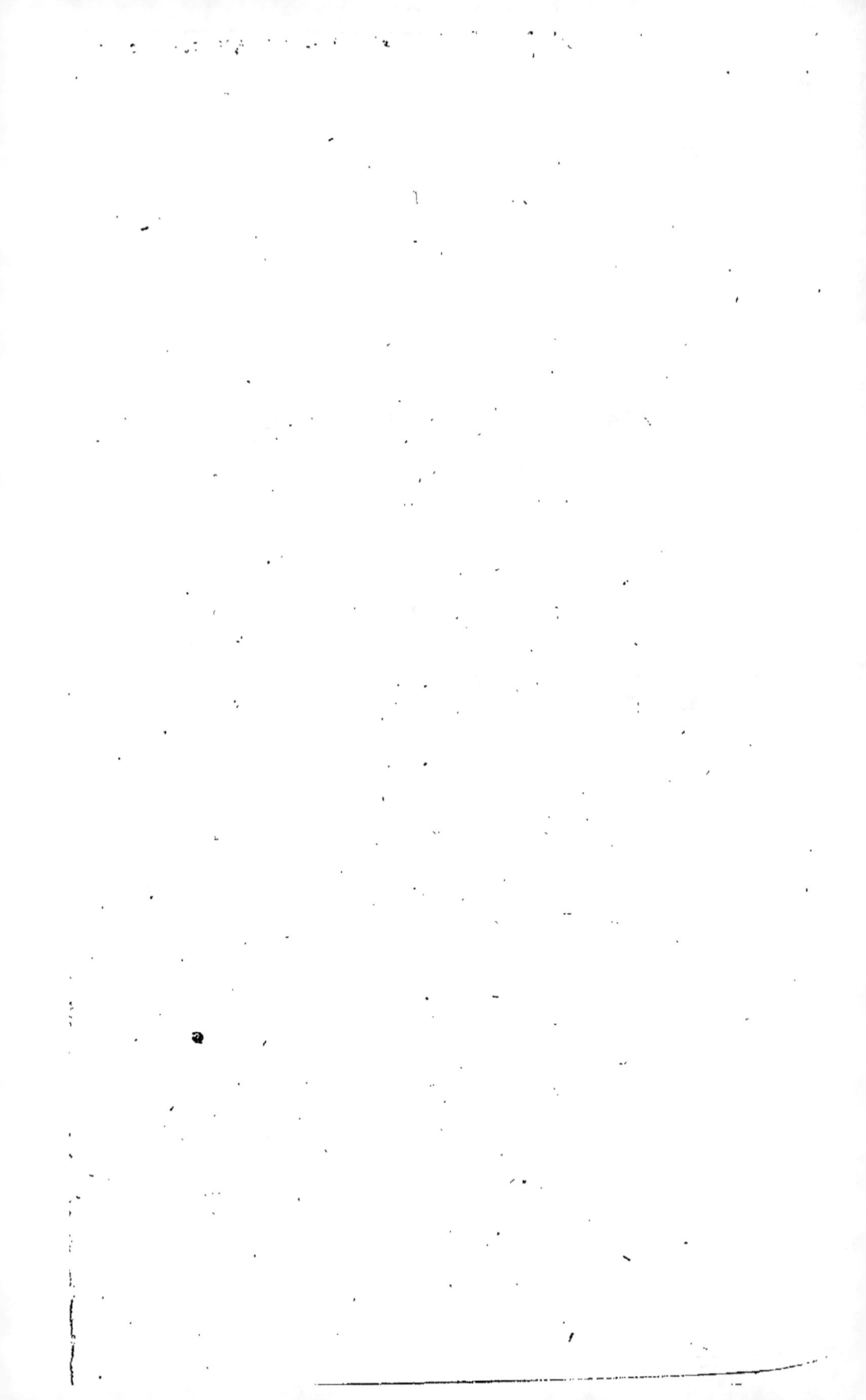

MALADIES
VÉNÉRIENNES.

Pathologie.

La pathologie homœopathique des maladies vénériennes a pour principe la thérapeutique homœopathique de ces mêmes maladies. L'homœopathie guérit radicalement les chancres, la gonorrhée, les
condylomes, sans recourir aux remèdes locaux, tels
que caustiques et injections; elle emploie les mêmes
médicamens, et toujours avec le même succès, quel que
soit l'état de la maladie, se fût-elle déclarée depuis
deux heures ou depuis deux semaines. De ce fait,
dont tous les praticiens homœopathes peuvent four-
nir la preuve, découlent les théorèmes pathologiques
suivans :

1.º Les chancres, la gonorrhée, etc., sont les produits d'un principe morbide (intérieur), et disparaissent radicalement dès que ce principe est lui-
même extirpé.

2.º La disparition de ces produits (par l'effet de
médicamens bien appropriés) est un indice de l'ex-
tinction du vice qui en était le principe.

3.º La valeur pathologique de ces produits demeure constamment la même depuis le moment où
ils apparaissent jusqu'à celui où ils sont détruits :
et ainsi,

4.° On ne peut admettre de distinction entre le chancre primaire et le chancre secondaire, entre une affection locale ou générale; et par suite le système de l'absorption du virus du chancre est mal fondé.

L'examen de ces diverses propositions et des principes physiologiques ou thérapeutiques sur lesquels elles reposent, démontrera tout ce qu'il y a de faux et de contraire aux principes de la physiologie dans les doctrines de la pathologie allopathique.

Un individu est infecté aujourd'hui; mais ce n'est qu'au bout de 3, 4, 6, 8 jours, que les produits de cette infection apparaissent aux parties sexuelles. L'intervalle qui s'écoule entre le moment de l'infection et celui où la maladie s'est déclarée, est la période de la germination et de l'accroissement du principe inoculé; l'éruption est plus tard le produit de la floraison et de la fructification de ce principe. Ainsi, ce que la pathologie allopathique regarde comme la racine de la syphilis, en est véritablement la fleur. Cette méprise, fondée sur l'ignorance de la marche intime des affections vénériennes, est la cause générale des ravages terribles que ces maladies exercent dans le monde.

Une erreur en entraîne toujours d'autres après elle. Les hommes, et particulièrement les médecins, sacrifient volontiers dix vérités bien reconnues, pour appuyer une erreur. C'est ainsi que la pathologie a renversé une foule d'axiomes physiologiques pour établir sa théorie erronée des chancres.

La physiologie enseigne :

1.° Un incitant est tout objet qui, mis en contact avec l'organisme, influe sur son incitabilité.

2.° L'incitation est le produit de l'influence réciproque de l'incitant et de l'incitabilité de l'organisme.

3.° Le système nerveux établit l'unité dans l'ensemble de l'organisme.

4.° Après la subdivision des incitans en mécaniques, chimiques, et dynamiques, on dit de ces derniers : Les incitans dynamiques opèrent sur l'organisme comme agens purement dynamiques; et lorsqu'ils déterminent des altérations chimiques ou mécaniques, ce n'est que secondairement.

5.° Le cerveau est l'organe de l'ame; et s'il est inactif, toute pensée, toute sensation est impossible.

6.° Les nerfs sont simplement les conducteurs de la sensation : ils sont insensibles par eux-mêmes.

7.° L'irritation produite par l'incitant se porte au cerveau; l'incitation qui en résulte est portée par les nerfs du cerveau à l'endroit irrité, avec la rapidité de l'éclair.

Ces principes incontestables, appliqués comme mesure à l'épreuve des règles pathologico-thérapeutiques de l'ancienne école, démontrent avec évidence que la théorie allopathique des chancres est insoutenable.

Le virus vénérien, pouvant influer sur l'excitabilité de l'organisme, est par conséquent un *incitant*.

L'action réciproque du virus vénérien (l'incitant), et de l'excitabilité de l'organisme produit l'incitation (la syphilis, et non le chancre).

Cette incitation se propageant avec la rapidité de l'éclair au moment même où l'irritant opère, il en résulte clairement que l'organisme, chez lequel le système nerveux établit l'unité, devient vénérien dans toutes ses parties du moment où le virus vénérien est mis en contact avec lui. Le principe morbifique ne se manifestant toutefois à l'extérieur qu'au bout de 2, 4, 8 jours, et même davantage, par des symptômes particuliers à la nature du virus, symptômes externes qui annoncent que la maladie intérieure a mûri et fructifié, de même que la fleur, organe de la fructification chez les plantes, annonce que ces végétaux ont atteint leur maturité.

Mais si le chancre (et non la syphilis) était le produit de l'action réciproque du virus vénérien (l'incitant) et de l'incitabilité de l'organisme, c'est-à-dire si le chancre précédait la syphilis, il faudrait nécessairement mettre de côté le principe de la propagation instantanée de l'incitation, puisque le chancre ne se déclare que 2, 4, 6, 14, 20, et même 40 jours après, l'affection vénérienne mûrissant, fleurissant et fructifiant chez certains individus plutôt que chez d'autres, de même qu'une plante fleurit de plus ou moins bonne heure suivant l'exposition et la nature du sol.

On dit que le chancre est un mal local. Si l'on entend par tel celui qui atteint une partie isolée du corps sans affecter en rien le reste de l'organisme, le produit d'une affection intérieure générale ne peut être un mal local. Que deviendrait, d'ailleurs, s'il en était ainsi, l'unité de l'organisme, dont on a tant parlé? Les pathologistes qui admettaient la nature locale du chancre, se trouvaient dans un grand embarras: ils voyaient que le chancre a absolument la forme d'un ulcère. Or les ulcères sont, d'après leurs propres principes, les produits d'une dyscrasie intérieure. Les affections locales et les ulcères sont donc d'une nature tout opposée. Le chancre ne peut par conséquent appartenir à ces deux classes à la fois. Il fallait nécessairement abandonner la théorie des ulcères ou celle des affections locales, difficulté que les pathologistes ont cherché à éluder en donnant au chancre le nom de *plaie envenimée*, et en ajoutant que, comme tel, le chancre est local dans les 24 premières heures, et qu'il ne devient ulcère que lorsque le venin est absorbé par les vaisseaux lymphatiques, et distribué dans les diverses parties du corps.

Nous admettons un instant cette expression, *plaie envenimée ;* mais nous ferons cette question bien simple : Qu'est-ce qu'un venin dont le contact communique la syphilis? Ce ne peut être qu'un virus syphilitique. La plaie elle-même est donc nécessairement syphilitique. Or, que l'on donne au chancre le nom de plaie syphilitique ou d'ulcère syphilitique, il est certain que tout ce qui peut communiquer la syphilis est de nature syphilitique.

Le chancre étant donc de nature syphilitique, on ne peut lui donner le nom de plaie, puisque les plaies sont indépendantes de toute dyscrasie intérieure, dont elles ne peuvent être les produits sans cesser d'être plaies, et sans rentrer dans la classe des ulcères.

Il est reconnu que la première modification éprouvée par les parties sexuelles à la suite d'une infection syphilitique est la formation d'une vésicule qui demeure la même pendant un temps plus ou moins long, ordinairement pendant 24 heures, et qui finit par crever et par former un ulcère. Or, peut-on appeler cette vésicule une *plaie?*

Pendant les premiers jours qui suivent l'infection, on ne remarque aucune altération aux parties génitales tant que le chancre n'est pas formé. Que devient alors le virus introduit dans l'organisme pendant cet intervalle, qui est quelquefois de quatre jours, et même davantage? C'est ce que ne peuvent expliquer les partisans des affections locales.

Diront-ils que le virus syphilitique (que personne n'a jamais vu), demeure pendant 3 ou 4 jours attaché au gland ou au vagin, pour exercer ensuite sur ces parties une action chimique comme caustique, et produire une plaie par corrosion? Ou bien prétendront-ils que le virus syphilitique a besoin d'un intervalle de 2 à 4 jours pour pénétrer sous l'épiderme du gland, et le soulever en forme de vésicule? S'il en était ainsi, la syphilis serait facile à extirper de la terre en quelques années. Il suffirait de se laver exactement les parties génitales après le coït, pour en détacher le virus, ce que font beaucoup de personnes sans que cette précaution les empêche d'être infectées.

D'où vient donc le chancre d'une manière aussi subite? Il ne vient pas *du dehors:* car s'il en était ainsi, des agens autres que le virus syphilitique pourraient le produire. Il provient donc de l'intérieur, comme symptôme précurseur émanant de la plénitude du principe interne (la syphilis), ce qui arrive dans toutes les maladies contagieuses, aiguës et chroniques. Le chancre doit donc nécessairement

être en relation avec le principe morbifique intérieur : ce ne peut donc être une affection à laquelle
le reste de l'organisme demeure étranger ; ce ne peut
être, en un mot, un mal local.

Mais, même en supposant que le chancre soit déterminé par un virus qui s'attache aux parties extérieures, s'ensuit-il pour cela que ce soit une affection locale? Assurément non : car les physiologistes
seraient alors obligés de regarder comme excitant
local un ulcère artificiel produit par des agens thérapeutiques, un cautère, par exemple. Cependant
les pathologistes ne peuvent expliquer comment une
humeur scrofuleuse ou galeuse invétérée peut être
attirée des parties les plus intimes et les plus éloi-
gnées de l'organisme par un cautère, avec lequel,
si c'était une affection locale, le reste de l'organisme
n'aurait aucune relation.

S'il n'existe au dehors aucun virus qui puisse produire un chancre, où en trouvera-t-on un qui existe
dans le chancre déjà formé, et qui ait besoin d'être
introduit dans la masse du sang par les vaisseaux
lymphatiques, pour affecter le corps de syphilis? Les
pathologistes sentent combien l'explication qu'ils
donnent de la formation du chancre est peu satisfai-
sante; et, pour éluder la difficulté, ils disent : « Le
principe qui a produit l'infection n'existe plus; le
chancre en élabore lui-même le virus, et infecte l'organisme par son propre venin. »

S'il en était ainsi, il serait impossible à un galeux,
ou à une personne incommodée d'un chancre, de se
guérir : le galeux s'infecterait sans cesse de nouveau
avec ses propres vêtemens; l'attouchement de son

corps, le croisement de ses jambes pendant le sommeil, perpétuerait constamment le mal. Beaucoup de chancreux sont des journées entières sans se laver les mains ; cependant la maladie dont ils sont incommodés ne s'étend pas à d'autres parties du corps qu'à celle qu'elle occupe, ce qui arriverait infailliblement si l'on pouvait s'infecter une partie quelconque du corps avec du virus emprunté au chancre dont on est atteint. L'infection du corps par un chancre déjà existant est aussi impossible que la fructification des plantes mâles (dioïques) par leur propre pollen. Le chancre, comme anthère de la syphilis, a besoin, pour se perpétuer, d'un pistil qui reçoive sa semence.

Le virus obtenu par l'infection ne peut, comme nous l'avons vu, ni produire le chancre immédiatement, ni exister dans un chancre déterminé de toute autre manière. Le virus emprunté à un chancre n'est point contagieux pour l'organisme même qui le produit, mais seulement pour un organisme étranger. Je ne vois donc pas ce qui, absorbé, pourrait rendre syphilitique un corps (présumé sain auparavant), et cependant ce corps est affecté de syphilis. A la suite d'un coït impur il se forme souvent un ou plusieurs condylomes au lieu de chancres ou de gonorrhée. Ces condylomes ne suintent point d'humeur, restent constamment secs : les partisans de l'absorption seraient embarrassés de prouver que ces condylomes ont produit un virus dont l'absorption a produit la syphilis (à laquelle appartiennent aussi les verrues).

De toutes les doctrines de la pathologie moderne, aucune n'est en contradiction aussi manifeste avec la dignité du système nerveux, et n'ébranle aussi fortement les bases de la physiologie, que la théorie de l'absorption des matières non nutritives, par exemple des médicamens, des poisons, et autres agens morbifiques. Les substances avec lesquelles l'organisme a de l'affinité peuvent seules être absorbées et assimilées. Elles entrent dans la circulation, et sont réparties uniformément dans toutes les parties du corps. L'utérus acquiert une nouvelle activité pendant la gestation; le sang s'y porte avec plus d'abondance que dans l'état normal, et charie avec lui en plus grande quantité les matières nutritives nécessaires à la nourriture de l'embryon. Si l'on admettait la possibilité de l'assimilation des médicamens, il s'ensuivrait que l'action de toutes les substances médicinales administrées à une femme enceinte se porterait sur l'utérus, puisqu'elles y seraient conduites avec la masse du sang. En général on ne comprendrait pas comment il serait possible d'agir, par exemple, spécialement sur le poumon à l'aide d'un médicament quelconque, puisque ce médicament, une fois assimilé, serait distribué par la circulation dans toutes les parties du corps. Il en est de même du virus vénérien : on ne saurait expliquer comment il se ferait que le virus syphilitique, s'il était absorbé, et passait dans le sang, formât des ulcères au pénis ou à la gorge, et des éruptions à la peau, sans attaquer les autres parties du corps dans lesquelles il aurait été réparti régulièrement par la circulation. Ce système que nous combattons rendrait inexplicable la propriété qualitative en vertu de laquelle un médicament se porte avec plus de rapidité et d'intensité et opère autrement sur un organe que sur un autre. La physiologie a prouvé par des expériences qu'une seule goutte de l'eau la plus pure ne pourrait être mêlée au sang sans que la vie fût en danger. Que serait-ce donc si le virus syphilitique était introduit dans la circulation? Ces observations suffisent pour faire sentir que la théorie de l'absorption du poison, des médicamens, et de toutes les autres substances impropres à la nutrition, est en contradiction avec les lois de la vie sensitive, de la nutrition, de la circulation du sang, et tous les principes de la physiologie.

Quelle est la puissance de l'acide prussique, qui détermine en une minute, et même en moins de temps, des accidens de la nature la plus grave? J'ai vu un chat qui en avait reçu une goutte dans l'œil tomber immédiatement en convulsion. Cependant personne ne soutiendra que l'acide ait passé en une minute de l'œil dans le sang par la voie de l'assimilation (l'œil étant d'ailleurs dépourvu à l'extérieur de vaisseaux absorbans). Une foule d'autres agens nous affectent de la même manière sans qu'on puisse raisonnablement admettre leur absorption. L'erreur provient de ce qu'on a vu certaines substances, par exemple des médicamens et des poisons, attaquer violemment la sphère végétative du corps: d'où l'on a induit le passage matériel et immédiat de ces substances dans la masse du sang, contrairement à ce principe de physiologie : que *les excitans dynamiques peuvent avoir pour résultats secondaires des modifications mécaniques et chimiques*, ce qui arrive dans les maladies contagieuses : car, pour affecter l'ensemble entier de l'organisme, il suffit d'affecter un seul des nerfs cutanés, qui communique l'effet produit à tout le système nerveux et au sensorium, avec la rapidité de l'éclair. C'est la seule manière d'expliquer l'unité établie par les nerfs dans l'ensemble de l'organisme.

Les pathologistes modernes admettent deux espèces de chancres, dans le but de sauver la théorie des ulcères. Ils donnent le nom de *chancre primaire* à celui qui apparaît deux jours après l'infection, et nomment *chancre secondaire* celui qui résulte selon eux de l'absorption du virus du chancre primaire. Si l'on admettait cette distinction, il faudrait dire qu'une personne atteinte d'un chancre primaire n'est point infectée de syphilis, puisque le chancre secondaire est seul de nature dyscrasique. Le virus du chancre primaire, même absorbé, ne pourrait produire une dyscrasie syphilitique. L'infection vénérienne n'existerait donc que dans le cas d'un chancre secondaire. L'absurdité des conséquences que l'on devrait naturellement tirer de la distinction que nous combattons, prouve mieux que tout autre argument jusqu'à quel point elle est erronée.

Les maladies vénériennes appartenant à la classe des affections qui se *propagent*, l'examen intime des lois de la propagation est nécessaire pour bien apprécier la nature de cette espèce de maladie.

La propagation est l'acte par lequel un organisme produit un germe auquel il communique son existence, sa vie, et son individualité complète. Ce germe, placé dans des circonstances favorables à son développement, parvient à sa maturité, et forme un individu analogue à celui dont il émane. De cette définition, dont la justesse est démontrée par l'observation des êtres qui se propagent dans la nature, découle cette règle : *La propagation est liée à la floraison de la vie.* Le chancre est donc nécessairement un produit de la floraison de la syphilis, puisque les chancres nouvellement formés ont tous les caractères de ceux dont ils proviennent. Si la distinction de la syphilis en primaire et en secondaire était fondée, il arriverait nécessairement qu'une syphilis produite par un chancre primaire différerait de celle qui serait occasionée par un chancre secondaire. Un individu attaqué d'un chancre primaire ne serait point un syphilitique ; son mal demeurerait constamment local ; ce serait toujours un chancre primaire. On est aussi bien syphilitique lorsque l'infection provient d'un chancre de vingt-quatre heures, que lorsqu'elle a été occasionée par un chancre qui dure depuis un mois. Par conséquent le chancre est, dans les vingt-quatre premières heures, de même nature que le prétendu chancre secondaire, puisque les *mêmes produits* ne peuvent provenir que des *mêmes causes.*

Une autre loi de la propagation, c'est que la reproduction a lieu aux dépens de la vie, et qu'elle est par conséquent en opposition avec la durée et l'énergie des forces vitales. Tout ce qui tend à hâter la fructification, hâte par-là même la mort de l'organisme ; et, *vice versa,* ce qui retarde la propagation, prolonge la durée de la vie. Les médicamens qui favorisent l'épanouissement et par conséquent la défloraison du chancre, contribuent à la destruction de la syphilis. C'est ce que les anciens avaient bien compris : aussi cherchaient-ils à favoriser autant que possible le développement des boutons cutanés dans les maladies exanthématiques. Que font les modernes? Ils corrodent les chancres, les dessèchent et les détruisent par des moyens violens. Mais l'enlèvement de la fleur ne fait pas mourir la plante : cette opération lui donne au contraire une nouvelle force; et au printemps suivant le végétal, fortifié par l'enlèvement des organes de la reproduction, n'en donne que des fleurs plus belles et plus vigoureuses. La syphilis a aussi son printemps. Après la destruction matérielle du chancre, que l'on peut regarder comme le produit de sa fructification, elle pousse de nouvelles fleurs, que les allopathes prennent pour une nouvelle maladie.

La destruction de la fleur n'entraîne pas la mort du végétal et l'anéantissement de toutes ses parties. Il en est de même de la syphilis et des autres exanthèmes. Rien ne peut donc excuser l'inconséquence de ces médecins qui cherchent autant que possible à attirer et à maintenir à la surface de la peau les produits extérieurs de certaines maladies, telles que la miliaire, la rougeole, etc., et qui croient au contraire avoir tout fait quand ils ont anéanti les produits de la syphilis. Ils donnent le nom de *local* au traitement qu'ils emploient; mais la caustication par la pierre infernale est-elle un traitement local ? Pourquoi pendant l'opération les malades grincent-ils des dents, tressaillent-ils de tout leur corps, et hurlent-ils de douleur? D'où vient cette douleur, puisque à l'exception du cerveau, tout le corps est insensible? Et qu'est-ce que le cerveau peut avoir de commun avec le traitement *local* d'une maladie du gland?

Ce que nous avons dit du chancre s'applique également à la gonorrhée, aux condylomes, à toutes les variétés syphilitiques, et à leur rapport avec les affections dont elles tirent leur principe.

Thérapeutique.

La guérison des maladies vénériennes par la méthode homœopathique a pour principe cette loi générale : *Les maladies peuvent être guéries complétement, promptement et doucement par de très-petites doses de substances ayant la propriété de produire sur l'homme sain des symptômes semblables aux leurs.*

Les maladies vénériennes sont plus propres que toutes les autres à convaincre les adversaires de l'homœopathie de l'efficacité des doses infinitésimales : car l'ancienne école reconnaît que la syphilis ne guérit jamais d'elle-même, et qu'on ne peut l'extirper qu'avec le secours de l'art. J'ai un double but en faisant cette observation. D'abord, dans ces derniers temps, on a été assez injuste pour appeler la syphilis *le scandale de l'homœopathie.* Ensuite, je demanderai aux médecins russes qui ont dernièrement mis au concours cette thèse, que *les cures homœopathiques ne sont que des cures naturelles,* comment ils expliquent la guérison de la syphilis par l'homœopathie.

Avant de passer au traitement spécial des maladies vénériennes, je dois faire une observation qu'il est nécessaire de peser pour bien apprécier les résultats thérapeutiques que j'ai obtenus.

Les personnes atteintes de maladies vénériennes sont, à peu d'exceptions près, des jeunes gens qui prennent leurs repas soit dans des pensions, soit chez leurs parens, et même quelquefois chez leurs supérieurs. Ils se trouvent donc dans l'impossibilité de suivre un régime homœopathique sévère. Cette difficulté existait surtout en Hongrie, où la cuisine est plus chargée d'acides, d'épices et d'aromates que partout ailleurs. Il arrive que les malades n'apportent aucune modification dans leur régime, de crainte d'éveiller des soupçons, et de révéler la maladie qu'ils veulent tenir secrète. Ce mauvais régime diététique m'a déterminé à employer dans ce genre de maladies les médicamens à plus fortes doses. Je suis convaincu que les puissances peu élevées déterminent plus promptement la réaction, mais que leurs effets ont moins d'intensité et de durée que ceux des puissances supérieures. 4 grains de *calomel* bouleversent l'organisme au bout de deux heures, et amènent la diarrhée, tandis que, pris par portions plus petites, ces 4 grains occasionent un mal-aise qui dure plusieurs jours, et une excitation plus intense de l'organisme. J'en ai aussi conclu que les doses plus fortes demandent à être renouvelées plus fréquemment, ce qui est nécessité par les écarts de régime qu'il est souvent impossible d'éviter.

J'ai traité en deux ans 156 personnes atteintes d'affections vénériennes. Tous les médecins savent combien cette classe de malades offre peu de satisfaction aux praticiens. En général, il y en a la moitié dont on n'entend plus parler au bout d'un certain temps : les uns trouvent que l'amélioration est trop lente; les autres, et c'est le plus grand nombre, se voyant sur le point d'être guéris, s'esquivent pour éviter des remercîmens pénibles et dispendieux. Ceux-ci étaient si nombreux parmi mes cliens, qu'on m'avait surnommé le *docteur Gratis*, et que dans les cas intéressans j'avais toujours l'inquiétude de laisser échapper le malade sans en obtenir de résultats positifs. Ayant traité un individu attaqué de 11 chancres (dont 7 aux bourses de la largeur d'une fève), et les ayant tous fait disparaître successivement, à l'exception de deux qui présentaient encore une cicatrice creuse, je le priai instamment de repasser chez moi au bout de huit jours, pour voir ce que deviendraient ces cicatrices; mais je ne le revis pas, quoique je lui eusse clairement donné à entendre que mes intentions étaient tout-à-fait désintéressées, et que je n'avais en vue que l'intérêt de la science. Sur 156 malades je ne puis donc en citer que 84 qui persistèrent à me consulter jusqu'à parfaite guérison, et vinrent, selon mes désirs, me revoir quatorze jours après leur rétablissement.

Chancres...................... 34
Gonorrhée..................... 24
Gonorrhée chronique........... 9
Inflammation du gland......... 2
Condylomes.................... 1
Bubons........................ 10
Inflammation des testicules... 2
Tophus et éruption............ 2
                              ―――
                              84

Maladies syphilitiques.

I. Chancres.

J'ai observé cinq variétés de chancres.

Première variété. Les bords sont plus ou moins dentelés, élevés, peu douloureux, mais sensibles au contact du linge, et entourés d'une auréole cuivrée. Le fond de l'ulcère est dur, lardacé; la sanie y est tellement adhérente, que les lotions ne peuvent l'enlever; cette humeur est d'une couleur jaune blanchâtre, visqueuse, purulente, fétide, et quelquefois corrosive; elle produit sur le linge des taches semblables à celles de suif fondu. L'ulcère ronge avec beaucoup plus de rapidité en profondeur qu'en largeur. Cette espèce de chancre se forme sur toutes les parties du gland et du prépuce; mais principalement à la partie postérieure du gland, près du lien qui retient le prépuce.

Seconde variété. L'ulcère est plat, et, loin de creuser, présente une saillie sensible. Les bords ne sont point dentés, mais toujours terminés d'une manière tranchante, et indolens. Il est toujours bien nettoyé, d'une couleur rouge claire, presque fongueux; le pus n'y est jamais adhérent, et n'a pas besoin d'être enlevé. La sanie est un peu plus aqueuse que dans la variété précédente, ordinairement plus copieuse, et mêlée de sang. Les chancres de cette espèce se guérissent plus promptement que ceux dont nous avons parlé plus haut; ils ne se forment guère qu'au prépuce, et il est rare qu'il y en ait un seul.

Troisième variété. Les ulcères de la seconde va-

riété s'élèvent peu à peu au-dessus de la surface du
prépuce, et finissent par ressembler plutôt à une
verrue coupée horizontalement qu'à des chancres.
Cette espèce ne rend pas beaucoup de sanie; l'humeur
en est plus fétide que dans les deux premières variétés, mais elle exhale une odeur moins forte que dans
celles que nous décrirons plus bas. Il est rare que
tous les chancres de la seconde espèce prennent en
même temps la troisième forme : de manière que les
deux variétés existent ordinairement simultanément.

Cette variété se guérit très-rapidement : je n'en ai
jamais vu résulter de véritables condylomes. J'ai
donné aux chancres de cette espèce le nom collectif
de *verrues chancreuses.*

Quatrième variété. La rigole du gland est presque
entièrement envahie par l'ulcère. Il s'étend même
quelquefois sur la partie postérieure du gland et sur
le prépuce. L'ulcère est tout-à-fait superficiel, lardacé
par endroits; la plus grande partie en est rouge, et
légèrement recouverte d'une matière qui s'enlève
facilement. La sanie, très-abondante, est un peu plus
aqueuse que dans les trois cas précédens; elle est
très-fétide, ce qui provient probablement de ce que
la sécrétion du smegma est en même temps augmentée.
L'ulcère a l'air d'être excorié. Cette variété se guérit
sans changer de forme, en se contractant partiel-
lement des bords à la circonférence, et en formant des
chancres isolés, ou seulement séparés les uns des
autres par une ligne d'excoriation. Quelquefois cependant les places lardacées dont nous avons parlé
plus haut rongent davantage en profondeur, et il en
résulte des chancres de la première variété.

Cette variété de chancres accompagne ordinairement la gonorrhée.

Cinquième variété. Il y a des chancres qui ont dans le principe l'apparence de ceux de la première espèce, et qui au bout de deux jours se recouvrent d'une croûte semblable à celle d'un ulcère galeux. Cette croûte, sous laquelle s'amasse l'humeur, s'épaissit de plus en plus jusqu'à ce qu'elle finisse par tomber, ce qui arrive quand l'ulcère qu'elle recouvrait est entièrement guéri. Le siége de cette variété est à la peau externe du pénis, ou précisément au bord antérieur du prépuce, qui est alors gonflé. Elle a l'air d'une excoriation, et occasione un brûlement violent avant et après l'émission de l'urine; elle s'attache facilement au linge, contact très-gênant pour la marche. J'ai donné à cette espèce de chancre le nom de *chancre galeux.* Je présume en effet que c'est une complication de syphilis et de gale. Ce qui me confirmerait dans cette opinion, outre la forme du chancre, c'est que cette variété jette beaucoup, et que le soufre s'emploie avec succès pour la combattre. Elle est ordinairement accompagnée d'une des variétés précédentes.

Outre ces cinq variétés de chancres que j'ai vues se développer à la suite d'une infection syphilitique, il en existe un grand nombre d'autres, parmi lesquelles on peut compter les ulcères qui résultent quelquefois d'un traitement allopathique.

Les formes en sont très-variées, et dépendent, soit de la durée du traitement, soit de la diversité des médicamens (surtout extérieurs) qu'on a employés. Il faut encore ranger dans cette classe les ulcères chancriformes qui, à la suite d'un chancre guéri par une application extérieure, reparaissent de nouveau aux parties sexuelles sans qu'une nouvelle infection ait déterminé leur retour, se guérissent d'eux-mêmes au bout d'une semaine, reparaissent une seconde fois au bout de vingt à trente jours, et se guérissent pour reparaître une troisième fois un mois après.

Dans le traitement de ces diverses espèces de chancres j'ai recouru successivement aux onze médicamens suivans :

> Mercurius solubilis,
> Mercurius dulcis,
> Mercurius sublimatus corrosivus,
> Nitri Acidum,
> Thuja,
> Hepar Sulphuris,
> Corallia rubra,
> Phosphoricum Acidum,
> Sulphur,
> Causticum,
> Staphysagria.

Mercurius solubilis est le médicament principal contre les chancres de la première variété; mais il est insuffisant dans la moitié des cas pour amener une guérison complète. Il faut l'alterner avec *Thuja*. Je donne ordinairement au malade deux doses *Mercurius solubilis*, puis deux doses *Thuja*, et je répète les deux doses *Mercurius* s'il ne survient pas une amélioration sensible. Dans quelques cas opiniâtres j'administre en outre, et avec succès, *Mercurius dulcis*, *Mercurius sublimatus* et *Causticum*.

Le médicament principal pour la seconde variété est *Nitricum Acidum*. Toutes les fois que cette variété est nettement prononcée et sans aucune complication, notamment de chancres de la troisième classe, l'acide nitrique opère très-promptement, et guérit en moins de vingt jours. J'ai aussi employé avec succès *Mercurius* et *Thuja*.

Quant à la troisième variété, *Thuja* paraît mériter la préférence sur *Nitricum Acidum;* on peut néanmoins obtenir aussi de bons effets de ce dernier médicament et de *Mercurius solubilis*. *Acidum phosphoricum* a opéré très-promptement dans un cas; il en a été de même de *Staphysagria*.

Corallia rubra est le remède par excellence contre les chancres de la quatrième classe, qu'il guérit en quatorze, ou au plus en dix-huit jours, quel que soit leur état; mais il est impuissant pour les empêcher de dégénérer en chancres de la première variété, et le traitement demande alors beaucoup plus de temps. Outre *Corallia* on peut employer *Acidum nitricum* et *Sulphur*. Ce dernier médicament m'a été d'un grand secours dans un cas où *Corallia* n'agissait que lentement, et où la sanie était très-abondante.

La cinquième variété est assez rare. *Sulphur* est le médicament principal. *Hepar Sulphuris* s'emploie aussi avec succès lorsqu'il y a complication de bubons.

Il est très-difficile de prévenir le retour des ulcères chancreux qui surviennent souvent à la suite d'applications de médicaméns allopathiques. Je n'ai obtenu un succès complet que dans un seul cas. J'ai fait beaucoup d'autres expériences, mais je ne puis rien en dire de positif, n'ayant pas revu les malades. Il faut une combinaison de plusieurs médicamens pour obtenir une guérison complète.

Je commençais par administrer une goutte *Mercurius solubilis* 4.ᵉ dilution, ou, à défaut de celle-ci, 5.ᵉ dilution. Je répétais cette dose tous les six à sept jours dans le début de la maladie, et plus tard tous les trois ou quatre jours. Cependant il m'est arrivé plusieurs fois de guérir des chancres de cette espèce avec X°°° et 4°°°. J'ai employé à cette dose *Acidum Nitri et Thuja*, que j'ai néanmoins administrés aussi avec succès par globules de la 30.ᵉ dilution. Je donne toujours *Sulphur* et *Hepar Sulphuris* à X°°°, de même que *Causticum, Staphysagria, Phosphoricum Acidum*, et les deux préparations mercurielles à la 3.ᵉ dilution.

Terme moyen, il faut un mois pour guérir un chancre. J'en ai guéri quelques-uns en quatorze jours; mais je ferai remarquer que ce résultat doit être attribué à une observation minutieuse de toutes les prescriptions du régime homœopathique. Beaucoup de cas ont duré six semaines, et même davantage, et cela par la faute des malades, plusieurs m'ayant avoué qu'ils n'avaient pu s'abstenir du coït pendant le traitement.

Parmi les alimens et les boissons défendus je compte,

1.º *Les acides*, tels que vinaigre et jus de citron;

2.º *Les boissons spiritueuses* : vin, eau-de-vie, liqueurs, et préparations alcoholiques.

3.º *Aromates*, tels que poivre, safran, cannelle, clous de girofle, cumin, anis, vanille, thé, café, etc.

Je défendais l'usage des cosmétiques, des pommades, et de toute espèce de parfumerie. Je permettais le tabac à fumer, sachant bien qu'à cet égard toute prohibition serait inutile.

Une des prescriptions diététiques les plus importantes pendant le traitement des chancres, c'est le repos de l'esprit, et surtout du corps. Le malade évitera de marcher trop long-temps, d'aller vite, de porter des pantalons trop collans, de rester long-temps debout, et surtout d'aller en voiture ou à cheval. Un médecin de régiment très-instruit, M. Muller de Pert, avait, il y a quelques années, appelé mon attention à cet égard; mais, comme j'avais alors peu de vénériens à traiter, je négligeais cette recommandation. Plus tard je fus appelé à soigner, à Presbourg, un jeune homme atteint d'un chancre large et profond. Un traitement de sept semaines n'amena aucun résultat : le chancre conservait son fond lardacé, et ne voulait pas se guérir, sans s'étendre ni creuser davantage. Mon client savait trop bien apprécier les avantages de l'homœopathie pour recourir à un traitement allopathique. Nous entretenant un jour des causes qui pourraient s'opposer à la guérison, il me demanda si par hasard il ne fallait pas en attribuer le retard à l'exercice de l'équitation, auquel il se livrait tous les jours. Je me rappelai alors la prescription du docteur Muller, et je lui défendis de monter à cheval. Le chancre fut entièrement guéri au bout de onze jours, pendant lesquels le malade garda presque continuellement la chambre, couché sur un sopha, en caleçon. Le repos corporel est indubitablement le meilleur moyen de prévenir la formation des bubons.

Je dois encore faire mention d'un autre obstacle qui s'oppose souvent à la guérison des maladies vénériennes. Ce sont les angoisses et les inquiétudes exagérées auxquelles se livrent les jeunes gens qui en sont atteints pour la première fois, et qui se voient déjà couverts d'ulcères et le nez rongé.

Dans le principe je faisais appliquer de la charpie sur les ulcères; mais j'ai reconnu qu'elle se dérange et forme des bourrelets. Un morceau de toile fine, propre et bien lavée, serait préférable (on éviterait d'en prendre de neuve). Depuis quelque temps je supprime même ce morceau de toile, ayant remarqué que tout corps étranger appliqué sur un ulcère voisin de la guérison et qui suppure peu, s'attache facilement, irrite le chancre lorsqu'on l'enlève, et offre ainsi plus d'inconvénient que la suppuration même. Il est complètement faux que le pus produise de nouveaux ulcères : car s'il en était ainsi, il serait impossible de guérir les chancres accompagnés de phimosis.

Chez les personnes qui se tiennent mal-proprement, ou qui ne peuvent se nettoyer, par suite du rétrécissement de l'urèthre, l'accumulation du pus occasione un léger brûlement accompagné de picotement, que font aussi éprouver les autres ulcères de nature mal-propre. Il faut dans ce cas injecter de l'eau tiède pour enlever peu à peu la sanie. J'ai souvent traité des personnes atteintes de plusieurs chancres suivis immédiatement d'un phimosis qui durait jusqu'à la fin de la cure; et lorsque le prépuce pouvait se rétracter, je trouvais les chancres guéris ou sur le point de l'être. Les médecins habitués à des applications extérieures se trouvent fort embarrassés lorsque le phimosis se déclare, et font beaucoup de mal à l'individu en tâchant de découvrir le chancre de force.

En nettoyant le chancre, on évitera de le presser trop fortement. La plupart des malades se donnent beaucoup de peine pour faire disparaître par des lotions le fond lardacé de l'ulcère; mais leurs efforts sont inutiles, et même nuisibles. Il est impossible de l'enlever; il ne doit céder qu'à la suppuration sous l'influence de médicamens bien appropriés. Les chancres de la première variété suppurent ordinairement beaucoup et long-temps, et quelquefois assez fortement pour tacher le linge comme une gonorrhée. Toutes les fois que je vois la suppuration augmenter, je continue d'administrer le même médicament, regardant cette suppuration comme le moyen qu'emploie la nature pour nettoyer l'ulcère, et par suite pour le guérir. La période du redoublement de la suppuration remplit souvent les deux tiers de la durée du traitement. J'ai vu des ulcères bien nettoyés, très-resserrés et tout-à-fait plats, rester pendant long-temps au *statu quo*, et résister à tous les efforts de la médecine. Il est probable que la conduite du malade contribuait beaucoup à retarder la guérison.

Lorsqu'il survient des ulcères aux parties sexuelles, et qu'on doute si ce sont de véritables chancres, il est prudent d'attendre quelques jours avant d'administrer aucun médicament au malade. Si l'ulcère n'est pas guéri au bout de six à huit jours, mais qu'il se soit étendu, ait creusé, soit devenu lardacé, il n'y a plus à douter de la nature du mal.

Les chancres et la syphilis sont souvent accompagnés de la présence de pous du pubis ou *morpions*. Un de mes malades, atteint d'un chancre, et d'un tempérament légèrement scrofuleux, en fut incommodé deux fois dans le cours de la même maladie. Je suis loin d'attribuer à la mal-propreté la naissance de ces insectes : il est probable qu'ils se développent *per generationem æquivocam*, qu'ils sont produits par la sanie du chancre ou la transpiration du malade, et qu'on peut ainsi les considérer comme des effets de la syphilis.

II. Bubons.

Les tumeurs vénériennes des glandes inguinales sont les plus redoutées des maladies syphilitiques. Cette crainte est justifiée par la manière dont ce genre d'affections est traité par les allopathes; traitement qui consiste à brûler, à tailler, et à appliquer des emplâtres. J'ai guéri huit personnes incommodées de bubons vénériens dont quelques-uns étaient très-volumineux, sans qu'elles fussent obligées de garder le lit un seul jour. Un ou deux jours avant l'apparition des tumeurs, le malade ressentait une légère douleur tensive en marchant. Cette sensation était généralement la seule qu'il éprouvât, soit avant, soit après l'éruption du bubon. La tumeur se déclare ordinairement pendant la marche, et serait inaperçue sans le suintement qui a lieu dans la région inguinale. Aucun des bubons que j'ai résolus ou guéris, n'a laissé de sinuosités, de fistules, de callosités, ou d'indurations partielles, quoique je n'aie jamais employé ni compresses, ni sangsues, ni bistouri, ni caustique.

Les bubons qui surviennent en même temps que les chancres, ou à la suite du traitement des chancres par des frictions extérieures, sont indubitablement de nature syphilitique. Il est également facile de reconnaître les tumeurs glandoïdes scrofuleuses à l'aide d'inductions tirées soit du tempérament, soit de l'état des glandes des autres parties du corps. Mais il y a des bubons qui se manifestent plus ou moins long-temps après le coït, sans présenter aucun signe d'infection vénérienne. Ces tumeurs sont-elles le produit d'un virus syphilitique ? C'est ce que l'expérience n'a pas encore appris d'une manière positive. J'ai observé deux cas de cette espèce : l'un chez un homme goutteux d'environ trente-huit ans ; l'autre chez un jeune homme de vingt-trois ans. L'apparition de ces tumeurs avait été précédée d'un coït fréquent, et même, dans le premier cas, excessif. L'un de ces individus n'avait un bubon que d'un seul côté ; l'autre avait, des deux côtés des aines, des ampoules de la grosseur d'un œuf. Le premier fut guéri par résolution avec *Sulphur* et *Acidum Nitri;* le second par suppuration, avec *Nitri Acidum* seulement.

Le traitement homœopathique des bubons s'opère à l'aide des mêmes médicamens que celui des chancres qu'ils accompagnent. Les remèdes applicables aux chancres opèrent d'une manière si active sur les bubons, que ceux-ci entrent en suppuration et se résolvent souvent d'une manière complète avant la guérison des chancres : de manière que la présence du bubon n'exige aucune modification dans le traitement de ces derniers. Quelquefois cependant le bubon résiste et dure après la guérison du chancre ; c'est alors seulement qu'il faut lui appliquer une thérapeutique particulière.

J'ai guéri huit cas de bubons avec les cinq médicamens suivans : *Merc. solubilis*, *Acidum Nitri*, *Sulphur*, *Hepar Sulphuris calc.*, et *Silicea*. J'administre les deux premiers par gouttes de la 4.ᵉ dilution, à 4—6 jours d'intervalle, et les trois autres par globules de la 3.ᵉ dilution, de 8 jours en 8 jours. *Mercurius* et *Acidum Nitri* ont plus d'activité pendant la période d'inflammation des tumeurs que lorsqu'elles sont ouvertes. Dès qu'elles commencent à suinter, *Sulphur*, *Silicea*, et *Hep. Sulph. calc.*, s'administrent avec succès.

La marche ou un mouvement excessif détermine quelquefois un gonflement des glandes de l'aine chez les personnes atteintes de gonorrhée douloureuse, surtout chez celles qui en sont attaquées pour la première fois. Dans ce cas je prescris un repos absolu pendant deux jours, et je continue le traitement de la gonorrhée, sans m'occuper des tumeurs inguinales, qui se guérissent, sans suppuration ni induration, avec la maladie principale.

III. Condylomes.

J'ai encore observé trop peu de cas de condylomes pour pouvoir décider d'une manière positive si cette forme vénérienne appartient à la syphilis, ou si elle a pour principe la sycosis d'Hahnemann. Ce qui pourrait faire pencher pour la première opinion, ce serait l'apparition simultanée des chancres et des condylomes. D'un autre côté, ceux-ci sont souvent indépendans de toute affection vénérienne; ils ont d'ailleurs la propriété, dont les chancres sont dépourvus, de se former à l'anus, qui est même quelquefois leur siége exclusif. Quoi qu'il en soit, cette distinction a peu d'importance dans la pratique, les symptômes de cette affection, quelle que soit sa nature, devant seuls guider le médecin dans le choix et l'application des médicamens.

J'avais administré sans succès *Thuja*, *Nitri Acidum*, *Acidum phosphoricum*, *Sulphur*, *Psorin*, et *Sykosin*, à un malade qui avait deux condylomes à l'anus, et qui avait été auparavant traité par les caustiques. *Staphysagria* X°°°, répétée de 5 jours en 5 jours, détermina en deux semaines une amélioration très-sensible; mais je ne revis plus le malade, ce qui me fit penser qu'il était complètement guéri.

Une autre personne avait trois condylomes qui avaient reparu après avoir été brûlés. Je lui administrai *Thuja* X°°, et au bout de sept jours *Sulphur* X°°°. Une semaine après, je lui donnai deux jours de suite une goutte *Nitri Acidum* 4.ᵉ dilution, mais sans succès. Je répétai *Thuja*, mais à la 4.ᵉ dilution, à la dose d'une goutte pendant trois jours consécutifs. La tumeur diminua alors de moitié. Quelques autres doses *Thuja* 4.ᵉ dilution la résolurent complètement.

J'ai négligé, dans le cours de cet ouvrage, de donner l'historique des divers cas que j'ai eus à traiter, par le motif que ce genre de maladie offre peu de variété, et que sa marche est à peu près la même chez tous les individus. Mon intention, en faisant une exception pour le cas précédent, est de faire remarquer que *Thuja*, auquel il faut en définitive attribuer la guérison, n'avait rien opéré la première fois, et n'a réussi qu'à une dilution moins élevée, après deux autres médicamens. On peut attribuer ce succès au chiffre peu élevé de la dilution ; mais je ferai remarquer qu'il m'est arrivé plus de dix fois, dans des cas de fièvre intermittente, d'administrer en premier lieu *Ipecacuanha* sans succès, et de n'en obtenir de bons effets qu'en le répétant à la suite de deux autres médicamens, mais alors à la même dilution.

Les condylomes que j'ai guéris avec *Thuja* ne suintaient pas dans le principe : la suppuration s'établissait plus tard. Ils avaient exactement la forme d'un chou-fleur. Ils se divisaient sans se subdiviser en petites verrues, ni s'élever sur une queue déliée, mais en diminuant dans tous les sens, et sans que l'on s'aperçût comment ils avaient disparu.

IV. Gonorrhée ou Chaude-Pisse.

La gonorrhée est la plus fâcheuse de toutes les maladies vénériennes, tant pour celui qui en est atteint que pour le médecin appelé à le traiter. D'un côté, la douleur, l'insomnie, la fièvre, et, dans les cas de nature maligne, l'inflammation et l'induration des testicules, les affections de l'urèthre, etc.; de l'autre, cette maladie offre des difficultés au médecin par sa tendance à devenir chronique, et son opiniâtreté. En général il est dans la nature des affections des membranes muqueuses de traîner en longueur. Nous voyons des catarrhes insignifians en eux-mêmes durer des semaines entières. Il en est de même des diverses affections des membranes du nez, des oreilles, du vagin, etc.

En général il me faut un mois pour guérir une gonorrhée aiguë; j'en ai guéri quelques-unes en quatorze jours. Deux de celles qui m'ont été soumises sont devenues chroniques.

Dans le traitement de la gonorrhée j'ai obtenu les meilleurs effets d'une goutte *Cannabis*, 4.e dilution, répétée à cinq ou six jours d'intervalle. Quelquefois j'administre ce médicament pendant deux ou trois jours consécutifs, et j'attends sept ou huit jours avant de le répéter.

J'administre également *Pulsatilla* avec succès, une goutte 4.e dilution, lorsqu'il y a abattement général, diminution de l'appétit, frisson le soir, augmentation de la soif, etc. Cet état fébrile cesse ordinairement en trois ou quatre jours. Je répète alors *Cannabis*.

Quelques globules *Cantharides*, 30.e dilution, m'ont toujours réussi dans les cas d'érection douloureuse, de brûlement, et de ténurie. L'hématurie qui survient quelquefois, se traite non par *Cantharides*, mais par *Mezereum*.

Mercurius solubilis a agi très-promptement contre une gonorrhée dont l'écoulement était verdâtre. Cette gonorrhée était accompagnée de quelques ulcères qui réclamaient particulièrement ce médicament. La gonorrhée fut guérie avant les chancres.

Autrefois, avant d'avoir éprouvé la puissance de *Cannabis*, j'avais essayé *Blennorrhin* administré à la dose de quelques globules 30.e dilution. Deux doses de ce médicament guérirent en quatorze jours une gonorrhée qui avait résisté au *Copahu*.

Dans quelques autres cas ce médicament a déterminé une amélioration notable, mais il a été insuffisant pour compléter la guérison. D'ailleurs, comme dans la plupart des cas j'obtiens de prompts effets de *Cannabis* alterné soit avec *Pulsatilla*, soit avec *Cantharides* (ou avec *Petroselinum* lorsqu'il y a envie fréquente d'uriner), je n'ai plus employé *Blennorrhin* dans les gonorrhées aiguës, mais seulement dans les gonorrhées chroniques. J'ai guéri avec *Blennorrhin*, *Sulphur*, et *Cannabis*, neuf individus chez lesquels la gonorrhée avait pris ce dernier caractère. Je répétais *Cannabis* tous les cinq jours, et les autres médicamens, à la dose de trois globules, tous les huit jours. Il m'est impossible de donner aucune indication précise sur l'emploi de ces trois médicamens. En général *Sulphur*, administré en premier lieu, amenait une amélioration sensible, et diminuait notablement l'écoulement; mais il occasionait dans l'urèthre un brûlement que je dissipais avec *Cannabis*. C'est un fait que j'ai souvent observé. Cependant j'ai guéri des gonorrhées tout-à-fait indolentes avec *Cantharides*, *Sulphur*, et *Blennorrhin*, ces deux derniers comme médicamens auxiliaires.

Quant au régime diététique, il faut éviter tout mouvement violent, toute marche prolongée. Si les testicules sont affectés par sympathie, on portera un suspensoir. On s'interdira le vin et la bière, soit que la maladie soit aiguë, soit qu'elle soit chronique. Seulement; dans ce dernier cas, on pourra se permettre un peu de vin étendu d'une grande quantité d'eau. J'ai vu deux personnes précédemment guéries d'une gonorrhée, chez lesquelles l'abus du vin détermina le retour de cette maladie; il revint un écoulement indolent, qui à la vérité ne tarda pas à cesser.

Un moyen de diminuer considérablement le brûlement qu'on éprouve à l'urèthre, c'est de boire une grande quantité d'eau : l'urine est alors plus abondante et moins chargée, et son passage occasione moins de douleur. Ce moyen, d'une innocuité complète, procure un grand soulagement, et ne doit pas être négligé.

Blennorrhin.

M. le docteur Kolinsky a fait l'épreuve de ce médicament sur deux hommes sains : l'un blond, âgé de 23 ans; l'autre brun, âgé de 31 ans. Il administra au premier quelques gouttes de la 6.ᵉ dilution, la 30.ᵉ n'ayant produit aucun effet. Chez le second, au contraire, la 6.ᵉ dilution ne détermina aucun symptôme, et il fut obligé de lui donner deux gouttes de la 3.ᵉ dilution.

Les résultats furent les mêmes chez les deux individus.

Premier jour.—Entreprise et embarras de la tête, abattement général, diminution de l'appétit, et augmentation de la soif.

Second et *troisième jour.*—Borborygmes et expulsion de flatuosités. Mucosités dans la bouche; la langue est blanche et chargée.

Quatrième jour.—Pression à la vessie. Titillation dans toute l'étendue de l'urèthre. Envie d'uriner, avec brûlement à la fin de l'émission. Ecoulement d'une matière jaune blanchâtre par l'urèthre.

Cinquième, sixième et *septième jour.* — Ecoulement de matières muqueuses, mais en moins grande quantité que le quatrième jour, environ deux gouttes par douze heures; l'orifice dé l'urèthre en est agglutiné.

Au bout de deux jours tous les symptômes morbides disparurent,

Chez une des personnes qui ont servi à l'expérience, la fièvre était survenue le troisième jour; les douleurs causées par l'émission de l'urine étaient aussi plus violentes que chez l'autre individu.

M. Kolinsky a guéri plusieurs gonorrhées avec *Blennorrhin*. Il conseille de faire préparer homœopathiquement, dans chaque cas particulier, le virus même de l'individu qu'on veut traiter.

V. Inflammation des Testicules.

J'en ai observé deux cas.

Le premier était accompagné de gonorrhée, ou plutôt accompagnait cette maladie. Un jeune homme atteint de la chaude-pisse était allé à la chasse par un temps froid, et en était revenu avec de fortes douleurs dans les testicules. Le mal avait augmenté pendant la nuit; le lendemain les deux testicules étaient durs, gonflés, douloureux au moindre toucher; les bourses étaient rouges et tendues; la fièvre s'était déclarée, et dura jusqu'au lendemain soir. L'écoulement avait presque cessé. 2 doses de 3 globules *Clematis*, 12.e dilution, répétées à trois jours d'intervalle, dissipèrent l'inflammation; la gonorrhée se déclara de nouveau. Le gonflement d'un épididyme, qui avait persisté, fut résolu par *Aurum* IV°° dans de l'eau.

Le second cas était le retour d'une inflammation des testicules qu'un traitement allopathique avait

suspendue. 3 doses *China* IV°°° et deux doses *Aurum*
IV°°° complétèrent la guérison.

Les personnes incommodées d'inflammation des
testicules doivent garder le lit, et porter un suspensoir.

VI. Inflammation du Gland.

J'ai traité deux personnes atteintes d'inflammation du gland. Chez l'une d'elles cette affection
était accompagnée de gonorrhée chronique. Le gland
était rouge, gonflé, et gercé par endroits. Il sécréta
pendant deux jours une humeur muqueuse très-
fétide, qui ne tarda pas à augmenter, et à attaquer le
prépuce par sympathie. Un globule *Corallia rubra*
3.ᵉ dilution, répété au bout de quatre jours, dissipa
l'inflammation. *Cannabis* et *Sulphur* guérirent la
gonorrhée.

La seconde personne était en même temps affectée
d'un chancre. L'inflammation du gland avait moins
d'intensité que dans le cas précédent. *Mercurius*
la dissipa complètement.

Quelques années auparavant j'avais guéri deux
cas semblables avec *Thuja* X°°.

VII. Tophus.

Un individu avait été atteint d'un chancre qu'on
avait traité par les caustiques. Il eut, au bout de 3
ans, à la suite d'un refroidissement, un accès de
goutte dont on le traita sans succès. Il se forma au
tibia un dépôt dont le centre était très-gonflé, et qui
occasionait, surtout pendant la nuit, des douleurs
térébrantes et tractives si violentes, que le malade ne

pouvait dormir, ni même rester au lit. Des pilules dé Dzond ne firent qu'aggraver le mal. Une dose d'un demi-grain *Hep. Sulph. calc.* 5.ᵉ dilution le fit dormir deux heures le matin. Deux autres doses du même médicament administrées à huit jours d'intervalle, dissipèrent presque entièrement toutes les douleurs; le malade recouvra l'appétit et le sommeil. La tumeur avait à peine diminué de volume ; mais 3 doses *Nitri acidum* X°°°, répétées à huit ou dix jours d'intervalle, la résolurent, et elle disparut sans laisser la moindre trace.

Le second malade avait à la tête deux tumeurs osseuses de la grosseur d'un œuf de pigeon, et sur tout le corps une éruption que n'avaient pu faire disparaître plus de cent bains et autant de pilules mercurielles. Je le guéris en dix-huit mois, ayant été obligé de suspendre plusieurs fois le traitement. Je lui ai administré un trop grand nombre de médicamens pour pouvoir assigner à chacun d'eux en particulier l'effet qu'il a produit, d'autant moins que dans les derniers temps je n'ai correspondu que par lettres avec le malade.

Complications.

Chancres et *Bubons.* Nous avons indiqué le traitement de cette complication au mot *Bubon.*

Chancres et *Gonorrhée.* Lorsque cette dernière est très-douloureuse, il faut suspendre le traitement particulier des chancres, et administrer *Cantharides,* ou tout autre médicament approprié à la nature de la maladie. Il en est de même lorsqu'il survient une hématurie violente et prolongée.

Chancres et *Condylomes.* Ces deux maladies peuvent se traiter simultanément; *Thuja* et *Nitri Acidum* peuvent surtout s'appliquer avec un égal succès au traitement de ces deux affections.

Gonorrhée et *Inflammation des testicules.* Cette dernière doit naturellement être traitée la première.

Les autres complications sont insignifiantes; leur traitement est trop simple pour qu'il soit nécessaire de l'indiquer.

FIN DES MALADIES VÉNÉRIENNES.

TABLEAU DES MÉDICAMENS

INDIQUÉS DANS CET OUVRAGE,

ET MALADIES AUXQUELLES ILS S'APPLIQUENT.

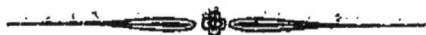

———⊛———

1. *Acidum muriaticum.* — Ampoules , vésicules. Efflorescences. Furoncles. Nodosités.

2. *Acidum nitricum* — Vésicules. Dartres. Efflorescences. Eruption croûteuse. Eruption humide. Erysipèle. Furoncles. Taches. Verrues. Chancres vénériens. Bubons vénériens. Condylomes. Tophus. Chancres et Condylomes.

3. *Acidum phosphoricum.* — Vésicules. Efflorescences. Eruption croûteuse. Furoncle. Nodosités. Pourpre. Taches. Chancres vénériens. Condylomes.

4. *Acidum sulphuricum.* — Aphthes. Taches.

5. *Aconitum.* — Efflorescences. Taches.

6. *Agaricus.* — Aphthes. Dartres. Efflorescences. Nodosités. Cor.

7. *Ambra.* — Vésicules. Dartres. Efflorescences. Nodosité. Tache. Verrue et cors.

8. *Ammonium.* — Ampoules , vésicules. Dartres. Efflorescences. Furoncles. Nodosités. Pourpre.

9. *Anacardium.* — Dartres. Efflorescences. Nodosités.

10. *Antimonium crudum*. — Ampoules, vésicules. Efflorescences. Nodosités. Pourpre. Taches. Cor.

11. *Argentum*. — Vésicule. Efflorescences. Cor.

12. *Argilla*. Vésicules. Bube. Pustule. Dartres. Efflorescences. Eruption croûteuse. Furoncles. Nodosités.

13. *Arnica*. — Boutons. Efflorescences. Tache.

14. *Arsenicum*. — Bubes, pustules. Dartres. Efflorescences. Eruption croûteuse. Nodosités. Pourpre. Taches.

15. *Aurum*. — Efflorescences. Nodosité. Taches. Inflammation des testicules.

16. *Baryta*. — Efflorescences. Eruption croûteuse. Eruption urticaire. Nodosités.

17. *Belladona*. — Ampoules, vésicules. Bube. Efflorescences. Furoncles. Nodosités. Taches.

18. *Blennorrhin*. — Gonorrhée.

19. *Borax*. — Aphthes.

20. *Bryonia*. — Eruptions sans forme déterminée (1). Ampoules, vésicules. Dartres. Efflorescences. Eruption croûteuse. Nodosités. Pourpre. Taches. Cors.

21. *Caladium*. — Pourpre.

(1) Cette désignation correspond au n.º I de la première partie du *Traitement des Maladies de la Peau*.

22. *Calcarea.* — Eruptions sans forme déterminée. Ampoules, vésicules. Dartres. Efflorescences.
Eruption croûteuse. Eruption urticaire. Furoncles. Nodosités. Pourpre. Taches. Verrues et
cors.

23. *Camphora.* — Erysipèle. Taches.

24. *Calomel.* — Maladies vénériennes.

25. *Cannabis.* — Eruption sans forme déterminée.
Efflorescences. Nodosité. Taches. Gonorrhée. Inflammation du gland.

26. *Cantharides.* — Ampoules, vésicules. Bubes.
Efflorescences. Taches. Gonorrhée. Chancres et
gonorrhée.

27. *Capsicum.* — Dartre. Efflorescences. Eruption
croûteuse. Pourpre.

28. *Carbo animalis.* — Ampoules, vésicules.
Pustules. Efflorescences. Furoncle. Nodosités.
Taches.

29. *Carbo vegetabilis.* — Eruption sans forme
déterminée. Ampoule. Dartres. Efflorescences.
Eruptions urticaires. Furoncles. Nodosités. Taches.

30. *Causticum.* — Eruption sans forme déterminée. Ampoules, vésicules. Boutons. Dartres. Efflorescences. Eruption croûteuse. Furoncle. Nodosités. Pourpre. Taches. Verrues et cors. Chancres vénériens.

31. *Chamomilla.* — Eruption sans forme déterminée. Vésicules. Efflorescences. Eruption croûteuse. Nodosités. Pourpre. Taches.

32. *Chelidonium.* — Efflorescences. Nodosités.

33. *China.* — Eruption sans forme déterminée. Vésicules. Eruption urticaire. Furoncle. Inflammation des testicules.

34. *Cicuta.* — Eruption sans forme déterminée. Vésicules. Nodosités.

35. *Cina.* — Efflorescences.

36. *Clematis.* — Ampoule. Pustules. Efflorescences. Furoncle. Inflammation des testicules.

37. *Cocculus.* — Ampoule. Pustules. Efflorescences. Furoncle. Taches.

38. *Colocynthis.* — Efflorescences.

39. *Conium.* — Eruption sans forme déterminée. Ampoules, vésicules. Dartres. Efflorescences. Eruption urticaire. Nodosités. Taches.

40. *Copahu.* — Gonorrhée.

41. *Corallia rubra.* — Efflorescence. Taches. Chancres vénériens. Inflammation du gland.

42. *Crocus.* — Taches.

43. *Cuprum.* — Eruptions sans forme déterminée. Pourpre.

44. *Cyclamen.* — Vésicule. Pustules. Efflorescences. Taches.

45. *Daphne*. Eruptions sans forme déterminée. Vésicules. Pustules. Efflorescences. Eruption croûteuse. Pourpre. Taches. Gonorrhée.

46. *Datura.* — Eruption urticaire.

47. *Digitalis.*— Efflorescence. Nodosité. Pourpre.

48. *Drosera.* — Efflorescences. Taches.

49. *Dulcamara.* — Eruption sans forme déterminée. Dartres. Efflorescences. Eruption humide. Eruptions urticaires. Nodosités. Taches. Verrues.

50. *Eugenia Iambos.* — Efflorescences.

51. *Euphorbium.* — Ampoules. Efflorescences. Erysipèles. Nodosité.

52. *Euphrasia.* — Efflorescences.

53. *Graphites.* — Eruption sans forme déterminée. Ampoules, vésicules. Dartres. Efflorescences. Eruptions croûteuses. Eruptions humides. Erysipèles. Furoncle. Nodosités. Pourpre. Taches. Cors.

54. *Gratiola.* — Pustule. Dartres. Efflorescences. Furoncle.

55. *Guajacum.* — Efflorescences.

56. *Helleborus.* — Vésicules. Dartres. Efflorescences. Nodosités.

57. *Hepar Sulphuris.* — Eruption sans forme déterminée. Ampoules, vésicules. Efflorescences.

Eruptions urticaires. Furoncle. Nodosités. Pourpre. Verrue. Cor. Chancres vénériens. Bubons
vénériens. Tophus.

58. *Hyosciamus.* — Pustules. Dartres. Efflorescences. Furoncles. Taches.

59. *Ignatia.* — Efflorescences. Furoncles. Nodosités. Cors.

60. *Indigo.* — Furoncles.

61. *Iodium.* — Vésicules. Efflorescences. Eruptions croûteuses. Nodosité. Taches.

62. *Ipecacuanha.* Eruption sans forme déterminée. Condylomes.

63. *Kali carbonicum.* — Eruptions sans forme
déterminée. Ampoule, vésicules. Dartres. Efflorescences. Eruption croûteuse. Nodosités. Verrue, cors.

64. *Kali hydriodicum.* — Ampoule. Pustule.
Dartres. Efflorescence. Nodosités.

65. *Kali nitricum.* — Vésicules. Efflorescence.
Taches.

66. *Lamium album.* — Efflorescence.

67. *Laurocerasus.* — Vésicules. Efflorescences.
Furoncles. Taches.

68. *Ledum.* — Eruption sans forme déterminée.
Bubes. Dartre. Efflorescences. Furoncles. Nodosités. Pourpre. Taches.

69. *Lycoperdon Bovista.* — Vésicules. Bubes. Pustules. Dartres. Efflorescences. Eruption croûteuse. Pourpre. Verrue, cors.

70. *Lycopodium.* — Eruption sans forme déterminée. Bube. Dartres. Efflorescences. Eruptions croûteuses. Eruption urticaire. Erysipèle. Furoncles. Nodosités. Taches. Cors.

71. *Magnes.* — Vésicule. Efflorescences. Furoncles. Cor.

72. *Magnes arcticus.* — Dartres. Efflorescences. Nodosités. Cor.

73. *Magnes australis.* — Efflorescences.

74. *Magnesia.* — Eruption sans forme déterminée. Ampoules, vésicules. Pustules. Dartres. Efflorescences. Eruption croûteuse. Furoncles. Nodosités.

75. *Manganum.* — Vésicules. Dartre. Efflorescences. Nodosités.

76. *Mercurius.* — Eruptions sans forme déterminée. Ampoules, vésicules. Aphthes. Boutons, bube, pustules. Dartres. Efflorescences. Eruptions croûteuses. Eruption humide. Eruption urticaire. Nodosités. Pourpre. Taches.

77. *Mercurius dulcis.* — Chancres vénériens.

78. *Mercurius solubilis.* — Chancres vénériens. Bubons vénériens. Gonorrhée. Inflammation du gland.

79. *Mercurius sublimatus corrosivus.* — Chancres vénériens.

80. *Murias Magnesiæ.* — Ampoules, vésicules. Pustules. Dartre. Efflorescences. Furoncles. Nodosités. Tache.

81. *Natrum.* — Eruptions sans forme déterminée. Ampoules, vésicules. Bube, pustules. Dartres. Efflorescences. Eruption humide. Eruption urticaire. Furoncle. Nodosités. Taches. Verrues et cors.

82. *Natrum muriaticum.* — Eruptions sans forme déterminée. Ampoules, vésicules. Pustules. Dartres. Efflorescences. Eruption croûteuse. Eruptions urticaires. Furoncles. Nodosités. Pourpre. Taches. Verrues et cors.

83. *Niccolum.* — Ampoule. Dartres. Efflorescences. Nodosités.

84. *Nicotiana.* — Eruption sans forme déterminée. Vésicules. Efflorescences. Pourpre. Taches.

85. *Nux vomica.* — Eruption sans forme déterminée. Vésicules. Dartres. Efflorescences. Eruption croûteuse. Furoncles. Nodosités. Pourpre. Cors.

86. *Oleander.* — Eruption sans forme déterminée. Vésicules. Nodosités. Efflorescences.

87. *Oleum animale æthereum.* — Vésicules.

88. *Paris.* — Dartres. Efflorescences. Pourpre.

89. *Petroleum.* — Eruptions sans forme déterminée. Vésicules. Dartres. Efflorescences. Eruption
croûteuse. Erysipèle. Furoncles. Nodosités. Taches. Verrues et cors.

90. *Petroselinum.* — Gonorrhée.

91. *Phellandrium.* — Vésicules. Efflorescences.
Taches. Verrue.

92. *Phosphorus.* — Ampoules, vésicules. Dartres.
Efflorescences. Eruption urticaire. Erysipèle.
Furoncles. Nodosités. Pourpre. Taches. Verrue
et cors.

93. *Platina.* — Vésicules. Tache.

94. *Plumbum.* — Vésicules. Efflorescences. Erysipèle.

95. *Psorin.* — Condylomes.

96. *Pulsatilla.* — Ampoule. Efflorescences. Eruption croûteuse. Furoncles. Nodosités. Gonorrhée.

97. *Ranunculus.* — Ampoules.

98. *Ratanhia.* — Vésicules. Efflorescences. Furoncle. Nodosités.

99. *Rheum.* — Pourpre.

100. *Rhododendron.* — Vésicules. Efflorescences.
Taches. Cors.

101. *Rhus.* — Eruptions sans forme déterminée.
Ampoules, vésicules. Dartres. Efflorescences.

24

Eruption croûteuse. Erysipèles. Nodosités. Pourpre. Taches. Cor.

102. *Sabadilla.* — Ampoule. Dartres. Efflorescences. Taches.

103. *Sabina.* — Efflorescences.

104. *Sambucus.* — Efflorescence. Taches.

105. *Sassaparilla.* — Ampoule, vésicule. Bubes, pustules. Efflorescences. Pourpre.

106. *Senega.* — Vésicules.

107. *Sepia.* — Eruptions sans forme déterminée. Ampoules, vésicules. Bube. Dartres. Efflorescences. Eruptions humides. Furoncles. Pourpre. Taches. Verrue et cors.

108. *Silicea.* — Vésicules. Boutons. Dartre. Efflorescences. Eruptions croûteuses. Eruptions humides. Furoncles. Nodosités. Pourpre. Taches. Verrues et cors. Bubons vénériens.

109. *Spigelia.* — Vésicules. Dartres. Efflorescences. Nodosité. Verrues.

110. *Spiritus Sulphuris.* — Stérilité. Scrofules.

111. *Spongia.* — Ampoules, vésicules. Efflorescences. Eruption croûteuse. Nodosité. Pourpre. Taches.

112. *Squilla.* — Vésicules. Efflorescences. Eruption humide.

113. *Stannum.* — Eruption sans forme déterminée. Vésicules. Efflorescences. Eruption urticaire.
Taches.

114. *Staphysagria.* — Eruption sans forme déterminée. Ampoules, vésicules. Dartres. Efflorescences. Eruptions croûteuses. Eruption humide.
Nodosités. Pourpre. Chancres vénériens. Condylomes.

115. *Strontiana.* — Vésicules. — Efflorescences.
Nodosités.

116. *Sulphur.* — Eruptions sans forme déterminée.
Ampoules, vésicules. Aphthes. Dartres. Efflorescences. Eruption urticaire. Erysipèle. Furoncles.
Nodosités. Pourpre. Taches. Cors. Chancres vénériens. Bubons vénériens. Condylomes. Gonorrhée. Inflammation du gland.

117. *Sycosin.* — Condylomes.

118. *Taraxacum.* — Vésicules. Efflorescences.

119. *Tartarus emeticus.* — Boutons, pustules.
Efflorescences. Pourpre. Taches.

120. *Teplitzenses Thermæ.* — Eruptions sans forme
déterminée. Ampoules. Bubes. Efflorescences.
Taches.

121. *Teucrium.* — Dartre. Efflorescences. Taches.

122. *Thuja.* — Vésicules. Boutons, bubes, pustules. Efflorescences. Eruption croûteuse. Furoncle. Nodosités. Tache. Cors. Chancres vénériens.

Condylomes. Inflammation du gland. Chancres et condylomes.

123. *Valeriana.* — Vésicules. Efflorescences. Nodosités.

124. *Veratrum.* — Eruptions sans forme déterminée. —Efflorescences. Eruption urticaire. Nodosités. Pourpre. Cors.

125. *Verbascum.* — Efflorescence. Nodosité.

126. *Viola tricolor.* — Efflorescences. Eruption croûteuse. Eruption urticaire. Pourpre.

127. *Zincum.* — Vésicules. Pustule. Efflorescences. Eruption urticaire. Furoncle. Nodosités. Taches.

EXPLICATION
DE QUELQUES TERMES
PEU FAMILIERS AUX PERSONNES ÉTRANGÈRES
A LA MÉDECINE.

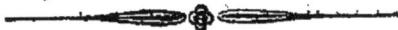

———————⊶◈⊷———————

Affecté, atteint de maladie.

Affecter, attaquer, en parlant d'une maladie.

Affection, maladie.

Allopathe, médecin qui traite les maladies au moyen de médicamens ayant la propriété de produire des symptômes contraires à ceux de ces maladies.

Anthropophobie, aversion pour l'espèce humaine.

Assourdissement, espèce d'étourdissement.

Botryoïde, qui a la forme d'une grappe.

Chancriforme, qui a l'aspect d'un chancre.

Chevelu, couvert de cheveux.

Compression, douleur semblable à celle que l'on causerait en serrant avec force la partie malade.

Contractive (douleur), celle qu'on éprouve quand une partie du corps semble se raccourcir.

Cordon spermatique, lien par lequel le testicule est suspendu.

Couperose, taches rouges et ridées sur la peau du visage.

24*

Cuir chevelu, peau de la partie de la tête qui est couverte de cheveux.

Desquamation, chute des écailles.

Fenin, monnaie d'Allemagne qui vaut environ un liard.

Fouillante (douleur), semblable à celle que l'on causerait en sondant la partie souffrante.

Frein, lien qui attache le prépuce au gland.

Glandoïde, qui a la forme d'une glande.

Graveleux, mêlé de gravier, ou ressemblant à du gravier.

Gros, monnaie d'Allemagne qui vaut environ trois sous.

Hémiopie, maladie des yeux qui fait qu'on ne voit les objets qu'à demi.

Homoeopathe, médecin qui guérit les maladies au moyen de médicamens ayant la propriété de produire des symptômes semblables à ceux de ces maladies.

Incisif, produisant une sensation analogue à celle que causerait une incision.

Lardacé, qui ressemble à du lard.

Morbide, qui caractérise la maladie.

Nodosité, petite tumeur qui se développe dans les tissus fibreux, et qui ne contient point de liquide.

Normal, régulier.

Obnubilation, trouble des idées et des facultés.

Optique, manière dont on voit les objets.

Phase, variation dans les symptômes d'une maladie.

Photophobie, crainte de la lumière.

Pression, sensation analogue à celle que l'on ferait éprouver au malade en pressant sur la partie souffrante.

Pruriant, qui démange.

Pulsatif, qui consiste en battemens.

Pyrosis, ardeur dans l'estomac, avec renvoi d'un liquide âcre et brûlant.

Rampement, sensation que le malade éprouve quand il lui semble qu'un reptile se meuve dans la partie souffrante.

Rectum, intestin qui aboutit à l'anus.

Rétracté, retiré, raccourci.

Sémilatéral, qui n'affecte qu'un seul côté.

Sibilant, sifflant.

Sinciput, le devant de la tête.

Smegma, humeur caséeuse et fétide.

Strie, raie.

Tension, douleur comme si les parties souffrantes étaient violemment tendues.

TÉRÉBRATION, sensation semblable à celle que produirait l'introduction d'un vilbrequin dans la
partie affectée.

THALER, monnaie d'Allemagne qui vaut environ
quatre francs.

TOURNOYANT, qui fait tournoyer.

TOUSSOTTEMENT, toux faible.

TRACTIF, tiraillant.

URTICAIRE (éruption, tumeur), semblable à celles
que produisent les piqûres d'orties.

VÉNÉRIEN, relatif à l'union charnelle des deux
sexes.

VOMITURITIONS, efforts inutiles pour vomir.

ZYGOMA, saillie de l'os de la tempe.

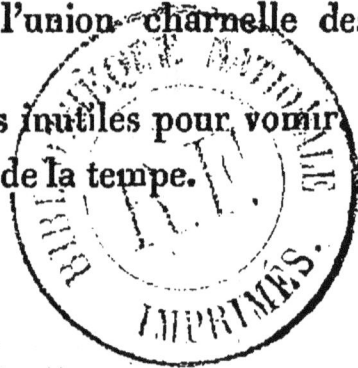

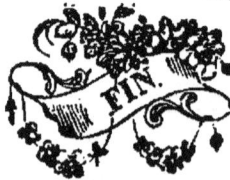

FIN.

TABLE DES MATIÈRES.

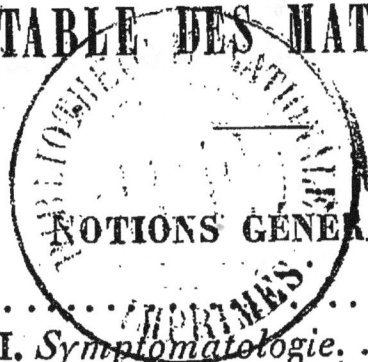

NOTIONS GÉNÉRALES.

MALADIES DE LA PEAU.

PREMIÈRE PARTIE.

ÉRUPTIONS CONSIDÉRÉES SOUS LE RAPPORT DE LEUR FORME.

DEUXIÈME PARTIE.

ÉRUPTIONS CONSIDÉRÉES SOUS LE RAPPORT DES SENSATIONS QU'ELLES PRODUISENT.

TROISIÈME PARTIE.

ÉRUPTIONS CONSIDÉRÉES SOUS LE RAPPORT DES PARTIES QU'ELLES AFFECTENT.

MALADIES VÉNÉRIENNES.

FIN DE LA TABLE.

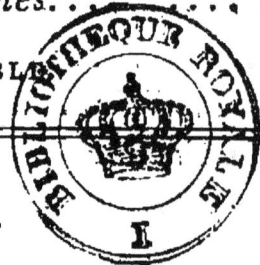

ERRATA.

Page 157. Au commencement de la ligne 14, ajoutez *Conium.*

Page 240. Remplacez le troisième alinéa par ce qui suit : *Carbo animalis.* — Dans la narine droite, petit furoncle dont le sommet contient du pus, et qui cause une douleur tensive.

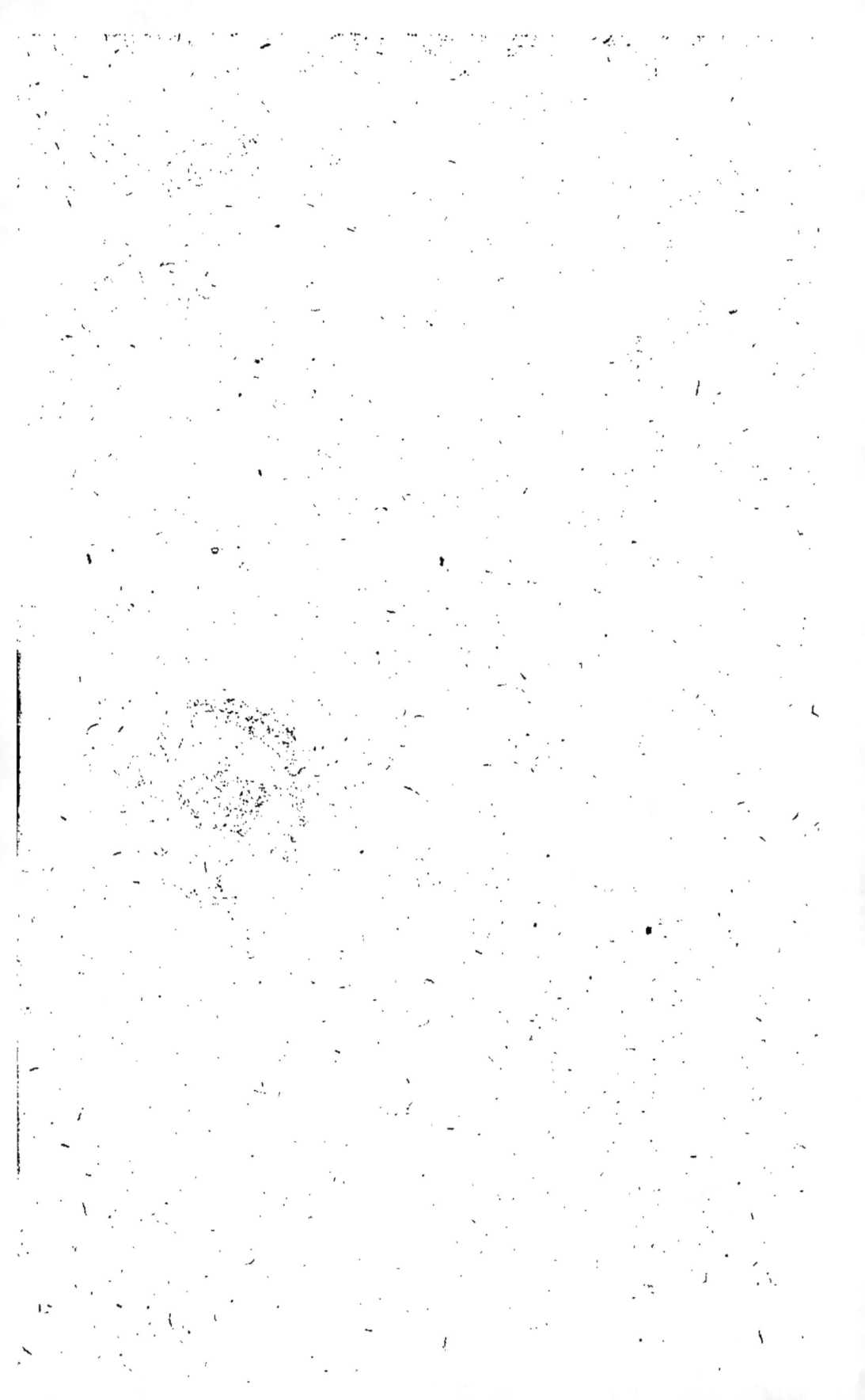

www.ingramcontent.com/pod-product-compliance
Lightning Source LLC
Chambersburg PA
CBHW060952220326

41599CB00023B/3685